U0303510

The Soul *of* Care

The Soul of Care

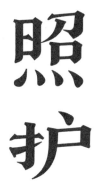

照护

哈佛医师和阿尔茨海默病妻子的十年

凯博文 著　姚灏 译　潘天舒 审校

中信出版集团 | 北京

图书在版编目（CIP）数据

照护：哈佛医师和阿尔茨海默病妻子的十年 /（美）
凯博文著；姚灏译 . -- 北京：中信出版社，2020.11（2025.5 重印）
书名原文：The Soul of Care : The Moral
Education of a Husband and a Doctor
ISBN 978-7-5217-2258-1

Ⅰ . ① 照… Ⅱ . ① 凯… ② 姚… Ⅲ . ① 阿尔茨海默病
— 护理 Ⅳ . ① R473.74

中国版本图书馆 CIP 数据核字（2020）第 177170 号

照护：哈佛医师和阿尔茨海默病妻子的十年

著　者：[美] 凯博文
译　者：姚灏
出版发行：中信出版集团股份有限公司
　　　　（北京市朝阳区东三环北路 27 号嘉铭中心　邮编　100020）
承 印 者：北京盛通印刷股份有限公司

开　本：880mm×1230mm　1/32　　印　张：9.75　　字　数：200 千字
版　次：2020 年 11 月第 1 版　　印　次：2025 年 5 月第 8 次印刷
京权图字：01-2020-1970
书　号：ISBN 978-7-5217-2258-1
定　价：58.00 元

＊出自爱尔兰著名诗人、诺贝尔文学奖得主谢默斯·希尼（Seamus Heaney，1939—2013）的诗作《出空》（*Clearances*）。这首诗讲述了希尼在母亲去世后的感受，这里引用了吴德安的翻译。

说　明

　　这本书如实记录了我作为一名医生，作为一名人类学家，同时也作为一名家庭照护者的工作的心绪。除了关于我自己的那些细节之外，所有照顾过琼·克莱曼的我们的家人、医生和医院的名字，还有书中提到的所有患者的身份信息，都已经被处理过了。这样做是为了保护那些人、那些家庭，还有那些机构的隐私权及姓名权。我还援引了一些有着相似境遇的患者、研究对象和医生的信息，能反映出我曾经治疗过、研究过及共事过的那些人的经历。

写给中国读者的话

　　《照护》[1]首版发布于 2019 年 9 月 17 日的纽约。撰写这本书中文版序言的此刻，距那时仅仅过去了半年多一点，可谁能想到，这半年时间竟会如此彻底地改变了我们的生活呢？在我写下这篇序言的时候，新冠肺炎疫情已经导致世界上的大部分地区关门闭户，人们不得不焦虑地关注着健康与生命问题（大多数是让人绝望的问题），而这种关注的程度之高也要甚于我此生任何时候所见到的。倘若人们曾经对于照护（无论是专业照护、家庭照护还是自我照护）颇感陌生，那种时代已经永远过去了——今天，全世界的人都已经意识到，健康和医疗保健才是最为重要的事情。然而，当新闻媒体把自己的注意力聚焦在那些隔离人群与一线工作者（比如医务人员）的经历上时，我

---

[1] 本书原名为 *The Soul of Care*，其中"care"一词在英文中有许多不同的含义。在医疗语境下，它可以理解为"保健"，比如"医疗保健"（health care），是一种较为专业的服务。医疗语境外，它还可以理解为"照护""照顾""照料"，这就要比"保健"来得更有内涵——"保健"给人一种局限于医务工作者与患者之间关系的感觉，而"照护""照顾""照料"除了涉及医患关系，还涉及患者与其家属和朋友之间的关系，更涉及普通人之间的互相照顾以及自我照顾。而在这第二层含义之外，更广义的理解则是"关照""关爱""爱护""关心""呵护""守护"，这就上升到了情感与道德层面。"care"一词在本书的不同地方有不同的理解，有时是比较狭义的"保健"，有时是相当广义的"爱护"，更多时候则是取"照护"的意思。（如无特殊说明，书中脚注均为译者注。）

们也注意到，那些报道在谈到关爱与照护时，观点却相当肤浅。《照护》这本书提供了一种不同的视角，它关心并探讨：家庭、个人以及医务人员该如何提供照护？在照护过程中，在照护的不同情境中，对于他们来说，究竟什么才是最重要的？

《照护》提出了一种思考关爱与照护的方式，这种思考方式也可以被更广泛地应用于新冠肺炎疫情及其他各种疾痛（从突发性的健康灾难到慢性病）中。人情的温暖，人性的"在场"[1]，如何将个人家庭与专业护理系统的资源结合起来，以维系长年照护的沉重负担，以及如何维护我们共同生活的记忆——这些都是护理与照护中必不可少的元素和过程。《照护》讲述了我和已故妻子琼·克莱曼浸淫在中国文化与社会中的那些经历。它改变了我们的为人，改变了我们的生活方式，改变了我们建立家庭的方式，决定了我们的专业兴趣，也让我们认清了生命中最重要的东西。半个世纪的婚约，帮我成长为一个丈夫与一名医生，这本书就讲述了这段成长故事——从台北开始，再到长沙，后来又到了上海、北京、香港和其他华人地区。随着我们对中国的语言、文学、历史、人类学和政治的深入了解，我们的认识也在不断发生变化。在这些充满深情和道德反思的故事里，你会看到中国的人和事。中国的一切，定义了我们的生活、我们的自我意识、我们的人际关系，也定义了我们的价值观。

---

[1] 在场（presence），指一种"在这里"的状态。关于"在场"这一概念，作者曾发表过论述，参见凯博文，《在场》（*Presence*），《柳叶刀》（*The Lancet*）第 389 卷，第 10088 号，2017 年，第 2466-2467 页。

在 1969 年到 2011 年之间，琼和我在东亚的华人地区生活了超过七年半的时间。我们的很多朋友，甚至可以说是大部分朋友，都是中国人。我们的孩子——安妮和彼得，在很小的时候就学会了说中文。安妮后来在哈佛大学学习中文，并在耶鲁大学完成了她关于香港住房政策的博士论文。后来，她嫁给了一位美籍华裔，他们的两个孩子（也就是我的外孙、外孙女）都会说中文。彼得则在康奈尔大学获得了博士学位，成为一位土壤科学家，负责美国农业部的环境研究项目，曾就中国的环境保护问题提供咨询建议。

在写下这篇序言的当口（琼已逝世九年），我仍在策划一项在南京开展的合作课题，题目是"中国老年人照护的社会科技"。这个课题组里有好几位我带过的中国博士研究生，他们在中国帮助建立了医学人类学这个学科。而其他那些同我一起工作过的、来自中国的博士后研究员、精神科医生、社会医学专家以及公共卫生从业者，此刻正直接参与到应对新冠肺炎疫情危机的工作中。所谓生命之轮，周而复始。

这些故事之外，《照护》还讲述了其他故事，特别是琼和我在那可怕的十年间所经历的事情。那十年，琼因为逐渐恶化的阿尔茨海默病 [1] 出现了失明与痴呆的症状，最终早逝。在这个过程中，我成了琼的主要家庭照护者，一层遮在我面前的无知的面纱好像也被掀开，我

---

[1] 阿尔茨海默病（Alzheimer's Disease，简称 AD），是一种主要发生在老年人身上的神经退行性疾病，是老年痴呆症的常见病因之一。早期以明显记忆下降为主，逐渐丧失日常生活能力，并伴有精神症状和行为障碍，病情呈进行性进展。六十五岁以前的发病者，称为早发型阿尔茨海默病，比较少见。

可以更清楚地看到照护的意义以及对照护者的要求。我开始将照护理解为某种始于童年时期的成长过程，而在学会如何照顾自己、如何为生活与人际关系"担忧"以及如何照顾他人等方面，男孩和女孩经历了不同的社会化过程。我也认识到，对于身处壮年或身处晚年的人来说，照护的意味可能不大相同。在接下来的篇章中，你将读到我学到的这些道理。

总而言之，我相信，照护是存在于我们的生活、家庭和朋友关系中的最为重要的事情之一。它既是一件为人的善事，同时又是一件为己的大事。照护是将我们的社会黏合在一起的"胶水"。而这本书的写作，本身也是某种照护行为，它既是对琼的怀念，也是对我自己的激励；我深深地希望，这本书能够为中国的照护工作带来一些帮助。我也希望，它能够给医务工作者带来一些帮助。

这本书里，或许还有我关于生活艺术的一丁点儿智慧。谨以此书作为某种回馈，献给中国人民与中国文化所给予我的一切。

凯博文

哈佛大学

序一 照护与人性的光辉

阎云翔

我很荣幸受中信出版社之邀为本书作序。从 20 世纪 80 年代起，作者阿瑟·克莱曼 [1] 教授就是我学术道路上的一位杰出导师。在我读哈佛大学研究生期间，他的妻子琼·克莱曼一直如母亲般呵护我（就像她对阿瑟的其他学生一样）。此次受邀作序自然触发了我心中许多关于他们的美好回忆，尤其是下面两个场景，我至今记忆犹新。

那是 1995 年夏天，我有机会重访了阿瑟和琼温馨的家。虽然此时我已毕业两年，但重逢伊始，我还是有点儿紧张，所以一直在跟阿瑟谈论我在约翰斯·霍普金斯大学的工作情况，就像我以前在他办公室汇报学习情况一样。看到此景，琼就坐到我身边，握着我的手，聊起我在巴尔的摩的住处和平时的生活起居情况。这让我立刻放松下来，开始和他们像老朋友一样聊天。随后，我们在他们漂亮的花园里一起享用了烛光晚餐。琼亲自下厨做了她拿手的法国菜，并邀请世界闻名的哈佛大学政

---

[1] 作者名为阿瑟·克莱曼（Arthur Kleinman），凯博文是其中文名，其妻琼·克莱曼（Joan Kleinman）的中文名是凯博艺。

治社会学教授巴林顿·摩尔[1]和我们共进晚餐。沐浴在熠熠星光下，沉浸在芬芳花香中，我很快融入了琼为我们营造的充满爱与优雅的温馨氛围中。后来，琼无意中提到，八十多岁的摩尔教授独自一人住在他们隔壁，所以她经常邀请他过来吃饭或参加聚会。

另一个场景是在 2005 年 12 月的一个早晨，我和阿瑟在他们家的厨房里讨论我的研究计划。与此同时，阿瑟还一边忙着照顾琼，一边为我们准备早餐。之前我并不知道琼的病情已经恶化了，所以我非常吃惊地发现阿瑟竟是如此温柔体贴。他在灶头和餐桌两头来回穿梭，且不放过任何一丝机会鼓励站在餐桌旁的琼参与到做饭与讨论中。当琼的思路跟不上或迷惑不解的时候，阿瑟就加倍肯定她所做的事，并耐心地为她解答疑惑。看到他俩如此齐心协力地对抗琼的疾病，我无比感动；同样重要的是，阿瑟不仅身体力行地照顾琼，还尽一切努力保护琼作为一生挚爱的伴侣角色的主体完整性。

作为医学人类学领域的奠基人和当代世界最重要的人文主义社会理论家之一，阿瑟通过他的民族志、科学论文、理论专题和犀利文章启迪和影响了几代学者和从业者。《照护》是阿瑟迄今发表过的四十余部专著和编著中格外显著且与众不同的一本著作——他第一次揭示了自己在家庭和专业背景下学习和实践照护的个人经历。

本书有两条主线贯穿始终：关于作者本人快乐与痛苦经历的叙事，和对照护伦理（ethics of care）关键概念的阐释。在叙事这条线中，每一场经历、个体遭遇和反思都阐明了照护伦理的精髓，而每一个关于照

---

[1] 巴林顿·摩尔（Barrington Moore Jr., 1913—2005），美国著名政治社会学家，代表作包括《专制和民主的社会起源》等。

护伦理的探讨则通过个人故事来展开。因此,读者读到的个人故事其实是阿瑟的照护理论的一部分,而他的理论论证也渗透在照护者与被照护者的人生故事中。这种特殊的写作方式凸显出,照护的精髓是建立在日常生活中的全身心陪伴,以及积极地回应照护(care)和关怀(caring)的特殊情境之中的。

《照护》这本书对于特定的照护伦理和一般意义上的道德心理学都有巨大的贡献。照护伦理是一些女权主义学者在 20 世纪 80 年代初期发展起来的。当时的主流观点认为,所有的道德体系都建立在正义这个基本美德的基础之上,全世界的人们都是通过公平对待彼此而习得道德的,而女权主义学者不赞同这一观点。她们从年轻女孩的道德发展研究中发现,女性伦理世界中的基石是照护而不是正义,因为女性在现实生活情境中会优先考虑关照别人的需求。所以,最重要的伦理命题不是"何为正义",而是"如何照护"。到了 21 世纪初期,女权主义照护伦理已经在道德心理学和道德哲学领域被广泛接受;不过,这些学者对性别差异的强调也为她们的照护理论设置了某种先天障碍,使得它很容易被等同于传统父权主义对女性美德的看法。

《照护》论证的是人性的整体特性,用照护和关怀的能力来定义人的主体性,而不是从性别上加以伦理倾向的区分。通过对许多个人故事的生动描述,阿瑟很有说服力地阐述了照护作为人类的、与性别无关的道德能力是普遍存在着的,以及唤醒所有人——尤其是男性——认识并释放这个人类内在宝贵的精神与情感力量的必要性。所以,照护别人的同时也意味着自我照护,因为它丰富了人性;就像阿瑟的母亲一针见血地指出,它使人具有更多的人性光辉。

大多数照护伦理的倡导者仍然认为，道德是关于作为自立和自治的个体行动者在其能力范围内应该如何交往、关照和保护的问题。阿瑟已经超越了这种以西方中心和个体主义为基础的范式，并借鉴了那种认为人格建构是通过终其一生在大的社会情境中与他人进行社会、道德和情感互动方能完成的理论。在这种社会关系视角下，相互依靠是人性的决定性特质。由此，学习照护别人以及被别人照护构成了自我成长历程中最重要的组成部分。阿瑟强调，这种建立在社会性基础上的照护理论，不仅是无性别差异的，也是跨文化的，正如他在美国和中国做的民族志研究所揭示的那样。

　　此外，阿瑟的照护伦理不仅仅涵盖生活里的常规身体照顾，照护者对被照护者的精神和情感能力的关注与保护也至关重要，书中许多照护者全身心在场、体贴聆听和及时回应的故事正印证了这一点。同样重要的是，被照护者之所以能够持久而有效地积极参与其中，离不开照护者的鼓励和赞许。这最能说明为什么一些病人如此感激阿瑟，因为阿瑟的信任和认可帮助他们摆脱了医疗体制下病人的主体能动性和尊严被忽视的困境。阿瑟和琼的互动也同样体现了这一点。每当阿瑟照护琼的时候出现一些状况，琼都会轻声地对阿瑟说"你可以做到的"。每一句鼓舞人心的话都会重新激发被照护者自己的精神和情感力量。这正是2005年我在他们家厨房目睹阿瑟如何照护琼时最打动我的地方，这也是为什么阿瑟总结道：归根结底，照护的灵魂也就成了对灵魂的照护。

　　简而言之，阿瑟在本书中所倡导的全新照护伦理模式超越了启蒙运动对人性的理解和西方中心的个体主义范式，并将它扩展到跨文化的人文主义视角。这种理论创新显然得益于克莱曼夫妇对中国文化的热爱和理解。正如他充满感情地在全书反复提到的，琼对中国古典文化的欣赏和钻研影响了他们的生活方式，而他们在台湾和湖南所做的民族志调查则对阿瑟关于社会苦难、医学人类学和照护的理论之发展起到了关键作用。

这也是《照护》与经典儒家学说中的某些主题相呼应，并让中国读者在思想与情感上更容易产生共鸣的原因。譬如，阿瑟认为，社会关系中的照护与关怀（而不是独立个体之间的照护和关怀）决定了人性；他还主张照护的精髓也包括自我对于体察和照顾道德共同体中他人意愿与利益之能力的培养。他指出："为了过上好的生活，你需要修身养性和培养那些能使你的世界更具有人性光辉的社会关系。"所有这些都与中国文化中众所周知的"做人"概念以及儒家的"仁"和"恻隐之心"之说非常接近。阿瑟作为照护者的个人经历，以及他反思照护中的人文主义伦理在实践中所遇到的挑战，也让我想到了儒家格言"知易行难"。我甚至揣测这也许就是阿瑟选择在本书中用讲故事的方法来传达照护理论的原因，因为这样可以使读者充分领会到照护的重要性。

不过，阿瑟所论述的人文主义照护伦理与中国文化对照护的界定仍有不同之处。其中之一是，他强调平等在人际关系中的核心位置。细心的读者一定不会错过阿瑟在对待病人时是如何把自己摆在与对方平等位置上的内容。阿瑟和琼之间的互动，也是体现照护者与被照护者之间平等关系重要性的生动例子，尤其是那些如何尊重和保护琼的尊严和主体性的细节。在我们的日常生活中，家庭照护和专业照护往往都会导致一种等级关系，主要体现在照护者在提供物质支持和身体力行的帮助时，经常会忽视被照护者的精神和情感能力。在我们的日常对话中，照护也经常被表达为"管"，其中不免有等级和控制的意味。琼和阿瑟就观察到了这一点："事实上，中文关于照护的词和词组不止一种，经常指涉不同方式的照护行为。类似于英语中照护一词的多义特点，中文的照护在不同语境下可以意味着掌控、管理、照看、保护、关爱、细致、处理、担心或者焦虑。"另一个琼和阿瑟注意到的中国传统文化特征是，人们在其道德共同体之外的公共空间和社会生活中缺乏对陌生人的照护。阿瑟将其视为无法接受的"过于狭隘的道德观"。纵观全书，每当阿瑟在描述社会关系在培育照护之精髓的核心位置时，他会用"人性"这个字或"更富有人性"这个词组来表达。虽然这种对于人之为人的动态理解与中文语境里的"做人"概念有异曲同工之妙，但是在阿瑟照护伦理中，"人性"、"人道"和"相互关系"这些普遍主义概念却与中国文化中的"关系"和"人情"等特殊主义概念形成了鲜明反差。

我之所以要强调这些差异，是因为照护和关怀的伦理在中国传统道德中从来都是非常重要的一部分，而梁漱溟的理论有说服力地诠释了中国是互以对方为重的伦理本位的社会。唯一的问题是，传统社会是建立在费孝通称之为"差序格局"的特殊主义关系的基础之上，并由此产生了一个"爱有差等"和"长幼尊卑"的特殊主义伦理框架。它导致照顾和关怀也有差别和等级之分。我们只有超越这种狭隘而特殊主义的照护观，才能理解本书所要表达的核心含义以及阿瑟所倡导的人文主义照护伦理。

中国人口的老龄化、劳动力市场的结构变迁和急需发展出以同情和宽容来善待陌生人的现代道德观的挑战，都使得个人、家庭和社会对照护的需求变得前所未有地重要与迫切。因此，如何更好地理解照护的内涵以及培养我们的照护能力，便成为我们完成自己的"做人"使命中的重要一步。在这方面，《照护》为我们开启了一条发人深省的道德路径。

2020 年 9 月，洛杉矶

序二　绛园中的照护

吴　飞

　　深秋时节，一翻开凯博文教授《照护》的第一页，我就再也放不下此书，直到一口气读完。书中所写人和事，我曾如此熟悉，而今又如此遥远。中夜掩卷深思，我久久难以平复。老师的文字把我一下带回到地球另一边的康桥，那同样秋色浓重的绛园 [1]。

　　1998 年，当我硕士即将毕业，正在考虑申请美国的博士学位时，很多师友向我推荐了凯博文教授，我也刚刚读了他《疾痛的故事》和《苦痛和疾病的社会根源》，深深为他"躯体化记忆"（embodied memory）的概念所吸引，就向哈佛大学人类学系递交了申请。我在拿到录取通知后不久，也听到了各种关于凯教授的传闻，其中说得最多的，就是他是一个如何严厉，乃至凶狠霸道的老师。据说如果在他的办公室门外待一会儿，你就能经常看到学生泪奔而出。1999 年 9 月，带着满心的好奇与不安，我和同学胡宗泽一起来到了康桥。我们安顿好之后，就先到人类学系所在的威廉·詹姆斯楼看看。一出电梯，首先见到的，就是系内

---

[1] 因哈佛校园中绛红色最多，中国学生遂将哈佛广场（Harvard Yard）称为绛园。——吴飞注

各位老师的照片。凯教授的照片在一个很显眼的位置，第一感觉并不是很好，似乎是他比较年轻时的，虽然在微笑，却似乎有些不怀好意，如同在嘲笑着即将来"受虐"的学生。就在这时，我们身后响起了一声不太地道的汉语："你们是我们中国来的学生吗？"我们连忙回头，却见到一位身材魁梧但不乏和善的老教授站在面前，他就是凯博文教授，与照片上不怀好意的形象颇为不同。我们连忙做了自我介绍，凯教授知道我就是他的学生，就带我来到了他的办公室，并告诉我，这间办公室以前曾经是帕森斯（Talcott Parsons）的办公室，这更令我肃然起敬。他的办公室分为里外间，外间的墙上，很醒目地挂着一幅倪云林的《寄仁仲容膝斋图》，在刚刚离开中国的我看来，显得格外亲切。图轴下方，坐着一位上了点儿年纪的女秘书，琼·吉莱斯皮（Joan Gillespie）。他的办公室隔壁的小房间便是他的妻子琼·克莱曼的办公室，这时她也出来了，到教授办公室的里间来和我说话。她以相当流利的中文说，她的中文名字是凯博艺。凯博文教授是 1941 年生人，当时五十八岁，和我父亲同岁，而博艺教授生于 1939 年，还长他两岁，显得非常温文尔雅，一看就知道是一位有很高的文化修养的美国女性，年轻时一定非常漂亮。正如教授书中所说，她集合了法国文化和中国文化的双重优雅，给人如沐春风的感觉。初见教授时的紧张，因她的出现而瞬间消散。导师夫妇与我非常轻松地聊天，教授对我提出了一些要求，诸如上哪些课、读哪些书之类，但都没有超出一般的要求，传说中的严厉完全没看出来。他给我看书架上一排排厚厚的论文，说这是他指导过的所有博士论文，希望我的也会放在这里。初次见面后，我觉得那些传言都是不实之词。

凯博文教授与其他教授合作指导过不少中国学生，但我是第一个在他名下的大陆学生，而且也是很少没有医学背景的学生之一。这些都让我有一丝不安。按照美国人的习惯，学生对很多教授都是亲切地直呼其名，我对很多教授也是这样，但在自己导师面前，尽管未能感受到他的严厉，却仍然感到非常紧张，所以总不敢叫他"阿瑟"，而是恭恭敬敬地称他为"克莱曼教授"。在美国学习的五年多时间里，这一直是我对他的称呼，直到毕业之后，我才在他的要求下改叫他"阿瑟"。但既然叫他"克莱曼教授"，那如何称呼他夫人呢？很多时候我也管她叫"克莱曼教授"，虽然有些别扭，但不敢失了礼数。

在哈佛第一年的时光里，我每一两周就会去一次他的办公室，和他谈学习的情况，在办公室里会见到他的夫人凯博艺和秘书琼，如同一个其乐融融的大家庭。凯博艺是很优雅的白人女性，凯博文教授则是智慧与霸气外露的典型犹太人，并不像我见过的一些非常绅士的白人，却有着异常敏锐的洞察力与判断力。他没有人类学博士学位，却能在人类学系得到如此崇高的地位；他也没有受过非常严格的中文训练，所以中文只限于几句话的寒暄，但在汉学研究界却也有崇高的地位。我渐渐了解到系里和整个美国人类学界的状况，得知在我来到哈佛的前一年，即1998年，哈佛人类学系刚刚发生了一场革命，即本来是博士生必修课的《亲属制度研究》（Kinship Study），因被学生提出抗议而取消了其必修课的地位。亲属研究是结构主义的看家领域，是人类学结构主义时代的最后遗存，而今也被彻底荡涤干净，标志着人类学界完全进入无理论的后现代阶段。博士生在各个文化中，选取各不相同的题目，也有各不相同的解释路径。而凯博文教授所开创的医学人类学研究异军突起，竟然能保持相当程度的理论关切，是人类学界最有生机的领域。而由于凯教授个人原因，这个领域又天然与中国研究高度重合。当初我选择凯教授，就是被他的理论深度所征服，而今在与他深度接触之后，确实感到这正是美国人类学唯一仍然有理论关怀的领域，正是我所喜欢的。因而，我第一个学期与凯教授夫妇关系非常融洽，没有发生任何冲突。秘书琼又是一个经验极其丰富、对教授与学生都关怀备至的老人，教授的很多事务都由她打理。

没能体会到凯教授的严厉的另一个原因，也在于他这学期开的一门课"深度中国"（Deep China）对我来说没有任何难度，因为课上阅读的都是中国材料，虽然是英文书，但其中的内容我太熟悉了，每次讨论班都可以说很多，因而没有受过教授的批评，但在课上我也确实没有什么收获。但到第二个学期就不同了，他开的课程是"地方生物学"（Local Biologies），不仅大部分阅读材料与中国无关，而且有许多相当专业的医学内容，令我颇为吃力。对我在课上的表现，教授没有明说什么，但不满意却也渐渐显露出来，成绩仅仅给了个"B+"。

而在那个时候，他已经开始和我讨论我的博士论文题目了。在哈佛人类学系，我有两次见到了加拿大医生费立鹏（Michael Phillips），他长期在北京回龙观医院，重新测算了中国的自杀率，并在1999年发表了研究成果，指出中国的自杀率居于世界高位。在文章发表之前，他与凯教授多次讨论，我听过他们的一次讨论，真正见识了教授的严厉和不留情面，他对费立鹏的解释方式不满意，便不客气地直接批评，而费立鹏的脾气也很犟，两个人争执起来，情形相当可怕，但每次都是凯博文占上风，费立鹏显得灰头土脸。凯教授批评费立鹏不懂人类学，只从医学角度理解自杀，因而他一直在寻找一个博士生去研究自杀。但前面的学生比较顽强，觉得这是一个很难做的题目，都坚决拒绝了。我渐渐了解到，凯教授之所以要从大陆把我招来，大概就是想让一个大陆学生去研究自杀，所以不容分辩地把自杀的题目指派给了我。而我对于能否进行下去，根本没有概念。许多学长对我说："这是一个太难的题目，你很可能会失败。""首先材料就很难获得，当事人死了，你怎么做人类学研究？"当然也有人宽慰我说："死亡研究是很容易出名的。"在 2000 年的夏天，我回到中国，初步尝试去做自杀访谈，虽然不无挫折，却也颇收集到了一些详细个案，回到康桥向凯教授报告之后，凯教授说："我非常为你骄傲。"他别的学生对我说，他经常对他们说的是："我对你非常失望。""你是我所有学生中最差劲的。"听了这些，我喜滋滋的。

然而不久，凯教授的秘书琼因病住院了。那个秋天的夜晚，我和几位同门到凯教授家做客，我们大概一年会去一次，家里应该都是凯博艺负责布置，有着浓浓的中国韵味。席间，除了谈论学术之外，教授夫妇都表现出对多年的秘书琼的关心，教授讲述着她以前的各种故事，并讲了她在医院中的豁达态度。而就在这时，电话响了，他夫人走过去，接电话的声音哽咽了，回来说，琼刚刚去世。大家都沉默了，不时可以听到轻轻的哭声。这是我和教授一起经历的一次死亡，他的惋惜与豁达，都是显而易见的。

按照凯教授在《照护》中的叙述，这位琼去世的时候，距离另一位琼的发病也不远了。但我们当时丝毫没有感觉到。琼·克莱曼一如既往地陪在教授身边，凡是教授出席的学术活动，无论课程、会议、讲座还是调查，她都陪在身边，用形影不离来形容他们的关系一点儿也不夸张。我们自己不断在抱怨夫妻关系的不易，看到的都是有各种问题的家庭，而凯教授这对夫妻，无论在中国还是美国，真是极为难得的典范。我每次和琼聊天，都能深切感受到她的优雅、和蔼与关切，而且总是处在愉悦当中。凯教授说她像赫本，她们在气质上确实非常相似。正是与这位优雅、愉悦的夫人相反相成，我才更能体会到凯教授自己的严厉、刚强，和对人类苦难的深切关怀。凯教授让我多读现象学的书，多读海德格尔，而这也正是我所愿的。但当时我并没有读多少海德格尔，而是一头扎入了对自杀理论的广泛阅读，也正是在这种阅读中，我发现基督教传统的自杀观始于奥古斯丁，对奥古斯丁的关注便由此开始。

除了在听到秘书琼去世的时候，我另一次看到琼·克莱曼的表情不再愉悦，是2001年9月11日的早晨。那一天，我的师弟郭金华刚到美国，我带他去老师的办公室，却看到琼正一脸凝重地和新任秘书玛丽莲听广播。我当时还不知道那天发生了什么，照常笑着和她们打招呼，她们却不接话，我才感到一切都不太对劲，什么也没说就离开了。中午之后，我才知道纽约发生的事。似乎就是在那之后，我感到琼的身心状况都开始发生变化。

凯教授从未和我们直接说琼的身体状况，我们也是在不知不觉中，感到这位师母好像不一样了。一个标志性的事情，是师弟郭金华和我说的："我写了个东西，她说看看，看了之后说，这句英文写得不好，于是帮我把那句删掉了，然后打上新的一句话，结果这句话和刚刚删掉的完全一样。"这次我们真真切切感受到了她的状况。此后，她慢慢开始说话不断重复，开始认人恍惚，开始说一些含糊不清的东西。

《疾痛的故事》，是我最早读过的教授的著作之一，在其中，凯教授已经将自己的亲身经历与研究结合起来谈。如何面对病痛，如何面对生存的痛苦，不仅是作为客观观察者的人类学家的研究论题，更与研究者的切身体验息息相关。我们逐渐感觉到，凯教授自己正在一步步走进他自己的研究当中。于生活，这是令人惋惜的不幸；于学术，这却是深化理论的绝好机会，虽然这机会来得如此残酷。

我终于感受到凯教授雷霆万钧般的严厉了。当时我正深深沉浸在对哲学理论的思考中，写出了自己的研究计划，却由于过于抽象和理论化而被教授否定。教授终于对我说出了那句标志性的话："我对你非常失望。"我陷入了深刻的反思当中，准备重写一份研究计划，在写出之前不敢去见他。那个冬天，我的思考陷入极大的危机。在一个雪后的下午，我正在校园里自东向西走着，落日的余晖中迎面走过来几个人，因为阳光太强我看不清楚，直到跟前，才看到教授夫妇笑眯眯的脸。虽然刚刚跟我发过脾气，教授却依然满面春风地主动和我打招呼，好像一切如常。他们走过去之后，我呆立了几分钟，决定赶快回去继续写。

新的研究计划终于获得了肯定，但我的研究经费却没有申请下来。凯教授很着急，帮我四处找钱，最后从他自己主持的三个基金中凑出了一笔研究经费，与一般田野研究的经费相差无几。然后他很严肃地对我说："现在，我给你找到了研究基金，我是你的金主了，以后你必须听我的，不能自作主张。"显然，他还没有忘记上次的事。但在不久之后，他又说，没有申请到经费，不完全是我的错，而是学术政治的原因。凯教授自己用中文说："我是山东人的性格，直来直去。"因为他的脾气，无论在中国还是美国学术界，他虽然德高望重，但也都有敌人。

2002年夏天，我回到中国，准备正式开始做田野，而正在北京开会的凯教授，带着他的夫人，专门抽出一天，要到我的田野去看看。我们找了一辆车，开到河北农村，那天正赶上大雨，一路上颇为狼狈。有美国哈佛的教授前来，当地政府安排了一位副县长接待，还找了一位自杀者家属，请教授去家中看看。那位大姐的丈夫一年前刚刚喝农药去世，同意了接受我们的访谈，开始谈得很克制，但谈着谈着，眼泪还是不知不觉流了下来，直到泣不成声。这是我在访谈中经常遇到的状况，当然也是凯教授在世界各地都经常遇到的状况，我们已经熟悉了这些生存性的痛苦。结束后，凯博文一边安慰着被访者，一边搀扶着行动已颇为木讷的夫人，离开了这个农家小院。这天下午，我们又去了一个乡医院，了解自杀救治的情况。而那时，凯教授和夫人已经非常疲惫，不时地打着瞌睡。从医院出来，我们直接坐车回京。后来田野里的人对我说："你美国老师来，我们还以为有什么别的用意，但他其实就是专门来帮你的。"是的，教授夫妇大老远冒雨来到我河北农村的田野，以使我的研究更加顺利，这其实是非常少见的事情，更何况，琼的病情已经非常显而易见了。

田野进行得很顺利，但后期却遭遇了非典。凯教授不时给我发信，问我的情况，特别关心我在非典期间的各种状况，读了让我非常感动，也渐渐升起一丝愧疚。因为这时，我已经在联系北大哲学系，寻求毕业后回来教书的可能了。凯教授一直希望我能把医学人类学传播到中国，但我在接触了很多医学人类学家之后，深深感到，对于没有经过正规医学训练的我，这条路会很艰难，而自杀研究并没有使我更深地进入精神医学，反而使我对奥古斯丁、家庭矛盾、礼制与死亡产生了更多的兴趣。我从凯教授那里学到的，是对社会疾痛的深度关怀，但对于专业的医学研究，总有先天不足。

回到哈佛以后，凯教授看了我的田野笔记，知道我的田野材料收集得非常好，但在医学层面却有所欠缺。这和他的大多数学生，特别是他接触过的中国医生都刚好相反，因为他们大多是只有医学知识，缺乏人类学视角。为了弥补我的不足，他专门为我介绍了麻省总医院的医生，让我去请教。我按照他说的做了，确实在论文写作中弥补了不少相关的医学知识，但我还是坚持认为，我未来的学术之路，应该以更加人文的方式去关注苦难。

在美国的最后一年半，我申请到了论文写作的奖学金，同时为凯教授开设的"社会苦难"（Social Suffering）课做助教，经济上得到了保证，也因为进入了教学环节，更多地理解了他的工作。很多次，我和凯教授夫妇一起从办公室走到教室，凯教授搀扶着琼，踩着秋天的落叶，颤颤巍巍地走在校园的大路上。琼已经常认不出我来，我看着她越发衰老下去，心里酸酸的。那个时候，他们的状况已经相当不好。

2004年冬天，终于到了我答辩的时候，教授意气风发，不断地说："我为你骄傲！"而琼竟然能准确无误地叫出我的名字，来向我祝贺。答辩之后不久我就回国了，进入北大哲学系博士后流动站。到了夏天，我再一次回到哈佛，参加毕业典礼。凯教授为我颁发了毕业证书，和我拥抱，再一次说："我为你骄傲！"一切仪式结束之后，他从皮博迪博物馆走出来，感慨了一句："又一个学期结束了。"对于教授，这只是一个学期的结束，而对于我，却是美国学业的彻底终结。看着他手抱学位服的背影，我不知何时还能见到他。

在我刚毕业的几年中，我每年都会回一次哈佛，都会到人类学系去，都会见到教授和他的夫人。琼的状况越来越糟糕。有时候大家在开会，她会突然大声说一句与会议完全无关的话。凯教授也非常无奈："你们看到了，我现在的生活是什么状况。"这时我才意识到，他已憔悴了许多。

2009 年以后，我没有再回过学校，只是在凯教授来中国的时候见过他几次。2010 年，听到琼去世的消息，我曾经和郭金华商量前去奔丧，但还是没能成行。恍然之间，十年已经过去了，凯教授已年近八旬，然而，他的学术工作依然在继续着，他仍然在世界各地奔走，仍然深深地热爱着中国文化。我两年前在北京见到他，反而觉得他变年轻了。直到读了《照护》我才知道，他对中国的兴趣，完全是受到夫人的影响。

虽然知道教授夫妇的一些过去，知道他在越战期间去过台湾，知道他在长沙研究的艰难，但是在读了《照护》之后，我才将他们的生活经历连成了片，我才知道克莱曼并非凯教授生父的姓氏，才知道他小时候在纽约的那段生活，才知道犹太人身份也曾使他受到歧视，才知道他甚至到以色列去参加过基布兹，才知道他们夫妇的相遇、相爱、相知、相互照护的完整过程。将自己的思考糅在生动的自传体叙述中，这本书多少也透出奥古斯丁和卢梭两部《忏悔录》的影子。

2020 年，在新冠肺炎疫情正深刻改变着中国与美国的时候，我刚刚经历了人生的巨大变故，亲历了对病重岳母的照护与她的葬礼，再来读自己老师的这些文字，我被带回到二十年前哈佛绛园的深秋之中，回到了教授家那中国韵味浓厚的房子，回到了他的办公室当中。我更加体会到，我的老师是一个何等不同寻常的人。记得在他的"社会苦难"课上，曾经有个墨西哥裔学生（恰恰是我带的讨论班上的学生）问老师："您为什么这么关注痛苦？您会不会开一门课程叫"社会幸福"（Social

Happiness）？"不记得老师怎么回答的了，只记得当时课堂上的笑声。教授夫妇的经历，已经回答了这位学生：只有社会苦难才能带给我们更多的知识，才能给我们更多的教育，使幸福变得更加厚重和可贵。书中描写了很多痛苦，甚至是无奈的痛苦，却没有绝望；有很多不可挽回的失落，却没有放弃。这一点，应该也是凯教授当初让我研究自杀时，希望我领悟到的吧。

庚子深秋

北京仰昆室

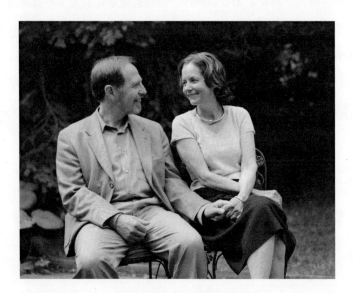

（摄影 © 托本·埃斯克洛德）

前　言

"给我出去！给我出去！"

我的太太琼尖叫着，发了疯似的捶打她床上的那个"陌生人"。她既不安又害怕："给我离开这儿。给我出去！"

但被她认作陌生人的那个男人，不是别人，而是我，是与她厮守了四十多年的丈夫。那是 2009 年的夏日，琼刚从午睡中醒来。我们在马萨诸塞州剑桥市的自家卧室里，那是我们共同生活了足足有二十七年的地方。

我试着保持冷静，同时掩藏起自己心中的恐惧。"我是你丈夫阿瑟啊，别担心，我会在这里陪着你的！"

"不！你不是阿瑟！你是别人冒充的！你快给我出去！现在就给我出去！"她嘶吼着，颤抖着，紧张得像一只困兽。

我尝试了所有能想到的办法，安慰她，向她证明我就是她丈夫，可她还是不相信我，而且越发不可理喻，惶惶不安。以至于我也慢慢地开始怀疑，这一切究竟是不是真的，又或者只是我的噩梦。琼满脑子都是妄想，她感到恐惧，而且是来自内心深处的那种恐惧。在此之前，类似的事情也发生过一次。那是我们去年在阿姆斯特丹的时候，当时，我们在一家旅店里。但即便有先例，我还是觉得自己完全没有准备好要去应对琼的这种谵妄。

那时的琼几乎已经双目失明，而且因为一种不太典型的早发型阿尔茨海默病，她还在痴呆症状的折磨中饱受煎熬。上面这件让人心酸的事情，也正是替身综合征[1]的典型表现，是神经退行性疾病患者偶尔会有的一种妄想。出现这种妄想的人，会觉得她身边的人甚至是她身处的物理空间，都不是真实的。而对于琼来说，这种妄想的出现通常是发作性的，并不会持续太长时间，而且过段时间，她就会把这事儿给忘了。可对于患者身边的人来说，这种妄想却可能是灾难性的，这就好比两个人花了几十年时间才建立起的情感纽带，却在那妄想中瞬间化为乌有。

我是一名受过专业训练的精神科大夫，那么，照理说，我应该能应付这一切才对。可在事情发生的这一瞬间，我却只是一个惊恐万分并伤心欲绝的丈夫。这次发作像上次一样，持续了几个小时，可就是这几个小时也糟糕透顶。我不得不躲藏在家里的其他地方，直到琼的妄想渐渐消失，渐渐平复下来。我没忘记自己的另一重身份，那就是照护者，琼的主要照护者。好几次，我都想同她进行正常的对话，可都被她拒绝了。所以到最后，我也只好假装自己真的就是另外一个人，是过来帮她的。

"行吧，快让这个冒充者走开，我要我真正的丈夫过来。"她如此恳求道。

---

[1] 替身综合征（Capgras Syndrome），又称卡普格拉综合征，出现这种病征的患者会认为现实中的人（多数是亲属）被其他人冒名顶替了，多出现于精神病性障碍。需要与心理学上的另一种综合征——冒充者综合征（Imposter Syndrome）加以区分，后者是一种自我能力否定倾向，出现这种病症的人表现为自己明明已经取得很多成功，却认为这都是不可能的，自己没有这个能力，是在欺骗别人。

然而，事情结束以后，她却好像什么都没发生过一样，只消一天，她就会把这件事忘得一干二净。那时，我已经照顾琼整整八年了，我给她洗澡、穿衣、引路，我喂她吃饭，甚至，我还得越来越多地夹在她与这个世界中间，把世界解释给她听，再把她说的话解释给这个世界。我是一名再普通不过的家庭照护者了，像我这样的照护者，当时在美国总计超过五千万人。但我毕竟还是一名大夫，一名医学人类学家。我贡献了自己一辈子的时间，去给别人提供专业照护，还深入照护的研究工作中。我在照护这个问题上，掌握了非常客观的专业知识。可与此同时，我作为一名照护者，却又是如此普通。我在照顾琼的同时，也从中学习着关于照护的一切。

经历了上述种种，尤其是在度过了作为家庭照护者的那十年岁月后，我对于照护问题有了更深入的认识。学习照护，其实是我们成长的过程。我们总不太会奢求粗枝大叶的男孩能懂得照护，而这种要求却经常会加之于女孩身上。对于一二十岁的男孩来说，他们往往要花很长的时间，才会懂得怎么关心人，怎么体贴人，并最终懂得怎么去照顾好别人。虽然女性作为照护者受到的社会压力和文化期待都要更大一些，但这也并不意味着女性天生都懂得照护，或者在照护这件事情上更容易上手。女性同样需要经历成长，才能懂得如何照护。照护，其实是人世间所有关系的本质与核心——照顾好他人，并得到他人的照顾，这就好像是某种交换人生礼物的过程。在这个过程中，我们给出了自己的，也得到了他人的关注、肯定、帮助、情感支持与道德鼓励，以及实实在在的意义感——一种本应复杂多变且支离破碎的意义感。照护，是一种行动，一种实践，一种表现，它往往还是一种反馈，一种对于不同境遇中人们的需求以及自我需求的固定反应。照护，意味着陪伴在他（她）左右，与他（她）一起经历惊慌与伤痛的旅程。照护，意味着帮助，意味着保护，也意味着未雨绸缪，不让困难在将来悄然而至。

同时，照护还关系到一个非常重要的概念，那就是"在场"。"在场"意味着照护者和被照护者的生命力与存在感，这种状态也正是因照护行为才得以从我们身体内慢慢地流淌出来。照护并不会因为他（她）的离开而告终——离开以后，我们依旧会用心守护关于他（她）的回忆，而这种守护也是一种照护。此外，我还认识到，在照护的过程中，虽然我们会感到害怕，感到惊惶，感觉到自我怀疑与绝望，但除此之外也会有许多心心相印的时刻，许多坦诚与释然的时刻，许多充满目标感与满足感的时刻。

照护远远大于医学这一学科范畴。作为一种最普遍的人性活动，它也许会让人感觉很累，有时候还很容易叫人丧气，但它也最能够体现出我们人性光辉的存在。在那些卑微的照护时刻——比如抹去他（她）额头上的汗水，换掉弄脏的床单，抚慰他（她）那惴惴不安的心，抑或是在他（她）生命的终点亲吻脸颊——我们灵魂中最美好的那个部分，也在这些时刻得到了最好的彰显。照护，实现了照护者的救赎，也实现了被照护者的救赎，为我们人生之道衔来了太多智慧。

照护并不简单，有时候甚至枯燥乏味，但它却有着情感、道德甚至是宗教上的意义。如果我们能够理解照护工作的实际意义，那么，我们就能够更好地面对那些接踵而至的挑战，并将照护工作坚持到底，挺过那许许多多的艰难与困苦，甚至因此变得更加强大，学会迎接生活中的其他考验。不得不说，我们正生活在一个相当危险的时代。在这个时代，高质量照护已经受到了威胁，无论是家人之间的照护、医疗行业的照护、医院或养老院里的照护，还是存在于我们这整个社会中的照护。当今的政治满含冷漠与仇恨，满是暴力与犬儒。一种反照护的社会风尚，已经弥漫开来。而我们的经费又经常捉襟见肘，很难满足照护的各种需求。在这种情况下，照护无疑受到了影响，甚至被误认为是软弱与矫情的代名词，实则谬矣。照护好像是某种人性的胶水，将我们的家庭、我们的社区、我们的社会紧紧地黏合在了一起。照护能从另一个角度给我们讲故事，关于我们是谁、我们该如何生活的故事。可在美国乃至全世界，我们却在减少照护、贬低照护，甚至把它作为某种牺牲品，送上了追求经济与效率的祭坛。这个祭坛，正在不断削减着照护的资源，却反过来要求家人和医务工作者倾其所有。这个祭坛甚至要将照护的意义从医疗服务中驱逐出去。照护——这个讲述着人类经验的道德语言，这个讲述着人性苦难与疗愈的道德语言，曾经奠定了我们共同存在的基础，如今却被死死地扼住了咽喉，甚至将迎来消亡。

我们必须做好准备，去质问——哪怕这问题并不愉快；去挑战——挑战那些存在于我们制度之中的预设与所谓的"医疗辩论"的前提。是时候行动起来了。而这本书，正是我叙写照护并宣示其重要性的明证。

第一章　年少时光

在我小的时候，没人能看出我今后会从事照护工作。

我从未见过我的生父，他名字叫内森·斯皮尔，虽然我能拼写出他的名字，可我却怎么也想不起他的面容或是他的背影。小时候，我的身世之谜常常萦绕在我心头。在我一周岁时，母亲玛西娅就带我离开了他，这段婚姻对她来说实在是忍无可忍。二十岁以前，我始终不知道我父亲的全名，也不知道其他任何关于他的信息。即便等到我二十多岁，对他有所了解了，关于我父亲的话题仍旧是家中的一大禁忌。所以，我从未花太多时间想着去寻找他。母亲直到六十多岁，才肯同我谈论我的生父，还有他的家庭。即便如此，她还是要求我永远不去找他、见他。后来，我才渐渐明白，他干的是房地产开发的营生，还有着"班森贺之王"这种名号[1]。但后来，他和他的家庭卷入了一起丑闻，说是非法干扰法庭事务，并最终导致一名法官自杀。这些就是我知道的关于我生父的全部内容了。

我出生在一个富裕的犹太家庭，住在经济和文化都很多元化的纽约

---

[1] 班森贺（Bensonhurst）是纽约布鲁克林西南部的一块住宅区。在 20 世纪早期，那里居住了大量犹太人和意大利裔移民。

布鲁克林区。家里一开始有我母亲、外婆、外公，还有我。母亲总把头发漂红，她的性格非常活泼，喜欢过灯红酒绿的日子，晚上总是跑去城里寻欢作乐。可同时，她又能很好地在医院和犹太人游说团体里兼任志愿者工作。她总能想到办法，雇请保姆和女佣来照顾我和后来出生的弟弟。有一次，她发现我已经从希伯来语学校逃学好几周了，就要求我保证一定通过希伯来语这关，从而顺利完成我的受戒礼 [1]。因为她到底不想失去这样一次千载难逢的、可以置办一场盛大宴会的机会，这都是她那个圈子的风气。在我小的时候，母亲就把话说得清清楚楚，她要我今后做医生，或是教授，或是其他有地位的专家，因为这样的话，我就能以自己智识上的成就，给我们的家庭在经济成就之外带来更多的尊贵与荣耀。

然而另一方面，母亲总是神经紧张，喜怒无常。虽然我从不怀疑她对我的爱，可有时候，我还是没法儿在情感上百分之百地信赖她。后来，在我同母异父的弟弟出生以后，我心里总有些疑惑，她对我的关心，是否真的像她对我弟弟那样——我能够感觉到，她和我的其他家人都认为我比较自立，比较能照顾自己。而我的继父也慢慢表露出对于聚会的热爱，他在这点上几乎与我的母亲旗鼓相当。他俩的朋友圈里满是各式各样花枝招展的可有时却不太靠谱的人物。

我母亲还有三个姐妹，但显然，只有她才是我外公的"心头肉"，这也就解释了为什么我外婆、外公会选择与我们同住。我外公来自俄罗斯，是个世俗犹太人，并十分为他的世俗化感到自豪。他创办了一家肥

---

[1] 此处原文为 "bar mitzvah"，意为 "负有责任的男子"，意指犹太教庆祝男子满十三周岁的典礼，又叫 "受戒礼"。在典礼上，男孩需要诵读犹太教经典《妥拉》(Torah)，并解释经文。

皂公司。在 20 世纪 30 年代和 40 年代早期，他的公司非常成功，购置了大量房地产。可到了战后，生意却开始急转直下。

我思忖着，我外公这样的性格，在他那个年代恐怕是非常典型的，但若是放到 21 世纪的这第二个十年里，则完全格格不入。他正经、冷漠又专断，从不在口头上表达他对谁的爱，而是用他自己的行动去证明。当我犯了错，被邻居、朋友或是商店老板批评时，他总是会站出来为我辩护。我还记得，那是个周六的清晨，我在外面打篮球。突然，刚搬到我家隔壁的哈西迪犹太人 [1] 领袖梅纳凯姆·门德尔·施尼尔森从我手中抢过篮球，并告诫我不许在安息日玩球。那时，是我外公从他那里拿回了篮球，并力劝我以后每个星期六都去室外打篮球。他毫无疑问是我们家的核心人物，是充满关爱的一家之主，肩负着全家财务及社会安全上的重责，并几乎视之为神圣使命。我非常敬仰我的外公，一方面，在他的庇护下，我总是感到非常安全；可另一方面，我从未在感情上觉得与他亲近。

与我奢靡的母亲相比，我的外婆恐怕就属于旧世界了。她迷信，没受过什么良好教育，从未离开过宅子半步，是一位女家长式的人物，还有着越发严重的妄想症。时不时地，她会在我耳边低语，说我其实来自一个更加富裕的家庭，可她那些神神道道的嘀咕，却反让我生出不少困惑与惶恐，因为她总是说到一半就戛然而止，任我怎么问她，都不愿详加阐述。

在这些老人家眼中，我就是个固执任性的小男孩，生来抵触权威。

---

[1] 哈西迪犹太人（Hasidic Jew）是犹太教正统派的一个分支，目前该教派绝大多数信徒都在美国和以色列。

在我家的"传言"里，这些特质都是与生俱来的：自我出生那会儿脐带绕颈以致呼吸困难、面孔发紫的时候，这些特质就已经被刻下了。在他们看来，我生来就是个"斗士"，而在我成长的过程中，可以很公平地说，我也确实没怎么好好表现，来消除他们这个成见。

1943 年，我两岁。母亲带着我逃到了迈阿密，想要阻挠我的生父以各种法律手段逼我们回去（显然那个时候，佛罗里达州还不太认可纽约州的婚姻法）。有段时间，我俩住在一家供军官使用的招待所对面，好几位军官都打我母亲的主意。我还记得当时，我伤心但也不无憧憬地问过他们中的每一个人："你是我父亲吗？"这种失去与渴望的感觉，我想，也许比我所经历的任何创伤，都更加剧了我的任性。我的恶劣行径气坏了我的幼儿园老师，她不得不央求我母亲把我从班上带走。"他向来为所欲为。"她抱怨道。

在佛罗里达州的短暂停留期间，我母亲邂逅了那个后来成为我继父的男人。彼得·克莱曼篮球打得很好，当时也算小有名气。他外表俊朗、为人友善、光芒四射，是不少人仰慕的对象。我小时候也非常仰慕他，但长大以后我渐渐发现，其实在我外公心中，我继父不管是在商业上还是在他本职的法务工作上，都很失败——而且这判断不是空穴来风。甚至，我母亲虽然还爱着她的新任丈夫，但也慢慢开始有这样的想法。我可以感受到继父对我的爱和关心，我是真正把他当作父亲的，我也完全能理解并接受他对我弟弟——也就是他的亲生儿子——的爱要比我更多。后来到我十二岁的时候，彼得·克莱曼正式成为我的父亲，并把我的名字由阿瑟·斯皮尔改成了阿瑟·克莱曼，好像一切都要重新开始。

我的外公死于 1958 年。在那之后的十年时间里，我的继父停止了工作，同我母亲一道，花光了她分到的所有遗产。失去家庭经济支柱给我带来的苦痛，远不及我因他们的不作为而感受到的怨愤、尴尬乃至羞耻来得那么强烈。他们把这个家庭——也就是我的弟弟和我——放在了次要的位置，这与我外公的准则完全相左。

幼儿园老师对我的评价也并不全错，我还记得那会儿发生的另一件事。有一次，我非常生气地告诉母亲，我要离家出走。可当母亲打开被我出走时重重摔上的家门时，却发现我竟坐在门前的台阶上。我说，我没法儿再走得更远了，因为你们不允许我独自过马路！显然，即便是在那么小的时候，我天性里就有某种东西在平衡我内心的冲动。我也许很犟，但我知道规则和命令的存在，它们是我必须要遵守的，我也就不至于莽撞到做出什么伤害自己的事情。正是这种根深蒂固的想法，在我孩提时代一次又一次地保护了我，让我远离了种种麻烦，或者至少是把麻烦限制在了一个可控的范围之内。

说回布鲁克林。当时，我在离家四个街区外的一所公立学校上学。我所在的皇冠高地[1]街区几乎就是个犹太人飞地，周围尽是些爱尔兰人和意大利人社区，那里有成排的、亮丽的、坚实的独栋别墅，而我们的公寓大楼则以其灰暗的砖石外立面，挤在这中间。我们男孩会在街头玩儿棍球[2]或吊球；会去冰激凌车那里买香草味或可可味的冰激凌甜筒；会玩儿弹珠、抛硬币，或看女生玩儿跳房子；会偷偷吸两口香烟；会打

---

[1] 皇冠高地（Crown Heights）位于纽约布鲁克林区，聚居了大量哈西迪犹太人，是路巴维茨运动的中心。20 世纪 50 年代以前，该街区几乎全是哈西迪犹太人。但之后大量犹太人搬出该街区，加勒比移民及美籍非裔则大量迁入，导致该街区的种族构成发生改变。
[2] 一种儿童在街头玩的类似棒球的游戏。

架，然后看看谁才是"地表最强"。在 20 世纪 40 年代和 50 年代早期，没人想要掩饰他们的种族主义或是反犹太主义，所以，在我们那个小小的飞地之外，我经常因为自己的犹太身份（或因为自己不肯退让）和别人在街头打架。但显然，对我来说，问题并不止于此，因为我也没少和犹太男孩打架。

1944 年到 1953 年间，我的街头生活与我在家里的安逸日子形成了鲜明对比。在家里，我们有厨师，有管家，我从来不需要做任何家务。家人告诉我说，我永远不需要为钱的事情发愁，他们会一直照顾我，而这对于我的责任心以及自制力的培养当然不是什么好事。从小时候起，我就在照顾自己这件事情上非常随便，从不用心，而我母亲又因为再婚，养了一个新宝宝，分散了照顾我的精力。我对自己的健康漠不关心——当然，我猜测，绝大多数的小孩子都是这样的。我也因此在后来的日子里吃了不少苦头，包括牙齿问题、哮喘、黑色素瘤，还有其他各种健康问题。

我的街坊邻居都是些勤劳工作的少数族裔家庭，他们中的绝大多数都没有我家那么富裕。我的童年就是和这些难搞的工人阶级的孩子一起度过的，我也自然而然地明白了一个道理，那就是要想在这些街头恶霸和打架高手中幸存下来，最好的办法就是自己也成为他们中的一员。所以，我到底学会了"照顾"自己，但靠的是嘲弄、刁难以及辱骂其他小孩儿，而这样做纯粹是为了寻个乐子。我开始变得不只难搞，而且冷酷无情。

但是，当年在我想要离家出走的时候，阻止我越过马路的那股力量，也一定在我恶劣对待他人时起到了缓和作用。那股力量，是一种刚刚才开始显现的、对于自我保护边界的觉察，又是一种渐渐苏醒的、对于关系的情义与道义上的责任。在我十岁或十一岁的时候，女生开始引起我的注意，特别是有一个女生，让我对她产生了朦胧的好感。但我却全然不顾追求女生的套路，我想当时的我一定以为，我有权得到任何吸引我的东西。所以，一天放学的时候，我们收拾书包准备回家，我问那个女生，我能拿两本她的书吗，我从来没想过，我会被别人那么干脆地拒绝，所以，当她对我吼出"不！"的时候，我冲动地夺过她的书就往外跑。但仅仅一会儿，我就幡然醒悟，意识到自己做了件很丢脸的事儿，而且是一件对于满怀希望的求爱者来说顶无用的事儿。我羞赧地把书还给了她，当时，我的脸上和胸中有种火辣辣的感觉。

那年，还有个大男孩，在操场上想夺过我手中的新篮球，但当我拒绝松手的时候，他把我的头狠狠撞向了球筐的铁柱子，撞了好几下，直到我头破血流。但即便如此，我也拒绝在他面前或是在其他围过来的孩子面前掉一滴眼泪。我亦不愿求饶，求他把球还给我。我跑回家，虽然伤痕累累，但相信自己守住了尊严。对于加诸我身上的不公，我并不感到愤怒，只渴望报仇雪恨。我要向世人证明，我绝不会被玩弄，也绝不会被吓倒，打在我身上的拳头，总有一天，我会打回去。这种对待世界的方式，我看在眼里，学在心里。但我真正学到的是什么？不过是每个小混混都懂的道理，那就是：挑那些你打得过、能羞辱的人下手。

渐渐地，我开始变得愤世嫉俗，以为在这个世界得体而有序的外表下面，尽是暴力、不公和恶意。后来，在和另外一个同街区的暴躁小伙子打架的时候，我又学到了另外一课，这堂课同样非常野蛮，与所谓的"照护"格格不入——一阵扭打之后，我用手臂锁住了他的脖子，并竭尽全力想要勒紧他。他开始哭泣，向我求饶。于是，我松了手，但他却反过来锁住我的脖子，勒得我无法呼吸。我只好投降。接着，他便开始庆祝他的胜利，并嘲笑我。这件事情让我明白：不要同情你的敌人，别心软，别仁慈。这个想法，我后来花了很长时间才完全摆脱。

但即便如此，光明，仍在我的心墙上寻着了一道缝，照了进来。那是十一岁或是十二岁的夏天，我去纽约州边郊参加一个夏令营。那时，我和其他几个更加粗野的营友，合伙欺负一个不爱运动只爱看书的戴眼镜的男孩。但他对我们的嘲弄所做出的反应，却让我大吃一惊。他说，他在严肃思考某些智识问题。他的回答是如此富有激情，如此成熟理性，同时又带了些许自嘲的幽默，这让我对他产生了一种尊敬甚至是仰慕之情。此外，这个男孩也很懂得体贴人。当我被垒球击中头部时，他跑过来问我有没有受伤。我知道，我很喜欢他。我也知道，他对我来说究竟意味着什么，那是一种与我生活中其他的体验全然不同的东西。我不记得在那之前我曾有过类似的感受，我记得的只有那帮野孩子，还有我曾模仿过的他们的粗鲁行为。我还记得，当时我暗自思忖，我可能变得像他那样吗？同时又可以做我自己？这是我人生中最初几次真正意识到，其实在我心中，还有一部分土壤从未被耕耘过，甚至有可能正被我坚硬的躯壳所扼杀。

在那些暴戾的街头，偶尔也会有朋友愿意撑你一把，至少是在你被某些"局外人"——比如其他街区的孩子、敌对帮派的大孩子，或是警察——威胁的时候。我还记得，有次在我学校旁边的公园里，有一大帮高中生要打群架。我异常兴奋，也想去凑热闹。但我的两个朋友却阻止我说，别去，你去了，即便只是过去看看，也会卷入更大的麻烦。还有一次，我和朋友去附近一家电影院看下午场的电影，在我们后面几排，又有人打了起来。我想离开自己的座位凑过去看看，可我的同学却一把拽住我夹克衫的领子，把我拉了回来，说："嘿，伙计，他们手里可有刀，我们还是快离开这儿吧！"这些在学校和街头交到的朋友，是不是也可以算是一个能让我们彼此照顾的社会网络？我要是在他们面前这么说的话，想必会被嘲笑。可是，在周遭那种野蛮、暴力、冷漠的环境里，我们之间的确有某种关爱正悄悄萌芽，且牢不可破。我们共享着一个地方世界（local world），探索它的同时，也学习照顾彼此的方法。

也正是在那个时候，我突然意识到，我身上慢慢发展起来的"街头人格"，在我们那个布鲁克林的小小角落里竟得到了赏识。巡警曾经把我带到警察运动联盟[1]的拳击项目里去，想要把我的攻击性转移到拳击比赛上。更令人头疼的是，当地还有个男人觉得我是个挺有"发展前途"的小孩儿。有一天，我走在街上碰到他，他径直向我走来，开玩笑似的弄乱了我的头发，然后告诉我说，他一直在观察我。可不久之后，我却在报纸上瞥见了一张他身陷囹圄的照片，照片上赫然写着"黑手党杀手"几个大字。后来，也不知是因为这起事件，还是因为担心我们街区、我的朋友，还有我的任性，我外公和父母一致认为，该把我带离这个是非之地了。最终，他们决定离开布鲁克林，迁居到长岛郊区。

到了新学校，我开始把我的那股蛮劲用到功课上。这里依旧是个充满激烈竞争的环境，但现在，我们比拼的是功课好不好。和我一样，我

---

[1] 警察运动联盟（Police Athletic League）是美国许多警局下辖的一个组织，其主要职责是训练年轻人参与体育运动，同时在家庭作业和学校相关活动方面对其进行辅导，从而磨炼他们的性格，增强警民联系，让年轻人远离毒品。

的同学也都拼了命地想争第一，想往上爬，却没有太多的同情心和真友谊。现在在我身边的，不再是布鲁克林的那帮浑小子，而是一帮好胜心极强的男孩还有女孩。但要融入这里，依旧非常困难。在来校的第一天，我就和别人撕打了起来，那帮浑蛋顶撞我，并警告我说，别在教室里炫耀我的好成绩，但我把他们给打趴下了。可我的胜利，并没能换回同学的尊敬，反倒是吓傻了不少孩子，这让我感到非常吃惊。

这一件件事情就这样把我的人生，推向了另一个全然不同的方向。首先，我爱上了看书，这主要是几位老师的功劳，他们在我身上花了不少心血，其中就包括一位身形小巧的年长女老师，她邀请我去她家，一套位于格林尼治村的公寓，去参加一个由诗人和其他参与者组成的朗读会。由此，我也自学了很多历史和文学的知识。我特别喜欢沉醉在传记、自传、回忆录和私人日记这些个人故事里，常常是一边阅读这些作品，一边找寻相关线索，想知道环境到底如何影响真实的人生轨迹，以及历史的偶然将如何改变基因层面的"我"。我很早就接触到了陀思妥耶夫斯基的作品，他书里描写的"人们心中的热火"[1]，还有那些"热火"在当地引发的惨痛结局，都让我头晕目眩。一次次的革命，让社会苦难不断加剧，却又在腐败与欺瞒中等待毁灭。还有，那数不清的、在人类经验中本也稀松平常的荒谬与失败，让正义之弧濒临瓦解，让绝望之人越发绝望。这些智慧，对于这个年纪的孩子来说，显然是无法承受的，但它也确实产生了些许效果，那就是让这个年轻人的灵魂渐渐苏醒，开始懂得这个世界上真正缺失的是对普通人的关心。艾伦·帕

---

[1] 出自陀思妥耶夫斯基的《群魔》一书。

顿[1]的《哭吧，亲爱的祖国》(*Cry, the Beloved Country*)，格雷厄姆·格林[2]的《权力与荣耀》(*The Power and the Glory*)与《问题的核心》(*The Heart of the Matter*)，乔治·奥威尔[3]的《巴黎伦敦落魄记》(*Down and Out in Paris and London*)、《通往威根码头之路》(*The Road to Wigan Pier*)、《向加泰罗尼亚致敬》(*Homage to Catalonia*)与《动物农场》(*Animal Farm*)，这些书，还有一些其他作品，对于我来说，要比当时我所处的那个历史时代——那个沉闷、保守、循规蹈矩的 20 世纪 50 年代更加真实。用一整个周末的时间，将自己沉浸在小说、旅行故事或是社会历史之中（因为当时还没有电视或社交媒体），你可能无法想象这有多美好。

其次，我渐渐地对我身边那些人——那些在我生命中的真实的人——的故事产生了强烈且持久的兴趣，这一兴趣想必同我的身世之谜有关。我到底是谁？我从外婆和母亲那里听到的只言片语究竟是否真实？它们又指向何处？家人禁止我过问关于我亲生父亲的一切，但如果我真的不去搞清楚的话，这究竟有没有关系？僵化的 20 世纪 50 年代见证了存在主义的兴起，而我也从年少时就开始思考，了解自己的身世究竟重不重要。如果这个世界是荒谬的，那我自己的故事岂不成了这个世界竟如此荒谬的又一个例子？后来我才发现，这正是精神病学家、神

---

[1] 艾伦·帕顿（Alan Paton，1903—1988），南非著名作家、社会改革家，他的《哭吧，亲爱的祖国》（1948 年）是最早以同情的笔触描写南非种族隔离制度下有色人种的生活的小说之一。

[2] 格雷厄姆·格林（Graham Greene，1904—1991），英国著名作家、编剧、文学评论家，一生获得诺贝尔奖提名二十一次，被誉为诺贝尔文学奖无冕之王。

[3] 乔治·奥威尔（George Orwell，1903—1950），英国著名小说家、记者、社会评论家，他的代表作《动物农场》和《1984》是反极权主义的经典名著。

经病学家及犹太人大屠杀幸存者维克多·弗兰克尔[1]在其重要著作《活出生命的意义》（*Man's Search for Meaning*）一书中所阐述的核心观点：我们无法撤销已经发生在我们身上的事情，但我们却可以选择以什么方式去看待它，而这就能给我们的生命带来意义。

另外，我在20世纪50年代也开始认识到，虽然我家当时还很有钱，但历史却在以一种我们无法控制的、宏观的方式让这些财富缩水。当时，我外公在市中心投了很多钱，可城市向郊区发展却让这些投资打了水漂。在公共厕所，洗手液开始取代固体肥皂，这也让我家的肥皂生意开始下滑。我外公本来在曼哈顿中城的东段买了一块街区，想以此保护财产，不料这个街区却被坦慕尼协会[2]的政客以政治手段征用。同时，这些历史的偶然性却又不见其形，隐藏在我们飘忽不定的焦虑和"倒霉事儿一件接一件"的庸常之中。

我也学会了做一名认真的倾听者，一位敏锐的观察家，去发现人们为了厘清这嘈杂的世界与混乱的自我所付出的努力。当时我可能还没意识到这点，但我想，我已经开始在精神病学方面不自觉地训练自己。而且，我也是一名天生的民族志学者，尽管当时我还完全没听过这个词儿。我对于人们如何生活，又如何将他们的自身经验转变成事物的具体意义，产生了极浓的兴趣，这种兴趣也让我从一个过分在乎自己、整日为自己脸上的痘痘和黑痣担心的幼稚少年，蜕变成了一个对于人类境遇有强烈好奇、有一定见地，并且关注人的处境的学生。人们讲述时，我

---

[1] 维克多·弗兰克尔（Viktor Frankl, 1905—1997），奥地利著名精神病学家、神经病学家、犹太人大屠杀幸存者，维也纳第三心理治疗学派意义治疗（logotherapy）的创办人。

[2] 坦慕尼协会（Tammany Hall）是19世纪至20世纪上半叶活跃在纽约的以钱权交易为营生的政治机构。

会侧耳倾听，我明白了不仅要学会去听人们说了什么，也要学会去听人们说话时的语气和腔调。

所以，那位娇小的中年女士，也就是那个邀我去她公寓听"垮掉派"[1]诗歌的知识分子，才会选择向我倾诉她在酗酒的事实，向我倾诉她尝遍了所有她能找到的毒品，只因她无法逃离脚下这片土地，去往欧洲，去实现她的艺术梦想，这些都让她觉得自己已经"毁了自己的一生"。我在一旁，听她讲述这一切，她的话好像深深镌刻在了我的心里，可我又如何能够理解她话中的那些悲伤呢？

又或者是我们家的女佣海蒂，那个高挑从容、把我从四岁一直带到大的黑人女性，她在我十五岁的时候告诉我，她用来照顾我的每一天，都意味着她无法照顾她自己的一双儿女。那是她第一次，也是唯一一次，在给我收拾的时候，笑不出来，而是淌下了愤怒的眼泪。我深信自己一直都很爱她，但那是我第一次听到她郁积于胸中的痛苦声音，并终于认识到她身为"我家一员"的残酷。

还有我的邻居，一位迷人的年轻已婚女士，她的丈夫因为心脏病发作而丧失了行动能力，被困在轮椅上。她希望，我能在她想发泄心中的沮丧、悲伤以及绝望的时候，听她讲述。她不知道，他们该如何熬过这突如其来的、毁灭性的灾难。她为什么要选择告诉我——一个十六岁的孩子——这些绝望的事实呢？也许，她只能告诉像我这样一个什么都无法给予、只能在旁见证她的悲惨境遇的人。我所能做的一切只有回应她

---

[1] 垮掉派（Beat Generation），又称"垮掉的一代""疲惫的一代"，是第二次世界大战后风行于美国的文学流派，代表人物包括杰克·凯鲁亚克（Jack Kerouac，1922—1969）、艾伦·金斯堡（Allen Ginsberg，1926—1997）。

的害怕，感受她的绝望。六十年过去了，再回看这件事，感觉她好像从我身上看到了某些回应，而我恰好明白该如何通过这种"回应"关心别人的情绪。显然，我的同龄人里没人会像我那样，只有大人才会如此，而且通常这些人是女性。

我现在回想起来，上面这些女士，当然还有其他人，似乎是在训练我，作为一个少年，学会倾听，学会见证，学会安全地与他们分享我的"在场"。我慢慢意识到，他们的个人问题，其实是社会疾病。这些社会疾病，也体现在这世界上的其他人身上，是这些人所经历的历史文化的产物，也是他们生活境遇的产物。我慢慢形成了一种对于情感的敏锐感知，并被带进了许多全新的道德关系之中。在这些关系中，照顾显得格外重要，关爱则是通过创造特殊的意义来给予并获得的。

一年一年过去，这个由我所在的街区、我的家庭、家里的生意以及家人对我的厚望所构筑起的封闭世界，开始让我感到窒息。我再也无法忍受他们那些关于赚钱（当然，我从未想要涉足）的对话，他们是如此狭隘、自私、势利。他们对于重大观念及道德问题的缄口不言也令我无法忍受。当然了，他们也会诚挚地关心犹太人在这个世界上的困境，但我发现，这不过是某种排他的自利行为，只顾自己，却完全忽视其他群体的社会正义，包括我们自己城里的残弱群体。

所以，我尽可能早地离开了那个地方，先是到了新英格兰的塔夫茨大学，然后去了西海岸的斯坦福大学，念了本科，而后又念了医学院。我在一个非常特殊的时期念完了大学和医学院——那是民权运动、反战运动和女权运动如火如荼的时期。那时，旧观念被打破，新观念被引入，人们认为，社会及社会中的个体（比如我）需要接受彻底的革命。

我的同学们，要么跑去南方组织黑人选民，要么跑去参加反对越战的运动，要么抗议父权制和男性沙文主义，要么创造美学及情感表达的新形式。直到后来，我才意识到，虽然"文化大革命"这个词来自中国，但当时的美国却实实在在地经历了这样一场真正的"文化大革命"。一切皆有可能，尤其是个体层面的改变。

作为一名初出茅庐的知识分子，我读到了阿尔贝·加缪[1]的作品，觉得他是我在责任和道德方面的偶像，是能够就某个时代的重大议题展开论战的人物。我也读到了欧洲左翼分子的作品，他们仍在忙着收拾法西斯主义留下的残局，并试着寻求新的联合，也就是一种与穷人及边缘人缔造团结并得到他们支持的方式。我的老师是马尔科姆·考利[2]，他是小说家，也是文学评论家。旅居欧洲期间，他曾写下"一战"后美国"迷惘的一代"[3]作家的编年史。他相信，海明威、菲茨杰拉德这些作家，生在了这样一个他们无力控制的时代，又反过来被这个时代碾碎并重新塑造。当时，我把他说的这些话都记在了笔记本里，但我还没有准备好要去吸收这些智慧。

我喜欢的这些作品，也反映出我正在萌生的某种意识，那就是，总有一天，我会像莎士比亚笔下的哈尔王子那样，从《亨利四世》

---

[1] 阿尔贝·加缪（Albert Camus，1913—1960），法国作家、哲学家，存在主义文学、"荒诞哲学"的代表人物，主要作品包括《局外人》《鼠疫》，于 1957 年获得诺贝尔文学奖。

[2] 马尔科姆·考利（Malcolm Cowley，1898—1989），美国小说家、文学评论家、诗人、编辑，是20 世纪美国最优秀、最权威、影响力最大的评论家之一。20 世纪 20 年代，他旅居法国，成为"迷惘的一代"的一员。

[3] 迷惘的一代（Lost Generation）又称"迷失的一代"，是美国文学评论家格特鲁德·斯坦因（Gertrude Stein，1874—1946）提出的第一次世界大战到第二次世界大战期间出现的美国一类作家的总称，代表人物包括海明威（Ernest Miller Hemingway，1899—1961）、菲茨杰拉德（Francis Scott Key Fitzgerald，1896—1940）。

（*Henry IV*）里的年轻浪荡子，成长为《亨利五世》（*Henry V*）里那个凯旋的武士国王。我将告别自己寡淡的过去，并踏着它的残骸，创造出一个更成功的未来。所以，约瑟夫·康拉德[1]的《吉姆老爷》（*Lord Jim*）和《胜利》（*Victory*）会出现在我最喜欢的书目清单里也就不奇怪了。这些书里都有这么一个英雄人物，他在年少时没能拾起自己的勇气与责任来面对眼前这片小天地的危机，而是选择逃到了外地。在那里，他无人知晓，可以重新开始他的生活。后来，他在这个新世界里取得了成功，可最终发生的坏事还是伤害到了他和他的所爱之人。于是，他又不得不站出来，面对这一新的危机。这种充满浪漫主义色彩的人生，从未让我不安；相反，我从中领悟到，我也能从自己混乱、轻率的童年中走出来，并将那些在身体和心灵上磨砺过我的东西，用在其他对这个世界有用的地方。

回过头去看，我发现自己对于新生活的样貌已经有了很粗浅的想象，那该是像辛克莱·刘易斯[2]在《阿罗史密斯》（*Arrowsmith*）一书中所描写的那样，又或是像亚克塞尔·蒙特[3]在《圣米歇尔的故事》（*The Story of San Michele*）中所描写的那样，年轻医生（其中之一甚至是一名精神科医生）在工作与爱中找寻自己人生的意义。后来，还有些其他书籍，比如托马斯·曼[4]的《布登勃洛克一家》（*Buddenbrooks*）和《魔山》（*The*

---

[1] 约瑟夫·康拉德（Joseph Conrad，1857—1924），英国著名作家、现代主义小说先驱。

[2] 辛克莱·刘易斯（Sinclair Lewis，1885—1951），美国著名作家，1930 年获得诺贝尔文学奖，主要作品有《大街》《巴比特》《阿罗史密斯》等。

[3] 亚克塞尔·蒙特（Axel Munthe，1857—1949），瑞士著名医生、精神病学家，后长期在意大利生活，经常为穷人无偿看病，并在战争、灾难及瘟疫期间提供医疗救助，著有自传《圣米歇尔的故事》。

[4] 托马斯·曼（Thomas Mann，1875—1955），德国小说家、散文家，于 1929 年获得诺贝尔文学奖。

Magic Mountain ），在年轻生命的蜕变以及道德发展问题上，它们都在延展着我的核心兴趣。

与此同时，我也沉醉在加利福尼亚大瑟尔景区的雄伟壮观之中，感觉自己的内心获得了充分的解放。我开始意识到，自己是多么渴望被爱，并强烈地想要给予爱。我走过了迷雾与岩石覆盖的沙滩，走过了青绿色的大海，走过了高耸入云的红杉林，但都没能找到爱情。的确，我邂逅了许多寻觅者，但他们也同我一样，是些学生，搞不清对浪漫爱情与对道德灵性的追求有何区别。虽然我自己心里明白，对于我的许多朋友来说，他们的冒险里都掺杂着困惑，但我依旧对自己在寻觅之路上所付出的无用功视而不见。我已准备好要开启新的人生方向了。我希望，这个方向能让我更好地完成智识追求与正准备投身的医学事业。我将不断探索，对于我的人生来说究竟什么才是最重要的。而对于这个问题的求解，终将成为一段复杂却又发人深省的旅程。

对于爱情的渴望，开始在我脑海中挥之不去。从我青少年时代起，我的家人就一直在介绍我认识富人家庭的犹太女孩，他们给我的压力越来越大，但我却始终在想办法抵抗这件事。有一次，我母亲的朋友给我安排了一次约会，对方是某著名公司老总的女儿，家住纽约第五大道的一套顶层豪华公寓里，她的父亲向我介绍一幅挂在他家客厅里的毕加索真迹，介绍他是花了多少钱买到它的，而现在的价格又是多少，说得就好像这幅画是他家客厅里唯一值得注意的东西。我感觉他也在用同样的方式对我进行估价，而我却想同我喜欢的女生约会。此情此景，让我心中对于被爱的迫切需求与某种越发强烈的想法混合在了一起，这种想法就是：也许只有美丽聪明且富于教养的新教女性才能满足我的需求，并将我从令人厌烦的中上阶层犹太聚居区中解救出来。

　　不管是身体还是精神，我都迁居到了新的地方。同时，我也慢慢开始熟悉马克思主义的著作，开始用一种全新的方式思考世界。有个暑假，为了与工人阶级团结在一起（至少我自以为如此），我在纽约的下水道部门找了份工作。下水道就像是街衢下面的阴间地府，晦暗潮湿，却忙碌着一大群工程师与下水道工人，他们不为地上人所注意，也得不到他们的欣赏。这是一片禁忌之地。我的老板，我想，简直就是社会规范的反面教材，固执、腐败，不值得信赖。他会叱责员工，还鼓动他们做出错误行为，比如盗窃、怠工、虚报加班时间。

　　我在那里认识的朋友比尔·伯特是一个大块头、白头发的爱尔兰人，他让我想到了罗伯特·路易斯·史蒂文森[1]对于约翰·西尔弗[2]的描述——"喧闹，有如海盗"，他教会了我该如何适应下水道的环境和我们那个吓人的老板，同时，他也以更大的格局教会了我该如何生活。尽管他干着这样一份糟糕透顶的工作，恨不得提前退休，离开这里，但在我看来，他依旧是个世俗里的圣人，乐于助人，并愿意为弱者挺身而出。他保护我，帮助我成为一名合格的工人。比尔真的是个好人，他是我遇到的第一个能让我敞开心扉、愿意与之分享喜怒哀乐的人，也是第

---

[1] 罗伯特·路易斯·史蒂文森（Robert Louis Stevenson，1850—1894），19世纪后半叶英国伟大的小说家，代表作包括《金银岛》《化身博士》《绑架》《卡特丽娜》等。
[2] 约翰·西尔弗（Long John Silver）是罗伯特·路易斯·史蒂文森的冒险小说《金银岛》中的虚构人物，为该作的主要反派角色。

一个让我感觉能从情感上去信任，还能给我这样的新手带来长者的智慧和关心的人。

结束了那个暑假的下水道工作，我回到了斯坦福，开始了我在医学院的第一年生活。但我发现自己完全读不进去那些枯燥无味可又是医学训练所必需的基础医学内容。于是，怀着非常愤慨的心情，我给比尔寄去了一封絮叨又矫情的长信，说我是多么想辍学，然后像他那样做一名蓝领工人，同时练习写作。然后，他给我回了封信，表达非常口语化，没有标点，也没有任何语法可言。他问我，是不是想"像我一样干一辈子的粗活，像头驴一样"？他劝我不要放弃人生的大好前程。结尾的时候，他说："孩子，如果你敢放弃医生这条路，我就过来打断你的腿！"他的这封信，让我迅速振作了起来，同时专注于自己脚下的道路。但这个父亲般的角色带给我的关爱，直到多年以后，我才理解了其中的深意。

在医学院的头几年，两段出国经历让我对某个主题提起了兴趣，这个主题后来成了我毕生的研究课题。那就是苦难，这么多的社会在经历着的苦难，还有苦难带给弱势个体的厄运。1963 年，我去了趟德国，和同学们一块儿旅游，心情愉悦，除了自己那些小事之外，并没有思考太多更高深的问题。我们去了法国的阿尔萨斯，在一座小镇落脚，住进了一家小旅馆。我在镇子外的运河边散步，暴雨突降，我不得不躲进一片小树林，却误打误撞走进了一处隐蔽的墓园。在那里，我发现了一座小小的纪念碑，纪念的是一个好几代人的家庭，他们都死在了战争时的同一天。回到旅馆以后，我用德语（我本应该说法语的，但我当时还没学会法语）向旅馆前台打听这件有点儿阴森的怪事。

结果，她却向我怒吼，说是我的同族，是德国人，杀害了这个家庭。当时的美国，已经没有多少人会去关注犹太人大屠杀，而我也很少想过或谈过犹太人在德国究竟如何，虽然战争也才过去十八年。所以，至少在旅馆前台看来，我与大屠杀的第一次邂逅，带着罪犯的身份。这段让人烦恼的经历也打破了我的自私狭隘。这是我第一次真正感受到，在这个世界上原来有着如此骇人的危险，而我则躲在优渥的生活下得到了庇护，这也是我第一次真正感受到我们所肩负的尊重历史与见证人类苦难的责任。

第二段经历是这样的。那个夏天，在被自己的无知吓到，同时认识到自己可能被认作有罪之后，我径直去了以色列，想直面自己的犹太人身份。在那里，我被一家基布兹[1]的负责人热情招待，他很有个人魅力，还恳求我加入其他来自世界各地的犹太年轻人行列中，一起在这片沙漠上开垦未来。但我最后还是拒绝了。在听过他关于犹太复国主义的热情洋溢的讲演后，我意识到，自己还是在海外犹太人当中，在那样一个多元的世界里，才更能找到家的感觉。而在种族、国家以及宗教性的排他氛围中，我则感到很不自在。但我在那个时候还是没有发现，自己人生的轨迹已经开始慢慢转向另一个方向，而这个方向可能让我早年的老师、朋友，还有像是比尔·伯特那样的人，当然还有那个黑手党猎头，都感到非常吃惊，如果还不至于是错愕的话。

在诠释我的生活和工作时，这些早年的经历已经成了判断对错的试金石。在后面的日子里，我成为大夫、丈夫、父亲、作家以及老师。也

---

[1] 基布兹（Kibbutz）是以色列的集体农场。

许，因为自己的精神科训练和临床经验，我仍旧在找寻童年及青年时代的成长经历（不仅是我自己的）背后的意义。回首过去，我发现在刚刚步入成年的时候，我还没有学会如何照顾自己和他人。做事不用心的我一直在等着别人照顾自己。虽然读了很多关于照顾的内容，也写了很多文字，但我其实只是改变了部分的自我，却从来没有尝试过照顾。这问题不仅存在于家里，也存在于我做医生的时候。

第二章　成为医生

我之所以会学医，肯定不只是因为我家人的期望，也不是因为我生在什么医学世家，或者在我家的社交圈子里有什么医生，而是因为有那么一名医生在我小的时候闯入了我的生命里，并给我留下了非常深刻的印象。

弗雷德里克·本大夫是一名严格又温柔的全科医生，在我小时候，他经常会来我家，给我治疗反复发作的肺部感染。本大夫怎么看都像是个欧洲风格的医生，笑憨憨，圆鼓鼓，短平头，蓄胡子且修剪得非常齐整，眉毛浓密，戴着一副无框眼镜，修饰着他那双慈祥却具有穿透力的明眸。他时常穿一件非常厚重的粗花呢外套，还有一条灰色法兰绒长裤，衣物上总是沾着浓郁的烟斗烟丝味。他说着一口口音极重的英语，还保留着他的母语德语里那种相当正式的韵律。有时他换话题，从不带感情的临床意见转换到散发着个人智慧的、更加亲密的交谈，他会在自己面前摆摆手，然后摇摇头。我不太记得本大夫是否经常微笑，但我着实记得，每当他在给我做肺部叩诊，透过听诊器认真聆听我肺部的声响时，他言谈里流露出的那种关切，那种悉心的留意，还有热忱的鼓励。

本大夫的家也是他的办公室和检查室。有几次,他和太太请我到他家的客厅去喝茶、吃蛋糕。每到这时,他都会同我讲述他的故事,却很少提到他们在离开纳粹德国前经历了怎样的反犹太主义。相反,他会跟我聊他记忆深刻的病例,并且把这些病例说得像是医学破案故事一般精彩。这些故事,似乎很多都围绕着同一个主题,那就是有效治疗手段的严重缺乏。毕竟,即便是在当时我们所处的 20 世纪 50 年代中期,对于很多严重疾病,我们还是没有真正有用的治疗手段,青霉素也才刚在医学领域普及开来。本大夫经常会拿出一些红色、蓝色的药丸,非常轻易地交到他几乎所有的小患者手上,但从不解释这到底是什么药丸,以至于我弟弟和我甚至怀疑,这些药丸兴许根本就是安慰剂。

后来,到了我十五六岁的时候,本大夫开始在无形中把我往学医这条路上引。他始终都把医学看作一项道德使命,帮助那些需要帮助的人。医学上那些技术细节虽然重要,但在本大夫看来,临床实践最关键的当是医患关系。他曾经告诉我,如果一名医生能赢得患者百分之百的信任,那他甚至靠话语疗法就能治好患者的急性哮喘,就能减轻患者痛风发作时的疼痛,甚至让已经丧失了活下去的勇气的癌症患者重新振作起来。他把这些医学奇迹归功于医生的个人魅力,也归功于医生将患者内在的生命力量与疗愈力量唤醒的能力。

本大夫让我认识到,他所做的那些家庭访视是多么重要。他解释说,家庭访视让他能够观察他的患者和家人生活在一个怎样的空间里。当然了,他不会去过分夸大家庭访视或者医患关系在疗愈过程中的重要性,但我明白,他对于这些诊疗实践中所蕴含的人性光辉有多么珍视。他对于医学(或者至少是对于医学的潜力)所秉持的那种理想主义观点,对我有着非常深远的影响，而且这些观点在冥冥中与我父母对于医学的浪漫想法产生了共鸣。我父母经常浪漫地以为，医学是同商业、法律或者工程截然不同的，因为医学是在帮助别人，是在改善我们所生活的这个世界，这些信念也渐渐内化成了我自己的一部分。所以，当我开始学医时，我对于临床医学的期待是非常高的。

我所肩负的照护使命，是在我同患者开始打交道的时候，才引起我注意的。在我最早遇见的几名患者中，有一位是个七岁小女孩，她当时住在康复病房里，全身大部分的皮肤都被严重烧伤了，在我写的那本《疾痛的故事》（*The Illness Narratives*）里，我曾经讲述过她的故事，讲她如何日复一日地忍受着痛苦的清创治疗。她被放在一个涡流式浴缸里，那些涡流能够将她伤口上的坏死组织一点点地剥离下来。这个过程非常痛苦，不管是对于她，还是对于她的治疗团队来说，都无疑是一场苦旅。而当时，我也在她的治疗团队里，虽然只是位于这座白色巨塔的底层。因为疼痛，也因为对于无休止的疼痛的害怕，她一边叫嚷着，一边与医护人员搏斗，央求他们不要再弄疼她了。而我作为一名医学生，任务则是握住她那只没被烧伤的手，在一旁安慰她，好让外科住院医生能继续给她做清创处理。鲜血从她身上那些大片的烧伤组织里渗出来，染红了浴缸里的水，先是粉红色，而后则是更深、更浓的赤红色。

这个甜美而又羸弱的小女孩——她的脸已经失去了光彩，而她的身体也不过是一道巨大的伤疤。她在痛苦与害怕中大声哭泣着，向我——那个同样痛苦的我——哭诉着："疼，太疼了，求求你帮帮我，帮帮我！让他们快停下来，不要再碰我了！"我想尽办法，希望能把这个小女孩的注意力从这日常酷刑中转移开来。我问她家人的情况，问她家里的生活是什么样子，问她在学校里过得如何，有没有朋友，有没有兴趣爱好，我几乎问遍了所有我能想到的问题，希望能让这个紧张的小女孩在精神上稍微放松一些，好让外科医生和护士能继续他们的工作。但对于她正在经受的折磨，我心里其实也感到非常痛苦：那些嘶喊，那些烧伤的皮肤，那些血水，还有每天伤口护理时她与护士的纠缠，都让我心里倍感难受。

我感到非常绝望，也非常无助，觉得自己没有能力让她好受一些，也没有能力协助自己的同事。直到有一天，我出乎意料地取得了些许突破。那天，我请她给我讲讲，她究竟是如何日复一日地忍受着如此这般的痛苦的。结果，她头一回停止了尖叫，开始给我讲述她的故事，也不再同医生和护士纠缠了。我与她之间建立起了一种实在的联结，她用一种虽然痛苦但却平静许多的语调对我说："别走，待在这里。"然后，她紧紧地攥住我的手，开始跟我讲述她的苦痛，讲涡流是如何打在她身上，引起了阵阵刺痛，讲药膏和绷带敷在她身上，是如何让她感到不适，讲她躺在床上的时候会稍微好受一些，以至于她只想一直躺在那儿（虽然她也知道这不太可能）。听她讲述这一切，我心里很是沉重，也让我非常想要去安慰她，但绝不是说那些安慰人的陈词滥调。不是的，她希望我做的只是认真倾听，并希望我能够坦诚地与她对话，一如她勇敢地向我倾诉那般。我自然不是每次都能做得很好，但我在坚持，因为她也一样在坚持。那时，我好像是同她一起身临万丈深渊，而这样的深渊从来不是小孩儿应该去面对的。

从那天起，我们之间就建立起了某种信任。每天，她都会牵住我的手，向我讲述她在经历又一场可怕的外科操作时的感受。在那个病区轮转期间，我意识到自己给这个烧伤小患者带来的积极影响让她对医疗照护有了不一样的反馈，但其实她对我的影响还要深远得多。我从她那里学到了一个临床上的真谛，这个真谛对我和我后来的患者都大有裨益，那就是当患者身处危机之中，或者说，尤其是当他们身处危机之中时，你可以问问他们，究竟什么对于他们来说才是最重要的，而这也将在他们对于疾病与治疗的反馈中有所体现。要做到这点，并不容易，但你却可以借此与患者建立起情感与道德上的共情关系，而恰恰是这种关系将医生与患者（常常还有他们的家人）引向了照护的核心。

在我学医的过程中，这些患者给我上了一节又一节启迪人心的课，这些课也点燃了我心中的热火，指明了我一生要为之奋斗的方向。虽然这些课同我在学校里上的课和教材几乎扯不上关系，但它们却着实改变了我，打开了我的眼界，让我意识到照护其实远远超出了简单的诊断与治疗范畴。照护意味着平等分享生活中的病痛和苦难，意味着共同见证治疗中的收获与失落。正是这些经验勾勒出了"痛"与"医"的轮廓。

在斯坦福医院门诊，我曾经见过一位头发花白的老年女性，从她精巧的五官，我们依旧可以清晰地想象出她曾经的美丽。"一战"的时候，她邂逅了一位从法国战场回来的士兵，却从他那里感染了梅毒。我还记得，她在给我讲这些故事的时候，因为羞赧而面颊发红。在青霉素问世前，唯一能用来治疗梅毒的药物就是砷凡纳明，一种含砷药物。这种药也给她的身体带来了极为严重的不良反应，她因此出现了肝损，进而皮肤泛黄。眼见自己的皮肤一天天变了颜色，她十分担心自己的大脑是不是也会受到影响。除此之外，她还以为，自己仍会把梅毒传染给其他人。因此在那以后，她就再不允许自己跟任何人发生性行为。梅毒是一种被严重污名化的疾病，她始终把它当作自己的秘密。她觉得自己永远也不会结婚或者生孩子了，她甚至主动疏远了她的家人，因为她觉得，如果家人知道了她的疾病后一定会抛弃她。

在她面前，我的任务不过是问问病史，然后汇报给她的主治医生——一个长得像是红脸塔克修士的人。他故意朝我眨了下眼睛，然后跟我说，我刚刚听到的这一小段故事，讲述的便是上面那种"灵丹妙药"的负面作用。

但对于那名女患者的悲惨人生，我依旧深深感到遗憾。所以，每个星期，当她来到诊所治疗肝脏和神经问题的时候，我都会同她深入攀谈，聊她的过往，聊她所失去的那些东西，聊毁灭她人生的那个心结——与其说是她努力遮掩的秘密带来的身体伤害，不如说是那个秘密本身。慢慢地，我开始意识到，我们这一次次的交谈，对于她来说，也许要比那些对症治疗意味着更多东西。她跟我说，此前不曾有任何人听过她完整的人生故事。而我也渐渐学会了该如何去听懂她言语中的伤痛，去理解她的英雄主义，因为她实在背负了太多。我也慢慢认识到，走进平凡的日常，并消化其中的故事，这样的能力本身便能给我们理解生活及其意义开启一扇窗户。而且，要是你竖起耳朵，那么言谈中的语气也可以成为照护的一部分。后来我要去其他科室轮转了，我告诉她，这将成为我们最后一次会谈。她这时哭了起来，喃喃地说，我们的会谈让她重新有了生的勇气，而且不论是在身体还是精神上，她都觉得好了许多。我发现，"找到意义"也可以治愈创伤。在这点上，不曾有人教过我，我甚至都没意识到，我所做的这一切正是一种疗愈。从医患的初次见面，到体格检查，到随访复诊，咨询有关化验结果、鉴别诊断和治疗方案的内容，所有这些过程都可以以这样一种方式来进行，从而让它们也成为疗愈的力量。而要让关系也成为疗愈的力量，既离不开患者，也离不开医生，双方的努力同等重要。我从她身上学到的这些东西，历久弥新，在我整个职业生涯中，一次次地被证明是正确的。

同样也是在学医的这一阶段，我开始从患者身上看到，贫穷如何撕扯着人们的生活，直到毁灭他们的一切。虽然我生在一个富足的家庭，在成长过程中未尝担忧过生活成本，但这并不意味着我对抽象意义上的贫穷一无所知。我读了很多关于黑色风暴事件[1]的书籍，也听了很多经济大萧条时期的故事，所以，我知道贫穷的分量究竟有几何。大学时，我的思想开始左转，一定程度上是因为我受到了许多革命社会主义者作品的熏陶，这些让我在理论层面对于社会正义有了基本的认识，也激发了我对于社会正义的热情。但这些认识一直都很抽象、不具体，直到我在患者身上目睹了贫穷给他们的生活造成的影响，也就是他们所经历的那些社会苦难。当我在硅谷腹地的圣克拉拉县医院儿科门诊轮转的时候，我遇见了许多从墨西哥移民过来的农场女工，还有她们营养不良的孩子。在看到他们的情况后，我实在是非常生气。在这样一个富裕的国家，在这样一个富裕国家里的这样一个富裕的地区，居然还会有孩子吃不饱饭？居然还会有父母买不起食物？而且，即便是他们亲自收割下来送到美国中产阶级餐桌上的那些食物，他们自己也买不起。这些孩子的免疫功能已经非常差，又长期饮用受污染的水，并暴露于高剂量的杀虫剂之下，寄生虫和感染性疾病在他们身上并不少见。儿科医生会给孩子

---

[1] 黑色风暴事件（Dust Bowl）是 1930 年至 1936 年（个别地区持续至 1940 年）期间发生在北美的一系列沙尘暴侵袭事件。

们开些驱虫和抗感染的药物，但这些人真正需要的，应该是食物以及不那么危险的工作环境啊！医生也都知道这些，只不过在专业政策与制度下，他们不被允许提供这些东西罢了。

在急诊室时，我曾经和一些空巢老人交谈，他们的家人为了寻找工作机会，都搬去了这个国家的其他地方，留下他们一个人生活。这些老人都非常消瘦，经常过着日开销低于一美元的日子。他们支付不起看牙医的费用，所以嘴里就像是废墟一样。而那时候，距离老年医疗保险计划[1]和医疗补助计划[2]的问世还有好多年光景，所以，即便是最基本的医疗保健服务，他们也支付不起。他们身上总是有各种典型的由贫困所致的慢性疾病：结核病、已经发展为巨大脓肿的皮肤伤口感染、未经治疗的肿瘤（包括一例非常令人难忘的面部溃疡型肿瘤，已经长得非常巨大，甚至无法进行治疗）。

就像他们的身体状况一样，他们的精神状况也非常糟糕，几近崩溃，这也是最让我心痛的地方。我记得，有个非常有绅士风度的老人，他从不直视我的眼睛，而是嘀咕着跟我说，他对自己日渐衰颓的身体感到非常羞愧。他也跟我絮叨，他如何用他那点儿少得可怜的钱买了廉价红酒，然后把它们灌下自己的喉咙。他觉得，他"并不值得"——我仿佛仍能听到他说出这四个字时的声音——被当作一个体面的人来治疗。但实际上，我后来才知道，他还不到五十岁，虽然看起来像是要比他实际的年龄老上三十岁。

---

[1] 老年医疗保险计划（Medicare）是美国政府为六十五岁及以上老人提供的一种医疗保险，同时也覆盖部分六十五岁以下的失能者、终末期肾病患者及肌萎缩侧索硬化症患者。
[2] 医疗补助计划（Medicaid）是美国政府为低收入家庭提供的一种医疗保险。

还有一位说西班牙语的农场工人，他跟我抱怨他的脊椎痛。他说，他在地里干活儿的时候，只有一把非常短的锄头，所以根本没法儿直着腰干活儿。为了减轻疼痛，他只能整日弓着腰。他来医院，想开点儿止痛药，而且得是他能买得起的。可当时的我却愚蠢得很，我让翻译帮我问问他，他为什么不辞职，然后另找份工作呢？翻译盯着我的眼睛，一句话也不说，直到无尽的沉默让我不得不道歉。

这些经历一直都在我的记忆里，不曾淡去。我开始认识到，医学的社会价值和我学到的其他临床知识一样重要。在医学院度过的那些临床岁月里，我对于人类苦难的意识渐渐培养了起来。我注意到，这世上的苦难，似乎有千种万种，而医学却对此不闻不顾。

在有了阿尔萨斯和以色列的难忘经历后，我在医学院度过了第二年，而在那之后的暑假，我去了纽约大学非常著名的瑞斯克康复医学研究院[1]轮转。在那里，我得以观察许多正在接受康复治疗的脊柱损伤年轻患者。而我在那里也被震住了，因为我看到，在理疗师的帮助下，许多患者的症状都得到了改善，这是很多医生通过他们的治疗都无法实现的。理疗师会帮助那些运动能力极为有限的患者进行训练，从而让他们的身体功能能够得到最大限度的发挥。我慢慢认识到，很多时候，功能上很小的一点改善也会给患者带来很大的不同，这往往将决定他们到底是可以四处走动，独立完成任务，还是不得不选择放弃，掉落到无力与失望之中。这些出色的理疗师，将每一点进步规划到训练项目里，以至于一些小小的改变，也会是很大的成就。他们会给患者鼓励，给患者支

---

[1] 瑞斯克康复医学研究院（Rusk Institute）是世界上第一所康复医院，也是目前全世界最著名的康复医学临床、研究与教学基地，隶属于纽约大学朗格尼医学中心。

持，给患者喝彩，即使面前可能是挫折或失败。他们会走进患者的内心世界，待在那里，给那些已经丧失希望的患者带去阳光与动力，让他们渐渐摆脱愁云惨雾的失能状态，开始积极地应对生活中的苦痛，虽然这样做仍旧很难。

许多年以后，我被叫去带领一个团体治疗小组，这个小组里有十多个因为意外而截瘫或四肢瘫痪的年轻人。他们才刚开始要面对自己的残障生活，也还没享受到我在瑞斯克康复医学研究院看到的那种高端康复服务。这些患者都很沮丧，可我还在尝试说那套老话，告诉他们要远离自己的负面想法之类，并天真地跟他们说，总有一天，他们会和自己的残障状态和解——至于抑郁或者自杀，这都不是合情合理的选择。听了这些说法，他们显然接受不了，个个都宣称，自杀实际上才是他们唯一可行的出路，因为他们再也无法回到以前那种正常的状态了。他们愤然地告诉我，我永远也不可能了解并理解他们的境遇，因为我和他们不一样。我至今回想起他们的愤怒，心里都有些赧然。他们给我上的这一课是那么严厉，我愚蠢地想要把外界的关爱强加给他们，却没能走进这些被照护者的内心世界。事实上，面对他们，我所要做的只是静静地坐在那里，坐在他们身边，去感受他们日常生活的艰难，与他们一起蹚过这条湍急的河流。

这件事带来的道德及实践层面的经验就是，任何照护都必须建立在被照护者自身最迫切的需求之上，了解他们的痛苦、他们的挣扎、他们的害怕。而对于照护者来说，他们必须努力走进被照护者的内心世界，不管那里是哪种荒郊野岭，有多么寸草不生。他们需要知道，你不会丢下他们而去。他们还需要知道，你作为照护者同样有自己脆弱的一面，并且愿意把它展现出来。这就意味着，我们要把希望看作正在努力达成的事业，在不断打磨治疗方案的过程中把它一次次树立起来。而在这个过程中，照护者也需要在被照护者挣扎的旋涡里坚持下去。

我慢慢懂得，与患者建立起某种个体间的情感联结有多么重要。与此同时，我的最初几次患者家访也让我渐渐摸索出了一条直通患者的物质空间的路径。正是这些空间里的物件，造就了每位患者独特的疾痛及照护体验。

在头几次的家访中，有一次是去到一位对巴比妥类药物上瘾的年轻女士家里。我第一次见到她，是在医院门诊。在那里，她被大家嫌弃，觉得她只不过是个来"找药"的，固执，对自己的情况一无所知，可能难搞得很。看门诊的同事都觉得她不太靠谱，对于她的问题也没有要去解决的念头。看看她的就诊记录，会发现她总是预约了门诊却不来。所以，预防医学的老师希望我能去她家里看看。

于是，我就开车去了帕洛阿托东部的一个地方，那个地方非常破败，我甚至听都没听说过，而那位女士就住在那里一座老旧双层楼房的一间小小公寓中。去了之后，我甚是惊讶，因为我发现她居然有三个孩子。我不确定自己心目中她的家应该是什么样子，但现实中，她的家非常干净整洁，她的孩子也都打扮得体，在家里跑来跑去的，玩得很开心。这位患者热情地招待了我，并轻松地与我攀谈起来，很是坦率。不多久，她生活的细节就在我面前明朗了起来。原来，她是当地中学的一名勤勤恳恳的清洁工，周末就在小镇的富人区给人打扫屋子。她离过两次婚，但还是设法让她的小孩念了书，分别上着学前班和二年级。可以这么说，她醒着的每分每秒都在干活儿，或者在用心照顾她的小孩。所以，她根本就不是什么难搞的病人，我在她家里见到的她是那么友好。而且，让我印象很深的一点是，即使面对经济上的困难，她也表现得那么自立，堪称模范。对于她来说，照顾好她的孩子是最重要的事情。回想起在门诊时大家看她的眼神，我心里有些讶异，这实在是同我在她家看到的她差距太大了。临床上，我们经常会给部分患者和他们的家庭贴上标签，说他们拖累了整个医疗系统，但自从那次家访以后，我开始对于这些临床上的评估抱有怀疑态度（除非我们的临床评估也包括了家庭访视的部分）。通常，临床描述能够反映的仅仅是这样一个事实，那就是临床医生对他们患者的境遇竟是那么无知，或是充满了偏颇之见与沮丧之词。

现如今，美国的绝大多数医学院校都没有为学生提供家庭访视或者居家照护的机会（在过去，有一小部分医学院，比如斯坦福大学医学院，还会把这些作为选修课内容）。然而，只有来到别人家里，我们才能知道他们究竟如何生活，究竟如何解决自己或其他人的疾痛，以及究竟为什么会给医疗机构带来所谓的"问题"。荷兰的莱顿大学医学院是欧洲的老牌医学院校之一，他们有一种特别的模式，来给医学生讲授临床照护的内容，这一模式首先就要求医学新生入住罹患重性疾病的患者家里。在那里，医学生不会给患者提供什么传统的医疗照护，而是在一周的时间里，给患者洗衣服、做饭、打扫卫生，还要承担给患者洗澡、更衣、喂食、挪动等最基本的照护任务。做这些任务的目的是让学生能切身体会到：在家庭及社会关系中，人们究竟如何体验并对待疾痛。有一次，莱顿大学邀请我去做个全校讲座，我就同那里的一些毕业生聊了聊。他们一致同意，刚入学时的那些居家照护经历让他们深深地扎根在了居家照护的土壤里，为他们从事初级保健服务打下了良好的基础，也让他们更愿意去询问一些关于家庭、意义、照护及需求的关键问题。当然，也会有部分学生觉得那些任务有点儿让人反感，他们并不习惯那种强度的照护关系，这在所难免。但对于他们来说，与其等到上了班才发现自己并不适应临床上的工作以及患者的现实需求，不如在做学生的时候就让他们知道这些，至少他们还有机会可以改行。

有时候，我在夜里会做噩梦，然后惊醒。清醒以后脑海里还总是浮现着梦中的某些场景。这些场景往往各不相同，可有那么一个场景，却一次次地把我拉回到刚进医学院的那些日子。有一次，校车载着我们一小队人去了一座老旧衰败的州立医院。被领进病房的那一刻，所有人都想逃走。那个病房里，人很多，到处都是些年轻人，只不过都罹患可怕的先天畸形和严重的认知障碍。我记得，那里有些小患者，因为脑积水而头颅异常增大，躺在巨大的儿童病床上，没有半点反应。我还记得，有个小颅畸形的男人，块头跟我差不多，可他的头却只有我的三分之一大小，只见他在那里一个劲儿地傻笑，然后猛拍手掌。还有个年轻男性，因为脊柱严重变形，只好弓着背，几乎成了直角。他拖着脚向我走来，大喊大叫，说请救救他。而病房里的其他人则在嘶吼着，他们好多人只穿了一半衣服，空气中弥漫着尿骚味和粪便味，浓烈得让人想吐。那里的场景实在是太可怕，所以，我们这些医学生决定写封投诉信给州政府，揭穿患者在那里遭到的非人待遇。这些真实的患者就像货物一样被随意地弃置在这样一间惨无人道的病房里，他们没有得到任何恰如其分的照护，也没有任何证据表明，那里的员工付出过半点努力，要去给这些患者做些康复工作——他们根本就不算是医务人员，而更像是狱卒。可我们的投诉信寄出去以后，却没收到任何答复。同时，在经历了这样的心灵折磨之后，也没人问过我们是什么感受，好像老师只是想让我们见识一下照护条件可以恶劣到什么地步，而除此之外，并无意让我们踏入这片"临床地狱"。

医学院的生活在所难免地改变了我，也改变了其他踌躇满志的医学生。我能够越发熟练地从患者那里问出必要的信息，从而给出合理的诊断与有效的治疗。我学会了使用医生这个行当的工具和仪器：听诊器、眼底镜、血压计、叩诊锤，也磨炼了自己的感官，仿佛它们也是天然的工具一样。我学会了触诊，学会了把脉，学会了把自己当作活着的测量工具，用来测量疼痛、焦虑、抑郁，还有其他许许多多的主观体验。但随着我的医学训练逐步加深，我却不禁感到自己正在失去心中的敬畏——在我握着那个烧伤女孩的小手的时候，在我同那个被梅毒摧毁了生活的老太太攀谈的时候，这种敬畏曾那么强烈。我当然知道，与患者保持某种职业上的距离，对于医生来说，也是一种自我保护，因为临床工作非常艰苦，要想长时间从事临床工作，还要保持高水平的专业素养，那么保持一定距离是行之有效的。但这种距离，同时也意味着疏远，意味着物化，这既不必也不好。我研究医学，从来不是为了要忽视对照护的内在感受，而我的医学教育则把我带到了这样一个十字路口，让我直面一场价值衡量的危机。虽然我在成为一名真正的、优秀的医生的路上奋勇前进，但我却在抗拒，抗拒这一过程中社会化经验的破坏性力量。最终我决定不再挣扎，而是接纳自己的本性，远离官僚主义的冷漠，拒绝职业主义的犬儒，对一切自私自利说"不"，因为我实在是不想看到自己作为医生的现实需求盖过患者们的实际需求。

最近有一项比较医学院新生与毕业班学生的研究，结果也证实了我早前的直觉是完全正确的，虽然这叫人很是难过。在问诊的技术层面，毕业班学生自然做得比新生更好，因为要做出正确的诊断并提供合适的治疗，技术层面的东西必不可少。但让人震惊的是，在探寻病史的心理、社会、情感及人性上，医学院新生却更加优秀。换句话说，在医生接受训练的过程中，虽然他们在技术层面的知识与能力都在提升，但与此同时，有些不好的（甚至是有害的）东西，却在侵蚀他们的社会技能，并消灭他们身上可称之为人的那些部分。半个世纪过去了，我现在知道，这些东西正是我在医学院时想要提出反对的。

就像许多医学生一样，选择自己的主攻方向并不容易。曾经，我也考虑过要成为一名外科医生，但全科医学却更吸引我，因为它能让我更专注于对慢性病患者的照护工作。做到这样的照护需要医生把患者真正当作人去看待，去理解他们的世界、他们的生活以及他们的环境究竟是如何影响到他们的疾病和治疗的。同时，医生需要去帮助患者更好地管理他们的疾病，让他们能够正常地生活，掌控自己的人生（虽然这可能非常有限）。我知道，这些工作对于患者能否过上满意的生活，能够起到相当关键的作用。此外，我对热带医学（现在它又叫作"全球健康"）也很感兴趣，因为在贫困地区直接从事卫生保健及预防工作，正契合了我对于"穷病"、社会医学及社会正义的兴趣。精神病学也引起了我的兴趣，因为它能够让我很好地结合医学工作与人文学科。然而，20世纪60年代的斯坦福大学医学院里却多半是些学院派研究者，其中还有好几位诺贝尔奖得主，他们从事基础研究，并认为上述这些临床领域缺乏坚实的科学基础，我们这些学生也因此得到了科学的训练，却缺少了对照护的艺术的了解。

我也开始思考，是否能够在临床工作的实用技能中加入叙事与历史的成分呢？我十分希望在与患者及其生活、社区互动的同时，也能将自己对于人文社科思想的浓厚兴趣融入其中，而后者在科学圈子里却只被当作所谓的"软科学"。后来，我设法去参加了一个医学人类学的研讨班，因为医学人类学研究的就是不同文化社会中的生活、健康以及疾痛。可那个班却只是让我更加困惑、更加沮丧了，它完全没能令人信服地通过社会理论及田野研究的透镜，烛照临床医生及公共卫生从业者的工作。

在医学院里，我几乎没有碰到任何人（包括医学史教授）认可这样一种跨学科的视角，至多有那么点漫不经心的支持，觉得社会科学中那些最实用的部分，比如设计一些干预措施，兴许能够帮助到临床医生去解决某些治疗上的问题。但我的兴趣远远不止这些，我希望能够在一个更大的社会语境中，从概念上重新思考临床医学。我们该如何超出个体范畴，去更好地理解疾病与治疗，把它们看作和贫穷、污名与文化息息相关的问题？只有一位老师是完全认同我的想法的，而他自己也正是这样一位整合了生物医学研究与社会科学视角的典范，他就是当时斯坦福大学精神病学系的系主任——大卫·汉堡[1]。在做系主任之外，他还创办了"人类生物学项目"，并与其他人合作开展非洲黑猩猩的行为学研究。只有他一个人，展现了我所希望成为的那种知识分子的样子，同时也证明了，这样一条路是可以走通的。后来，大卫·汉堡成了我一生的导师。他教会了我这样一个道理：只有进入生物社会学的架构，我们才能将疾

---

[1] 大卫·汉堡（David Hamburg, 1925—2019），美国精神病学家、行为科学家，曾担任斯坦福大学精神病学系系主任、美国国家医学院主席、美国科学促进会主席、卡内基基金会主席等职，于 1996 年获得美国总统自由勋章。

痛与照护的问题研究透彻。

此外，我还有另一个批判性的想法，虽然对于当时学医的我来说非常容易理解，可其他人却几乎都不认同。倘若照护如此依赖于医生与患者的深入交流，那我们难道不需要去理解有哪些个体及社会因素在影响着这一关系中的医患双方吗？

比如，我曾经见到一些墨西哥裔的患者，他们操着一口西班牙语，所以，医生们经常无法理解他们的意思，这也就导致他们经常接受错误的诊断与治疗。对于医疗场所的语言壁垒，医务工作者其实心里都清楚，却很少有人会真的采取行动来改变这一问题。更重要的是，在这个故事里，似乎还有一些问题超出了语言壁垒的范畴，而涉及存在于文化及经历层面的种种差异。举例来说，我碰到过一些意大利裔的老年人，他们因为吃了圣克鲁斯山区的野蘑菇而中毒，原来是因为他们把这种毒蘑菇误当成了他们喜欢吃的另外一个品种。这几个老人里，有一个后来因为肾衰而过世了，另外两个通过医疗手段救了过来。可其中一个人，却还是跟住院医生说，他仍旧非常渴望回到那片山林里，去找寻那人间的美味。住院医生听了非常震惊，觉得这个病人很无知，可他这么想就完全错了。实际上，这个病人只是做了一个价值判断，可在医生眼里，这个判断说好听点是外人无法理解，说难听点则是病人自己不负责任。这个病人甘愿冒生命危险，去品尝一种他心中"美味"的食物，而我们的医生却无法容忍这些存在于饮食及审美偏好层面的文化差异。

还有一个葡萄牙裔的老妇人，她正处于多发性硬化的终末期，可她在这生命的终点却显得很开心，这太不寻常、太不合理了。也正是这个原因，她的医生叫了精神科会诊，他们基于自己对于死亡的想象，觉得这个老妇人在死亡面前不该做出这样的反应，而这样的反应也让他们做出推测，这个老妇人一定是精神上出了问题。可在我看来，她开心的原因已经足够清楚：她觉得自己很快就可以见到上帝了。在当地的退伍军人医院，我见到了两名"二战"老兵，他们才刚来到西部过冬，而在那之前，他们整个夏天和秋天都在纽约州打高尔夫球。他们跟我们抱怨说，他们有慢性疼痛，这疼痛拖慢了他们打球的速度。可临床医生听了却一阵窃笑，说他们只是在装病，或者顶多是有些疑病，他们的疼痛根本就不存在，或者即便存在，也并不值得他们多加留意。可这两个男人很明显是在战场上受过重伤的，也确实申领了残疾人证书。他们结成了深厚的友谊，并在他们身体的局限之上，重新找到了新的生活方式。然后，他们来到医院，希望能寻求帮助，以便继续他们的生活。我们有什么理由可以嘲笑他们？我们为什么不认真对待他们的疼痛，并提供一些康复的帮助呢？而且，即便他们确实存在不合理或错误使用医疗资源的嫌疑，我们又为什么不想想办法去解决这些问题呢？我们对于他们战场上的经历一无所知，也不了解他们的私人生活，或者是高尔夫和友情在他们生活中的价值。所以，到底是他们错了，还是我们错了呢？回过头来看，这件事似乎很是平淡无奇，可在当时，我却气坏了。受过伤的人在尽情地追寻愉悦的生活，可医务人员却用偏见给他们贴上标签。

还有更多的例子，是关于伦理或决策的。为什么一些人可以比另一些人优先接受肾移植？在那个时候，我们还没有任何规定和指南，也没有什么电脑算法。在那个时候，我们在临床上也没有正式程序，可以将患者的治疗问题放在卫生政策、伦理或是社会正义的框架下。对于我来说，尤其是那些存在医疗过失却没得到处理的事件，其中的伦理问题实在是让人感到惴惴不安。有些非常勇敢的家庭，会去质疑他们所得到的照护，可往往是等于撞上了同一面沉默的高墙。在产房，女性口中的需求通常会被忽视。如果她们想感受生孩子的过程，所以请求不打硬膜外麻醉，或是请求其他特定的麻醉方式，那医生一定会说，她们是在多管闲事，这些决定轮不到她们去做。

当时的医患关系是极不平衡的，而且一般偏向医生这边。如今，我们对于患者教育及患者赋权已经有了相当的重视，更别提很多患者还能从网上查到不少现成的医学意见。所以，拿今天的眼光来看，20世纪60年代早期那种约定俗成的临床实践模式，就显得很过时了。医生的主导地位甚至是他们的独立地位，都已经一去不返了，取而代之的是一个个新的枷锁，在束缚着如今的医患关系。但在当时那个年代，我确实满脑子都是这些疑问，却不知道该如何去解答。我只是感到自己的内心深处有一个想法是如此强烈，那就是，对于临床实践来说，社会理论、文化、心理学甚至哲学，都或多或少是必需的。我想讨论，我们如何能在一个系统性的框架里编织进这些因素和经验。我想知道，我们能否通过联结医院与社区、家庭与社会的方式，来弥合医疗照护与人类问题之间的缝隙。我想读到关于行医的田野研究，随之深入行医的文化世界，了解它们对于医生绩效及健康结果的影响。可让我沮丧的是，我在临床上没碰到过一个人想要在这些领域有所开拓。事实上，我抱着这些兴趣，经常碰一鼻子灰。他们说，我的这些想法在临床上根本就没人能实现，只是在浪费时间。当时，我还不曾想到，正是这些无人问津的领域，后来勾勒出了我的职业生涯。

如今，这些领域早已被专家占领，他们或来自社科，或来自医学，又或是来自医学伦理、医学人文这样的新学科。那曾经无人问津的领域已经发表了成千上万篇研究论文，出版了数以百计的书籍。不过，历史的讽刺却是，即便到了今天，这些海量的知识也很少实际应用于我们的临床实践和家庭照护中。所以，即便是我最早期的那些想法，那些在我学医的时候就生根发芽的想法，放到今天，仍与当下的迫切议题息息相关。

第三章　与琼相遇

　　遇见我太太已经是四十六年前的事了。那时，我刚结束自己在欧洲度过的那个难忘且充实的暑假，回到医学院，要从课堂学习转入临床学习。我们这段关系，是如此特别，在我看来就好像是一出上演了五十多年的爱情故事。与我当年在学校或生活中遇到的任何人与事相比，这段关系更快地促成了我在情感和道德方面的觉醒。

　　然而，我们的第一次邂逅，却糟糕透顶。我至今还很惊讶，我们的关系居然没在那次相遇后就告终。与琼的邂逅，完全是事出偶然。当时，学校里要放一部经典法国电影，我们就是在去看电影的路上撞见的。我对她可谓是一见钟情，她让我想到了我们那个时代的巨星——奥黛丽·赫本。不管是她的容颜，还是举止，都像极了赫本。从表面上看，我们实在是很不一样。我是一个来自布鲁克林的犹太浑小子，好斗、自私、冷漠。而琼却优雅、亲切、体贴，在沉静中透着一股自信，在她身上，那种怡然自得的加州气质与老练沉稳的欧陆气质（后者则要得益于她所接受的欧洲教育）很好地结合在了一起，甚是迷人。可我在见到她的第一天晚上，就差点把事儿给搞砸了。我的表现太主动，乃至过火，一点点地挑战着她的耐心。我先是请她去喝咖啡，可没一会儿，就想起第二天要考解剖的事儿，所以就取消了约会，还很不害臊地要她开车带我去解剖楼。但不久之后，我就求她再给我一次机会。我一再坚持着，同其他出身名门望族的追求者展开竞争。慢慢地，琼和我都发现，比起我们迥然不同的做事风格和家庭背景，我们在深层次的某些东西竟如此相近。这包括我们的价值观和道德观，也包括我们对于知识的好奇和追求，当然还有我们对于彼此的感情，而这些东西才是最重要的。所以，在电影院的邂逅一年之后，我们冲破了双方家庭的藩篱，步入了婚姻的殿堂。

认识琼，远不只是重塑了我自己的人生，它所改变的其实还有更多。我们的中国朋友和南亚朋友都告诉我，这是命中注定的。琼成就了我的人生，也成就了我。在认识琼之前，我所度过的那二十四年时光，感觉就像是远古时代、史前世纪一样。我们相伴走过的那半个世纪，琼的面孔，成了我每天的现实世界，成了我内在的一部分，以至于在她去世后，我盯着镜子很久才意识到，原来镜中人是我自己，再也不是朝夕陪伴我的爱人了。我已经习惯了琼的面孔，习惯到她的面孔已经成了我自己的身份认同。

在我心里，她一直是位美丽的女性，精致、优雅、温柔、体贴。她成长于20世纪四五十年代帕洛阿托的一个白人新教中产家庭，拿着奖学金读完了加州大学伯克利分校和瑞士日内瓦大学。可以说，她是在美国女权运动兴起之前的那个年代成长起来的。那时，社会对于女性的期待仍是结婚生子，可她却打破了社会俗见，如同她那个年代的其他知识分子女性一样，选择了去国外生活和旅行。通过那些经历，她也慢慢成熟，慢慢独立了起来，对此她很是珍惜。

琼在日内瓦读了好几年书，直到 1963 年才回到帕洛阿托。她把那一年当作自己的过渡年，希望能挣点钱，支持她未来再回到欧洲。然而，那一年，她却遇到了我。我们结婚以后，由于我要接受培训，做田野调查，我们经常搬迁于不同的城市和不同的国家之间。她在这期间，先是在耶鲁学习汉语，又在台北故宫博物院学习中国艺术史，特别是中国书画史。后来，她在西雅图的华盛顿大学拿到了古汉语研究的文学硕士学位。再后来，她去了哈佛大学，拜于著名汉学家方志彤[1]先生门下，成了他带过最久的学生。而在我遇到琼的那会儿，她正在斯坦福的胡佛研究所做研究助理，导师是著名的中国经济学家吴元黎[2]教授。

　　琼把我带进了她所发现的那个中国美学与道德的传统世界，这个世界与她的内心有着如此强烈的共鸣，而这个世界里的那些价值观后来也成了我们自己家庭理想的部分基础。中国的世界观围绕着现世生活而展开，又让日常生活与道德美学责任合二为一，融入其中。为了过上好的生活，你需要修身养性和培养那些能使你的世界更具有人性光浑的社会关系。而对于琼来说，这就意味着要在我们生活的各个地方创造美、创造智慧、创造爱，她的方式则是通过友善、尊重与互惠去实现，同时找寻到真，与这个世界分享她独一无二的自我。我花了好几十年的时间，才明白了这种在场性、敏感性和即时性对于照护有多么重要。

　　琼还有她属于欧洲的那一面，这一面同样影响深远。她会说一口非常动听的法语，她的英语甚至都因此带上了法语的腔调，这也导致很多人觉得她来自欧洲。她那些时间最长的友谊，都是与法国友人的家庭建

---

[1] 方志彤（1910—1995），哈佛大学学者、著名汉学家、比较文学家。
[2] 吴元黎（1920—2008），美国著名华裔经济学家、中国问题专家。

立的，她非常厉害的烹饪技术也主要是从法国烹饪书里学来的，还有那些后来成为她干妈的法国老妇人也教会了她很多。琼在说法语或被法国文化包围的时候，性格会发生改变，她自己也相信这一点。这种时候，她会变得更加活泼，更加奔放，更加富有想象力，也更加机敏与温暖。我们有限的收入都是琼在照管，每天都精打细算，这样日积月累下来，甚至有好几个夏天，我们都能靠这些积蓄去巴黎或侏罗山脉旅游，去见她的好朋友。她很少买衣服，如果的确要买的话，她会去巴黎左岸的商店买冬季或夏季的促销商品，即便如此，这些衣服还是很合最新的时尚潮流。放下中文书的时候，她会读些经典的法国文学，尤其像是夏多布里昂、蒙田那些伟大散文家的作品，还有巴尔扎克、左拉和普鲁斯特的小说。在家吃晚饭的时候，法式香草烤鸡腿和融入了美国风格的法式反烤苹果派是她必做的几道菜。在巴黎时，我们经常步行一小时，只为找到一家有趣却不贵的合适餐馆。

在带孩子方面，她一直都在强调，孩子既应学习中国语言和文化，也要学习法国语言和文化。基于法国传统，她非常重视风格和质量，认真培养生活的优雅。而她在措辞及大多数事情上追求的精确，我认为，也同样是缘于她的法国经历。但她的这些价值观，从来不是牵强而为，或是故作姿态，她总是轻盈地流露出这些东西——"自然"也许才是最恰当的一个词，来形容她展现出这些特点的样子。

琼悉心料理着我们婚姻和家庭中的美学、宗教和道德，她的友善、得体、还有常挂在嘴上的微笑，是真诚而朴素的，对于孩子和我来说就是真与善的典范。道德观对她来说很重要，但她却从来不是什么道学家，甚至完全不信任那些所谓的道学家；她相信上帝是这个世界的推动力，但她并不相信制度化的宗教或神学；她会定期阅读《圣经》，但她所祝祷的上帝，是这个多元宇宙中的上帝，她喜欢阅读的宗教故事也包含不同类型。她行事准则的核心始终是良言与善行——那些对于这个现实世界中的人格外重要的良言与善行。而这个世界，也在这些良言与善行中得到了净化。

她花了不少心思来打磨我们日常生活中的细节，从工作日的晚餐，到家庭度假，再到给朋友举办的聚会。她知道，只消点燃两根蜡烛，一顿普通的饭就可以变成一种仪式、一种庆祝。在讨论问题的时候，她会鼓励我们讨论得更加热烈、更加有深度。她会组织家庭读书会，让我们一起读些古典文学，她会要求我们每个人都饱含深情地朗读自己的部分。琼的野餐会，简直是这个世界上最美味、最典雅的野餐会，有烤鸡或米饭沙拉，有烤排骨，有法式苹果塔。她会挑选一种别有风味的奶酪，带上一款好酒，还有给孩子准备的柠檬汁或气泡水。我们野餐会的地点不管是在坦格伍德音乐节，还是在州立公园，她都会带上中式竹垫，铺上普罗旺斯桌布，然后把这些食物搁在上头，她还会带上餐巾、我们家最好的餐具，还有瓷碟。她并非出身大富大贵之家，而且在我们刚结婚那会儿，家庭财务可以说是非常紧张，所以这些充满仪式感的活动，都是精打细算和勤俭持家的结果。通过这一仪式，我们力图传递出与美食同等重要的一个理念，那就是我们总要做些事情，来装点一下自己的生活，让我们的生活变得更加精致，更加有意义。琼是一位大师级的工匠，而生活则是她手中的材料。

琼通过她的生活方式来展现和谐与平衡的观念，无间地穿行于不同的活动之间，就比如她的中国书画，她那娴熟的园艺技术，她的法式与中式料理，还有她对孩子的悉心照料。除此之外，她还总能找到时间来庆祝并培养我们夫妻的亲密关系。她会组织乡间的家庭散步，会教我们认识树，学会感受它们灵性的存在，还会带领全家人一起运动。琼为我们所做的每一件事，都让我们一家人更紧密地联结在了一起，即便是我们家那条不太听话的大狗——咸咸，有她在的时候，也会安静下来。

我依然记得那件事，不仅表现了她的同情心与勇气，还展现了她坚定的决心。当时，我正在耶鲁纽黑文医院做内科实习医生。那一整年（从 1967 年 6 月到 1968 年 6 月），我都在医院过着连续上班二十四小时之后休息十二小时、每两周值一个周末班的日子。有一次，跟我轮班的实习医生病了，我不得不在医院连续值了五个夜班。在我好不容易熬完一半夜班的时候，琼夜里来了个电话，她跟我说，我们的儿子彼得发烧了，烧到了四十一点七摄氏度，她已经给儿科医生打过电话了，医生说，彼得很有可能是得了风疹，可他太忙，没法儿上我们家去看看彼得。听到这儿，我被那家医院还有那个儿科医生给气疯了，但我实在没法儿离开岗位，我需要对我身边的病人（他们都罹患危及生命的疾病）负责。最后，琼只好给彼得洗了个冰水澡，这才把他的体温给降下来。在这整个过程中，琼都表现得非常冷静、机敏且高效，而我心里却只有害怕、痛苦与愧疚。

同样，还是在那艰苦的一年里，我悄悄地经历了一场个人危机。在临床待久了，我开始觉得自己的精气神快要枯竭了。每两天，我会回家吃一次饭，琼会非常用心地准备一桌丰盛的晚餐，可我却经常忽视甚至拒绝吃她做的饭。我只想一个人待着，读一些非医学的书，从而让我的头脑保持清醒。[1] 她知道我有多么渴望扑在自己的智识追求上，也就原谅了我的自私，并选择支持我的追求。后来我终于学会了感恩，但在支持她学习语言和艺术史的时候，我却完全比不上她为我付出的那些，徒留些失望在她的心田。我为此感到非常愧歉。

1976 年，我在华盛顿大学拿到了教职，举家搬到了西雅图。同一年，我继父过世了，我母亲好像失去了她停泊的港湾。琼觉得我们的孩子需要有奶奶待在身边，所以建议邀请她离开纽约，搬来和我们一块儿住。我有些迟疑，因为我和母亲的关系已经渐行渐远，我害怕她会成为我们的累赘，甚至可能导致家庭分裂。但琼却一再坚持，所以我也就发去了邀请。而母亲最终也回应了琼和孩子们的鼓励，勇敢地搬到了西雅图这座她从未拜访过的城市。琼给她找了个完美的住所，还非常努力地为我母亲创造机会，好让她增进与孩子们的关系。在那之前，母亲和孩子们的关系是相当疏远的。她和琼成了非常要好的朋友，我也渐渐与母亲发展出了一种没以前那么复杂、那么拘谨的亲子关系。对于母亲来说，她终于有机会去动用她内在的力量与才智，学做一位奶奶了。这一全新的关系，改变了母亲的生活，也改变了我们自己的生活，而这些都要归功于琼的努力。

在西雅图的六年时间里，我的健康状况持续恶化，甚至回到剑桥后，这一情况也还在继续。我得了鼻窦炎、哮喘、高血压，还有痛风。毫无疑问，这些问题很大程度上都是我自找的。我会在两种状态间来回摇摆：有时候我会极度亢奋，工作效率超高，也不太睡觉；而有时候，我会突

[1] 在四十岁之前，凯博文每天都会读医学专业之外的学术著作。他的这一夜读习惯直到他得了哮喘病之后才有所调整。

然崩溃，不得不躺在床上，疲惫不堪。很神奇的是，琼的身体一直都很好，所以她就不得不照顾我，好像我是她的另一个孩子一样。

一切的转折都发生在1980年。当时，我们一家都在湖南长沙。作为1949年以来的第一批美国来访者，我们在那里住了五个月。那个夏天，长沙异常炎热，白天的气温高达四十三摄氏度，而且非常潮湿，让人喘不过气来。当时，我们住在中国的职工宿舍里，头一个月，屋子里只有两台很小的电风扇，家里的水压也很小，我们没法儿冲澡，只能放出十厘米左右深的温水，洗洗盆浴。像我们的中国同事那样，我们所有人身上都起了痱子。他们偶尔会睡在屋外，好吹吹河面上的些微凉风。但即便条件如此艰苦，我还是下定决心，要把自己的研究做完。当时我在长沙研究一百多位神经衰弱患者，他们都曾是"文化大革命"的受害者，后来表现出疲劳、疼痛、倦怠、焦虑以及意志消沉这样的神经衰弱症状。这项研究异常吃力，但它却让我在中国精神病学界出了名，因为我把有关抑郁症及其治疗的现代观念引入了中国。不光是在中国，由于我的工作建立起了政治创伤及文化与精神病学的联系，我在美国也出了名。在那个夏天快结束的时候，因为孩子们要开学了，琼先带着孩子们回了美国，我则留了下来，因为我还有十五个病例没有研究完。

但在独自留下来后，我却得了痢疾，还生出了其他非常麻烦的并发症。我的哮喘也发作了，整个人的身体状况都很差。在那几周的时间里，我的体重掉了百分之二十，而我对自己健康的信心也丧失殆尽，但我还是在坚持自己的研究。我的中国朋友都很担心，他们担心我可能活不下来了。回到西雅图以后，琼和孩子们都差点认不出我来了。我花了好几个月的时间才慢慢恢复过来。而琼为了照顾我这个已经破碎的人则付出了太多太多。没有她，我恐怕是挺不过来的。

一年之后，她再次陪在我身边，帮我渡过了难关。那是一天夜里，我做了个噩梦，惊醒过来，内心极度恐惧，汗水顺着我的脸颊直往下滴，心脏跳得飞快，喘个不停，根本没法儿控制。琼守在一旁听我讲述刚才的噩梦，试图让我平静下来。在梦里，我被挽具套着，拖着一辆双轮战车，在天空飞驰。战车的驾驶员死劲地鞭打我，让我跑得快点，再快点，直到最后，我停了下来，怒吼道："我没法儿再快了！"我累得上气不接下气，内心非常愤怒，于是就转过身去面对着那个无情的驾驶员，可让我震惊的是，那个手握着缰绳和鞭子的驾驶员，竟然是我自己。说着说着，我的哮喘突然发作，死死地攫住了我。我非常无助地大口喘着气，同时希望能和琼一道搞明白这个梦的寓意。记得当时，我彻底崩溃了，号啕大哭，喘着气对琼说："我需要你，需要你，我现在就需要你。"琼翻过身来柔缓而自然地抚慰我，并在随后的几个月时间里，帮助我重建了自信。在这条漫长曲折的、重新找回自己的道路上，琼和我始终都在一起，心连着心，劲往一处使，并深爱着彼此。这也许是我平生第一次开始尝试料理自己的身心——我的灵魂已经破碎，而这条道路，如果只有我一人，恐怕是永远也无法走完的。因为我对琼是那么信任，最终才能够把自己最脆弱的一面展现在她面前。说白了，是她拯救了我。就是这么简单。

在我们结婚的头几年，有过那么几次，我发现琼在一个人默默流泪。她告诉我，有时候，在她心里，能感到一种很深很深的悲伤。她解释说，这是因为她从未与自己的母亲建立起某种非常亲密的关系。而这一存在于她自己经历中的痛处，也让她希望能与我、孩子，以及她的婆婆（她总是称她的婆婆为"母亲")建立起最最牢固的关系。而我母亲也以同样的方式回应了她，她会告诉我和其他人，琼好像是她未曾拥有却一直想要的那种女儿。

但就像其他夫妻一样，我们也会有闹别扭的时候，毕竟在很多层面上，我们都好像是阴和阳，互补又完全不同。不过，很多时候，问题都出在我身上：在我们的孩子还小的时候，我经常不在家，是个不称职的父亲；在琼需要平衡她的研究生学习和家庭生活的时候，我却没能很好地支持她；我经常会全身心地扑在工作上，用琼的话说，就是个"做苦工的人"，"冷漠"且"无趣"。她的怒火我能感受得到，因为在那种情况下，她会加重语气地喊我"阿瑟·迈克尔"，而不是"阿瑟"。而当她真的非常生气的时候，她会以沉默来表达她的愤怒，会恶狠狠地盯着我的眼睛，脸上没有一丝微笑，没有半点温和，一句话也不说。还有两次，她抓起了我的眼镜，没说一句话，用手慢慢地把它给拧断了。这些夫妻不和的时刻，我俩心里都记得。但除了少数例外，大部分都随风而逝，汇入了我们生活的河流。

琼为我和我们的孩子——彼得和安妮——打造了一个特别的世界，我们置身其中，仿佛置身于动人的暖意与雅致之中，而我们却视其为理所当然，正如我们的亲戚、朋友、同事还有学生那样。我们到最后才明白过来，原来琼为我们长远的未来夯实了基础，虽然到那时，这美好未来的创造者已经离我们而去了。她从未明说，却教给我们一个道理，那就是这个特别的世界从来不是平白无故就存在的，而是需要我们一天天打磨。

我们作为合作者一起从事着中国研究，而在职业生涯的早期，我们就形成了一种与学生和同事交往的模式，那就是由我来监督学术上的问题，她来负责经营我们学术圈的人际关系，在她看来，这件事情就其功能而言与学术工作本身同样重要。在学术问题上，我向来直来直去，从不考虑什么说话的艺术，所以，在我三四十岁的时候，学生们都很难与我直接沟通。他们中的许多人表现得很犹豫，而另一些人则根本就是畏缩。换句话说，就是怕我。他们宁可去找琼，然后通过琼与我交流，因为琼总是会为他们说话。即便是我们的同事，尤其是我们的那些中国和欧洲同事，也觉得在早年间，特别是在沟通某些研究中产生的争议性问题上，跟琼沟通要自在得多。而且，不仅是她的温柔与包容要优于我，她的中文（就像她的法文那样）也要比我好很多，这就让很多同事都觉得她会更加理解他们。

在琼那里，经营关系尤其重要，而且她能清晰地认识到这些关系在情义与道义上的重要性。我们的同事和学生也都对此心知肚明，所以愿意把他们心中最温暖的感受留给她。也许，他们只是把我当作一位导师、一位知识上的对话者，而对于琼，他们所珍视的则是她的人性。中国人会把这种特质称为"仁"，我们的中国朋友也经常说琼很懂得创造并打理"人情关系"，那是一种需要精耕细作的道德关系。我非常能够理解，为什么他们会在琼身上看到这点特质，因为我自己也是这样看待琼的（即便我不得不承认人们对我没有相似的感受）。我知道，我们所取得的真正的成就要归功于她，因为她给人们带来的积极影响已经远远超出了学术世界的疆域。我在期刊和讲台上炫耀自己的学识，而琼的智慧则遍及生活本身。

她的朋友遍布全世界。她在伯克利、日内瓦，还有之后在斯坦福大学、华盛顿大学认识的那些瑞典、法国、瑞士和中国女性，都愿意邀她去家中坐坐，而且这些朋友关系也慢慢地将我囊括了进来，甚至有时还囊括进了我们的孩子们。到了琼生命的最后几天，她的这些好友也陪在了琼的床边。

当这些朋友的家庭发生重大事件（比如，结婚生子、找到新工作，当然也包括危机或死亡）的时候，她会寄去真挚的长信，或是打去亲密的电话。所以，虽然那时距离那些社交媒体的问世还有好几十年，我们却生活在一个生气勃勃的关系网中，所有人都彼此联结，互相支持。通过交换礼物和真诚拜访，琼维系并且深化着这些人际关系，而且当朋友确实需要她的时候，她总是会设法出现在他们身边。

琼带来的影响不只关系到我们的朋友，还出现在她与同事、邻居和附近商店营业员之间，还出现在她与雇来修理家庭用品的电工、水管工和杂物工之间，正是这种影响在她与人们之间创造了信任与意义。不管是脾气急躁的老油漆工，还是来我家打扫卫生的羞怯的巴西移民（可能还没有居留权），抑或是超市里疲惫而苍老的女收银员，我从他们那里都听到了对于琼的尊重，这尊重既表达给琼，也表达给琼对他们境遇的关照。对于他们，琼所做的不只是微笑，还有记住他们的名字，用心地了解他们是怎样的人，了解他们在经历着怎样的生活。我们经常能看到她以各种方式帮助他们，或者是倾听，或者是帮他们翻译文件，或者是代表他们给银行、保险公司和政府机构打电话。当他们非常痛苦时，她还会给予安慰。而他们中的好多人，后来都参加了琼的悼念仪式，虽然我都不太认识他们。

随着时间一点点过去，我开始向琼学习如何重塑学术与社交关系。我渐渐认识到，哪怕是一个温暖的微笑、一声热情的问候、一句真挚的谢谢，对于其他人来说，都可能意味着认可——认可他们是谁，以及我自己是谁。我开始允许自己将最脆弱的那面展现出来，并且也愿意将自己生活的细节开诚布公，即便这些细节有好有坏。此前我曾学到了一个关于医学实践的道理，而这个道理也同样关乎生活，那便是：倾听，并对于他人认为重要的事情做出回应。我相信，行为上小小的改变也会让我变得更有人情味，更懂得共情，更易于接近。虽然这些改变是我后来才学会的，但当它们渐渐成为我习惯的一部分，我却好像是变了个人似的。我开始感觉到自己身上的那层防御铠甲慢慢卸下，那些自负的渴望慢慢消逝，而这些东西曾经压得我寸步难行。我内在的灵魂好像被一下子照亮了，这给我带来了不少快乐，也让我那些僵硬的关系松弛了许多。促使我发生改变的因素中，临床工作是一部分，年岁渐长也是，此外，还有我为人父、为人师的经历。但我现在才明白过来，在我学习如何料理这些关系（不管是复杂的还是简单的）的过程中，我也确实是在学习如何照料我自己。一如琼在我早年身体崩溃之后所做的那样，我的那些改变也离不开琼的有效推动。她的存在使我变得温和，让我学会了许多成为自己的新方式。关于生活，她便是我心中的楷模。

在几十年的岁月里，琼·克莱曼治愈了我，这一过程虽慢，却进步显著。她教我做事小心，教我照顾自己，还教我照顾他人。这一改变为我带来的是一种满溢的幸福。在我眼中，我们的家庭生活开始变得宛若金色一般，那些日子充盈着乐趣，而我们对于未来也满怀着美好的期待。

这一新的生活方式，也影响到了我的学术及专业工作。在那之前，我更关注如何从认知维度去研究疾病的病理学及治疗学；而在那之后，我的研究重点转向了从情感及道德维度去研究疼痛及失能的生活经验。在我心中，那些更关注主体性及环境的个人历史要比量化评估疾痛更为重要。给予医疗文化系统新定义及新模型，曾是我早期文章的特色；而如今，它们让位于故事，也就是患者及疗愈者的疾痛叙事。我的写作风格也随之发生了改变，少了些艰涩难懂的科学术语，多了些关于真实生活的自由浪漫描写。有位国外评论家反应非常敏锐，称赞说这是我写作上的女性化。随着时间慢慢推移，我的教学方式也开始变得不那么技术化，而是更加关系到存在本身。我开了些新课，并刻意地给它们起了很长但能引人思考的名字，比如"传记、民族志、小说、电影及心理治疗：如何在社会脉络中深入认识他人""深度中国：情感及道德的人"。后来，我又同大卫·卡拉斯科（David Carrasco）、迈克尔·普鸣（Michael Puett）、斯蒂芬妮·鲍尔塞尔（Stephanie Paulsell）几位教授一起开设了"追寻智慧：生活艺术中的宗教、道德及美学体验"这门课。我用这些课程替换掉了那些满是枯涩的专业术语（这些术语是关于医学人类学、文化精神病学、全球精神卫生及社会医学中的特定话题）的课程。我们的方向是明确的，那就是要从专业化的技术知识，走向更为普遍化的人类知识，要从抽象的概念，走向真实的人，走向他们的道德体验，走向他们认为最重要的东西。

在许多研究项目中，琼都是以正式身份参与的，部分原因是，这样一来，我们可以更长时间地待在一起，但更多的是，她的参与改变了研究的性质——我们不再只是简简单单地去研究抑郁症和其他特定精神障碍的诊治，而是在家庭、社区乃至社会这样的大框架中，去研究人们疼痛、疲劳和意志消沉的经历。她坚持从道德层面去解释研究结果，从而阐明这些研究的存在价值。

而我的临床教学，也开始出现这样的转变。过去，我们的临床查房都被称为精神科会诊查房或是临床医学人类学查房，而如今，它们变成了道德、文化及社会心理查房，或者简单点讲，就是"克莱曼式查房"。这种新的查房形式，将我所有在"医学实践人性化"方面所做的工作整合到了一起。除此之外，我还与萨拉·科克利（Sarah Coakley）一同教授有关宗教与医学的课程，后来又与大卫·琼斯（David Jones）、卡伦·索恩伯（Karen Thornber）一同教授医学人文课程。

到了 20 世纪 70 年代晚期及 80 年代，我的临床实践越来越少关注药物，更多关注心理治疗，我将这一套我自己的行医方式称为"民族志心理治疗"（Ethnographic Psychotherapy）。这一治疗方式较少解释患者早年生活的冲突及其对患者目前症状的影响，而是将视线重新拉回到患者生活中的平凡时刻，去关注那些时刻里究竟什么才是最值得关注的，并就此达成一致的理解。对于抑郁症的诊断与治疗，我不再把它看作我临床实践的收尾，而是看作某种为了理解并修复更加深层的生命过程而必经的初始步骤。然而，在我经历这一转变时，精神病学却在朝着完全相反的神经科学方向驶去。在这种情况下，我显得格外与众不同，要么就是不合时宜，想要退回到疗愈者的年代，要么就是标新立异，预示着新时代的到来——在这个新时代里，精神病学应当意味着高质量医疗。

我同患者们一道探究照护对于他们人生体验的意义，并找寻有益于他们的生活以及我自己的生活的智慧源泉。我与患者们的关系，开始变得更加平等，更有互动——我们都在同一艘船上，共同承担着风险，体悟着残缺，分享着记忆的片段，经历着生命的破碎，这些东西对于疗愈都至关重要。而其中最后一点，也就是生命的破碎，到后来的日子里显得分外突出——那时，我已经成为一名家庭照护者。

在我经历这一转变的时候，我碰到过一位作家患者。他给一份小报写文章，存在酗酒的问题，还患有慢性抑郁。他的婚姻可谓一团糟，但最让他绝望的是，他觉得自己永远逃不出给那份没人读的小报写文章的命运，这一想法几乎耗光了他的自信。他曾相信自己一定能写出惊天地、泣鬼神的故事，这些故事也终将助他成名，而他需要做的，只是打起精神，重整旗鼓，从他那脆弱不堪的精神世界中，挤出些许文字，发表在畅销报刊上，从而吸引更多的读者。他相信，他的文字该被更多人读到。这位高个子的、留着胡须的英俊男人，有着与我相仿的年龄，却一次次地在自信的高峰与绝望的低谷之间摇摆。酒醉时，他自信满满；酒醒后，他却坠入绝望的深渊。确实，我能够缓解他的抑郁症状，也能够帮助他在一段时间里控制酗酒行为。若是放在过去的话，这么做已经足够了，因为在我的理解中，精神科医生需要做的就是这些东西。然而，从他身上，我却找到了同道中人的感觉，因为我自己也是一名作家，而且怀揣着与他一样的希望与抱负。实际上，我也曾有过类似的愧疚，觉得自己没能写出一炮走红的作品，所以我们就针对这一共同的困境进行了深入交流。不过后来因为我们要搬到其他国家去住，我对他的治疗中止了，我也一直不知道，我们就这一问题所进行的交流，是否真的改善了他的境况。但作为一名照护者，我觉得，能与他分享彼此的苦恼，这让我感到坦然且乐观。而且，尝试着去理解我们彼此都能想象得到的东西，这本身便是存在层面上的一个更宏大的主题。我后来领悟到，把自己当作一名"受伤的疗愈者"[1]，这给我带来了极大益处，虽然当我明白过来的

---

[1] "受伤的疗愈者"（Wounded Healer）是精神病学家、精神分析师卡尔·荣格发明的一个重要术语，指的是精神分析师作为疗愈者，其实自己也曾"受过伤"，而他们在给来访者进行疗愈的时候，有时候也会揭开自己的"伤疤"。

时候，这个案例的清晰轮廓在我脑海中已然模糊不清了。

对待我的学生，我也开始学着更加开放，更加热情，这改变着实很慢，可以说是日积跬步。在我的职业生涯早期，我把自己绝大多数的教学精力都放在了研究生与医学生身上，现在，我则越来越多地把重心往本科生身上倾斜，把他们作为我教学的主要对象。我感觉，和这些更年轻的学生待在一起，我能够更容易地去探索某些更大范围内的、对我来说重要的问题。当然，我希望这些问题对他们来讲也是重要的。事实上，只有通过讲课，我才能清晰地把这些主题提炼出来，因为在讲课过程中，我需要去组织、去表达那些盘桓在我脑中的想法。然后我发现，这些想法与我前面写过的东西是多么相像，那就是：我的灵魂体验的缓慢转变。我想要去探究和描摹的是一种经历和体验，是关于疼痛、创伤和苦难的体验，是它们在治疗和照护中的转变，也是我作为疗愈者及作家走近它们的方式。在我眼中，体验是社会及个体的结合。因此，苦难既是社会性的，也是心理性的，而最有效的干预就应该从这两个层面去着手进行。同时，我也想要去探究疗愈者自身的体验。疗愈者需要做些什么，从而让自己的疗愈手段更为有效，并且还能坚持下来不至于耗竭？那些体验中的集体与个人，又是如何互相依存，从而让那些体验显得分外动人心魄的呢？

我这一系列的感悟，好多都来自我在中国及世界上其他地方的经历。凭借生活体验、研究及阅读，我们得以进行跨文化的比较，这些比较则以丰富的方式改变了我的视角。但我心里清楚得很，若没有琼，我断不会想明白那些道理，也断不会接纳它们。是琼解放了我，让我更关心新的体验，而且也更乐意去接纳它们。但她并非通过授课或是命令解放了我，仅仅是以她那敏锐又善良的品性，在我心中立起了一座活生生的标杆。看到她待人接物的方式，我渐渐相信，关系本身也有着照护与教化的力量。通过我们的夫妻关系，她也在不断帮助我修正为人处事的方式。

像所有普通人一样，琼也是复杂的。比方说，她才思敏捷，言辞犀利，学术会议上，坐在她身边的人都能为此做证。她会非常坦诚地赞许并认可所有与她对话的人，但其实她对于各种想法与各路人等却保留相当具有批判性的见解。她兴许会把这些见解说出来，又兴许不会，但它们确实存在于她心底。她不喜欢傲慢与虚伪，但对于个人见解，她还是愿意藏在心底，不说出去。除非你与她很是亲近，她又信任你，才会向你吐露她的心声，否则你便不会有机会听到她的批评。当我们在外面或家里享用美食的时候，她会很乐意与孩子和我分享她那部分食物，唯独巧克力除外。对于她来讲，巧克力甜点可是要努力守护的呢。

琼去世以后，她的几位女性朋友给我写信，向我诉说琼在她们生命中的重要性。对于许多年轻女性来说，琼都是一位值得信任的知己。她无论如何也不会说出她们的秘密，哪怕是我也休想从她那里听到半点风声，哪怕我们谈论的女性就是我们的同事、学生或是我的助手。她知道，在她那个年代，学术圈里的女性总是会被男导师和男同事粗暴地对待甚至羞辱。虽然她为了支持我的职业发展而搁置了自己的学术志向，但她总是会义无反顾地为那些想在学术圈出人头地的女性发声。她的人格里存在着某种东西，是如此平和、如此怡人。同事们经常告诉我，只消同她待在一起，他们的心情便会愉悦许多。她的微笑是那么有感染力，不论你有多么难过，都想回赠她以微笑，与她分享心中的暖意。我的一位朋友曾说，那就像是"阳光照在身上一般温暖"。她雇用的一名工人告诉我："你的太太是那么开朗，让我们想为她做任何能做到的事情。"

同事或学生如果生病或者受伤，琼总是会伸出援手，以实在、直接的方式去帮助他们。如果学生与他们的家人有了矛盾，琼也会站出来缓和他们的关系。我们圈子里的朋友，总是会请她出主意，帮他们解决婚姻、育儿或是其他个人问题。虽然我是精神科医生，但在我们的朋友圈里，她才是那个全方位提供照护的人。说实在的，有时我会嫉妒，虽然我知道这样想会显得我很小气。我多希望琼只属于我一个人，但每个人都那么欣赏她，因为她的为人，因为她为其他人做的那些事情。她去世的时候，不只我哭了，我身边几乎所有人都是如此——他们都把琼当作自己的好朋友。

第四章　我与中国的不解之缘

　　1969 年，我初次到访中国台湾，对我来说那是一段充满惊奇的经历。显然，我没有做好任何准备，去迎接那些陌生感觉对我的轰炸。然而，那些画面，那些声响，那些气味，还有街头生活的种种混乱与嘈杂，都不算是最难适应的，真正叫人难以适应的，其实是那里的社会文化习俗，而这些习俗也慢慢地颠覆了我对于人类互动的认识。我研究中国社会已有五十年，其中有七年半的时间，我生活在中国大陆和台湾地区。然而，五十年过去了，我依旧在学习如何辨析那些表面上的差异与相似点，从而挖掘出更深层次的意义。

　　说到中国，许多人都会想到"墙"这个字，这既是字面意义上的"墙"，也是象征意义上的"墙"。我还记得，有一次，我结束了麻风病院的参访，打车回去，我问出租车司机，为什么政府要在山的那边盖这么一座医院，那里距离台北可远得很哩，而且怎么还砌了那么高的围墙？

　　"你懂不懂中国人的想法？这种病会害人的，它是疠气导致的。所以，一定要有东西拦着它。距离远啊，修围墙啊，再加上山，都能起到这个'拦'的作用。"

　　在 1969 年的台湾，这样的观念还很是流行。很多人都觉得，在我们看不见的那个世界里，到处充满了阴气、饿鬼、邪神和无家可归的亡魂，这些东西会扰乱你的生活，改变你的命运。所以，人们经常会把围墙砌得老高，在屋子里也架上彩绘的屏风，以此来隔绝并威慑这些看不见的力量。（另外，在围墙顶上，人们还会插满碎玻璃，或是安上带倒钩的铁丝，从而防范另一类更现实的威胁，那就是入室抢劫。）还有许多人讲究风水，希望顺承天地山川中流动的气场来增加自己内在的生命力（曰"气"），并给家族带来福运。还有一些人会祭拜祖先，为祖先的灵魂求得安宁，因为他们相信，祖先们既会保佑他们的福气，也能破坏他们的运气。还有人会向当地巫师求助，驱邪避灾。人们相信，这些仪式和风俗直接又实际，通过这些方式，他们可以对这世上的风险与危机加以阐释，从而更好地面对它们，也在某种程度上更好地控制它们。

我在这里用了非常通俗的语言来描述这些强大的力量，以及人们做出的各种反应。这些通俗的语言，无疑掩盖了这些东西对我来说的陌生。但实际上，它们与我自认为知道的一切都存在着非常大的矛盾。此外，就是我们过于在意"政治正确"这件事——唯恐将不同文化里的人视作"他者"。于是，你会发现自己竟死死揪着那些表面上的相似性不放，而这些相似性所掩盖的"不同"实则更多。

在 20 世纪 60 年代的美国，男人都可能应征入伍。我之所以会来到台湾，其实也是服兵役的缘故，只不过我是被美国国立卫生研究院派到台湾来，在美国海军医学研究中心二部担任美国公共卫生服务临床研究员。二部在传染病研究领域有着很强的历史，在越战最激烈的时候，它还是越南岘港美国海军医院的后方实验室。我在那里的绝大部分时间，都用在了开展城市及农村地区的田野调查上，研究那些被严重污名化的疾病一直困扰着的患者，比如麻风病和结核病患者。

在到达台湾后不久，我就同部里的一名病理学家上了山，去了雾社。一名主教传教士在那里盖了一座教堂，希望能为当地的贫困世居民族部落服务。我和同事在那里搭了一个诊所，在两天的时间里为当地老百姓提供医疗服务，而他们此前从未接受过任何生物医学方面的保健服务。结果，成百上千的人涌了过来，排起长队，要找我们看病，可我们携带的医疗物资实在无法满足他们所有人的需求。

我们甚至出门做了几次家访。在一个小村子里，我们拜访了一个农户人家。他们家是木构建筑，而在宅子后面，我们注意到，竟然有一个中年女人被关在笼子里，衣衫褴褛，生活在满地污物之中。她的家人之所以要这样把她给锁起来，是出于以下两个原因：一是她有慢性精神疾病史；二是她嘴巴里长了一个肿瘤，影响到她的说话功能，而且已经长得非常大，以至于当她微笑时，我们都能从她嘴巴里看到那个肿瘤。我们都被吓到了，然后绞尽脑汁想和她家人解释，她这是得了癌症，她需要的是治疗，而不是隔离。可她家人却回答我们说，他们害怕她发疯，也害怕她嘴里的肿瘤。他们相信，她是被施了巫术，而如果他们靠她太近的话，自己也会受到影响。

我为他们每个人都感到由衷地难过，同时在智识层面上，我也为如此残忍的不公感到震怒。于是，我暗自许下诺言，一定要将这种侮辱性的行为从世界上铲除。后来，传教士把我拉到一边，跟我说，他也曾花了几个月的工夫，恳请这户人家放了那个女人，但终究徒劳无功。那可以说是我迄今为止碰到的最直接的一次经历，让我意识到：原来在背负着沉重苦难的时候，照护行为本身，也可以泯灭人的人性。

在门诊室里，在分诊台边，我们见到了太多患者，若是他们早点来的话，他们的疾病本可以治疗，却因为找不到专业医疗照护而拖了太久，拖到现在，以致我们也束手无策了。由于患者实在太多，传教士几乎没有时间来翻译他们的诉求，更别提从患者那里问出什么有意义的疾病叙事了。不管是病史资料，还是诊疗记录，不管是实验室检查，还是治疗选择，我们都非常匮乏。在这种情况下，也只有少数非常明显的急性疾病，我还有些办法能帮到他们，而那些慢性疾病，我则完全无能为力。每个病人，我都只有几分钟的时间能留给他，而治疗选择又是那么屈指可数。我开始怀疑，这个诊所的存在到底有什么价值？然而，即便是在那种地方，在那种后来被医学人类学家保罗·法默[1]称为"临床荒漠"的地方，照护仍有意义。村民们接二连三地来感谢我们，一遍遍地感谢，感谢我们至少在治病救人方面已尽力而为，那感谢是如此真诚。他们究竟从自己的看病体验中获得了怎样的意义？我很是困惑。但这至少表明，医生本身所散发的象征性力量也许要比实际结果更加重要。对于这些穷苦的老百姓来说，任何形式的治疗，也许都是值得感激的。

1970 年，我因为工作需要短暂离开了台湾，去到菲律宾的马尼拉。在那里，我又经历了一次对我的成长意义重大的旅程。马尼拉暴发了霍乱疫情，于是我被派往了那里的一家医院，帮助开展一项治疗研究。这家医院坐落在马尼拉的一个贫困区，我在那里待了一整个月的时间，每次都是上班二十四小时，然后休息二十四小时。我的工作是治疗霍乱患

---

[1] 保罗·法默（Paul Farmer, 1959—），美国医生、传染病学家、人类学家、"健康伙伴"（Partners in Health）组织创始人，现为哈佛大学教授、哈佛医学院全球健康与社会医学系主任。他早年追随凯博文学习人类学和社会医学，是哈佛人类学系最出名的公共知识分子之一。

者，给他们补液，先是静脉补液，然后口服补液。依靠补液和充足的护士、抗生素来治疗霍乱，这是我在临床上从未有过的体验，而在那之后，我也再没体验过第二次。那里有不同年龄段的患者，他们来的时候，几乎已经是徘徊在死亡边缘了——瘫软在地、意识不清、脉搏也经常微弱得搭不出来。由于霍乱起病非常迅速，他们已经流失了绝大部分的体液，导致血容量严重不足。如果不接受静脉补液的话，他们可能很快就会死亡。然而，让我感到惊讶的是，一旦开始输液，在替代液的帮助下，他们很快就可以坐起来甚至四处走动了，并且能自己喝水了。就这样，靠着口服补液和抗生素，通常只消一两天的工夫，他们就可以出院了。医务工作者经常把对霍乱的治疗比作《圣经》中拉撒路的起死回生，然而，要是没有恰当的医疗支持，霍乱的死亡率却可以高达百分之三十至百分之四十。

我们在马尼拉处理过的一个病例，令我难以忘怀。那天，一个女人冲进了我们诊室，怀里抱着一个六岁的男孩，但这个男孩显然命不久矣了。我搭不到他的脉搏，但透过听诊器，还能依稀听到心跳声。我知道，我们必须采取紧急措施，不然这个孩子就真的要夭折了。我们必须给他补液，可是在他瘦弱的肢体上，我却找不到一根血管可以打针。此时此刻，我仿佛回到了"急诊室实习生"的状态，神经高度紧张，我意识到，也许唯一的希望就是在这个男孩的腹腔里插进一根细管子，然后通过这根管子直接给他输液，可这样的操作是我从未尝试过的。

然而，当男孩的母亲看到我想做什么的时候，她开始尖叫起来，伸出手臂想要保护她的儿子。一位经验丰富的菲律宾护士跟我解释说，在这位母亲的信仰中，这样的注射操作是不被容许的。可与此同时，护士却也恳求我，如果我有能力的话，务必救救这个孩子。那时候，我所接受的训练和我的直觉占了上风，我一把抢过孩子，放在诊室的折叠床上，然后叫护士把他母亲带走，带到分隔折叠床和诊室其余部分的帘子外面去。我拼命地将一根管子插进男孩的腹腔里，然后输入生理盐水。这样过去不到十分钟，他一动不动的身体便开始活动起来。又过去十五分钟，他可以坐起来了，手臂上也能找到可以扎针的血管了。这实在是拉撒路一般的起死回生啊。

后来，他母亲由护士重新领进了诊室，她把男孩抱在怀里，一再地向护士表示感谢，却唯独对我怒目而视。我觉得，她知道是我的努力救了她孩子，可她却无法原谅我对于她信仰的亵渎。随着时间慢慢过去，我对于这次经历有了新的认识。当时的我虽然救下了一条生命，却忽视了在我今天看来，专业照护理应涵盖的几乎所有东西。对于我的操作，我没有征得家长同意，也没有给家长解释任何东西。对于他们的宗教信仰，我也是置若罔闻。那时候，我心里想的只有一件事，那就是如何救下男孩的生命。当然，这件事情若是放在今天，在如此极端的情况下，我很可能还是会采取相同的行动。后来，我渐渐对于照护有了新的理解，对那次经历的反思也花去了我些许时日。我现在明白了，如果我只关心客观的临床医学，却对患者家属的顾虑不闻不问，那我所做的这一切不是同琼和我后来遭遇的职业冷漠如出一辙吗？那种职业性的冷漠无礼，在后来的日子里，时常令琼和我感到生气和沮丧。在面对危及生命的急性疾病的时候，选择这样处理，是一回事；但在面对慢性疾病的时候，如果还是这样处理，就完全是另一回事了。

这些东西远远超出了我原来的经验，但最终改变我世界观的，还不是它们，而是另外一些并不神秘却更加根本的差异。首先，我不得不吸收中国文化中的某些观念。这些观念认为，我们出生的时候并未成人，我们逐渐拥有人性特征的变化过程则如光谱一般连续。因此，婴儿还算不上是完整的人，而女性在这个光谱上也是处于比较低下的独特位置上的。这种观念有它积极的地方，那就是告诉我们要在人生旅途中不断修身养性，发展自己的人性，也正是这样的观念鼓励人们开展自我教育，做到品行端正。但另一方面，这种观念也有它令人反感的一面，那就是它在某些程度上为弑婴行为、体罚孩子（即便这样做可能非常有害）以及贬低女性提供了一种文化正当性。

其次，我了解到，人之所以为人，在很大程度上，是由他们的家庭关系及社会网络所界定的，这个想法对我产生了相当大的影响。我们每个人，都不是孤立存在的，也不是孑然一身的。的确，这些关系极为重要。我们都活在集体之中，我们几乎所有的时间都是和其他人一起度过的。你自己的需求与渴望，比之集体的需求与渴望，要次要得多。你必须学会在亲情与友情中表达你自己。但并非每个集体都是重要的，集体的大小也并不等于它的重要性——你的价值观还是离不开你的家庭关系与社会网络。所以，如果小孩在街上走失，那是家人的责任，而不是路人的责任。因此，对于那些与你无关的人或事，你也不必横插一脚。（不过迄今为止，我都无法接受这种明显有些狭隘的道德观。）

最后，我认识到，我们如何感受并诠释品位、美好乃至善德，是由本土意义（local meanings）——而非普遍真理——所决定的。台湾本地人认为重要的东西（比如他们的关系网络、道德伦理以及宗教信仰）与我自己认为重要的东西是迥然不同的。也正因如此，我可以参与到他们的世界中，却永远也做不到百分之百地属于它，正如他们也无法属于我的世界。

这些渐渐展开的想法，与我去往台湾开展研究的目的不谋而合。我之所以会去台湾，正是想比较两种治疗范式的差别：一种是生物医学的范式，也就是所谓的西方医学，它建立在科学基础之上；另一种则是传统中医以及宗教医学（比如算命和扶乩）的范式。然而，我却发现，把所有这些治疗方法加在一起，也只占患者照护的四分之一不到。绝大部分的照护，是由他们的家人和患者自己提供的。这一发现与来自美国以及其他地方的研究结果是一致的，这些研究都显示，在全世界不同的文化中，家人总是肩负着最繁重的照护负担。

后来，我对于疗愈实践如何影响疾痛体验这一问题有了更深入的探索。我渐渐发现，笃信生物医学范式的医生通常在患者身上投入的时间更少，而且他们只会以非常肤浅、机械的方式与患者沟通。对于疾病的诊断与治疗，他们不会做更多的解释，也不想回答很多问题。他们不太会去尊重患者的个人喜好，也不太会去关照患者家属的困扰。相反，中医大夫与他们的患者及其家属的关系，却要更加持久，也更加温暖，表现出一种互相尊重的态度。关于食疗、传统运动以及中草药的流行观念，在这些大夫中普遍存在，也在患者和家属中普遍存在。他们将这些东西与"气""阴阳"等东方文化中的概念联系在一起。毫不意外的是，在所有照护中，家庭照护总是最亲密的，充满了"在场"的感觉，家庭成员之间也享有相似的价值观。

在我与流行病学家合作开展的一项研究中，有件事逐渐变得明显，那就是我们发现，在慢性疾病的个案及很多医学无法解释（这往往意味着它们是由心理或社会应激源所致）的病症中，最高质量的照护都是由患者家属、传统医师、宗教疗愈者所提供的，而生物医学的医生（包括那些高年资医生）所提供的照护则是质量最差的。更重要的是，前者的治疗效果也往往要比后者好很多。后来，我对躯体化（somatization）或者说具身化（embodiment）现象产生了相当浓厚的兴趣。这一现象指的是，患者有某些躯体上的症状，影响到了他们的正常生活，可是在生物学层面上，又找不到任何切实存在的病理学证据，这些症状通常是由抑郁、焦虑、工作问题或生活问题所导致的。在这一问题上，我已经研究了五十多年。

琼和我发现，这些不太寻常的观念总是会以各种出乎意料的方式闯入我们的生活。我认识一个朋友，是台湾的一位顶尖的公共卫生专家。他在美国接受了训练，后来在世界上很多地方都工作过。他工作的领域，现在被称为"全球公共卫生"。但后来，他罹患了癌症，且发展速度相当快。我去看他，可他的家人却提醒我说，不要跟他提"癌症"这个词，也不要告诉他，他在接受什么治疗。虽然我朋友他自己就是一位经验丰富的医生，但所有的临床决策都给了他家人，他自己表现得好像对治疗一无所知。他跟我说，最好不要谈论这些事情，因为现在照顾他的责任全落在了他家人的肩上。当然，即便是在那个时候的中国社会，这种"关系远比个体更加重要"的例子也是比较极端的。时至今日，虽然个体的声音已经大了许多，但家庭关系、朋友关系仍旧在影响着人们的生活。

其他我们不太熟悉的风俗习惯，很多也同样出自这种把关系和交往看得比什么都重要的文化。在集市上，在商店里，人们甚至会为了一些不足挂齿的东西讨价还价。男人在外面娶了小老婆，有了第二个家庭，就好像是旧社会一夫多妻制的残存一样。人们在读书上会倾注相当多的精力，并把教育看作实现提高社会地位和积累财富（即便是站在美国犹太人的立场上看，也会觉得如此）的主要渠道。这些风俗习惯在穷人和精英中并不见得就是一样的。当时，社会阶级就像是印度的种姓一样，几乎就是一种代代相传的生物标志物。你可能会碰到一个人，跟你说，他祖上五代都是教授，或者祖上四代都是医生。人们都接受了他们自己的地位，没有人想要假装自己有多么关心社会不平等问题。那时候，穷人都或多或少地遭到了遗弃或粗暴对待，他们也习惯了不去指望些什么。那时候，公益慈善也很不寻常，人们只会向他们的家人或朋友伸出援手，指望陌生人是门儿也没有的。

民族以及文化认同，是台湾人集体意识的主要内容，还有就是那些无法忘却的记忆，关于那段复杂且暴力的历史的记忆，也成了其集体意识的很大一部分。早在几百年前，这座岛屿就有中国人定居，可在20世纪的上半叶，它却被日本帝国主义占领。虽然台湾人一直在反抗日本人的统治，可日本的语言和文化却依旧在那段时间里占据了主导地位，这样的局面一直到"二战"结束之后才开始改变。1949年，毛泽东领导中国共产党解放了中国大陆。随后，蒋介石就带着他的国民党残部逃往台湾。在那里，这些"外省人"成了台湾的统治精英。

在那场内战结束后的第二十年，琼和我来到了台湾。那时，政治张力及历史怨愤依旧渗透在人们的日常交往之中，当时，公开谈论任何严肃话题都是危险的。我们认识的许多老人都曾跟随国民党政府和军队逃到台湾，都因为那场侵略而对日本人依旧怀有一腔愤怒。这些"外省人"里，有台北故宫博物院的鉴赏家，琼曾在那里工作，也结交了许多那里的朋友。而我的朋友则正好相反，他们都是台湾大学医学院附设医院里的年轻医生和护士，他们中的大部分都是台湾本省人。这些来自知识分子家庭的年轻人，在和他们的患者沟通的时候，都是说一口日语——他们自出生以来就在说日语，而且心里也确实觉得自己就好像是日本人一样。

这种朋友圈的割裂状态，让琼和我都清楚地看到了台湾在20世纪六七十年代所面临的社会断层问题。在我们自己的国家，琼和我都不是在政治上很活跃的人。而在台湾，我们却感受到了一股巨大的历史力量，这股力量制造出了政治上的压迫状态。而与此同时，我也切身地体会到了那种存在于台湾本省知识分子家庭与来自大陆的外省精英之间的政治张力——他们中的前者，对于日本文化依旧心存感念；而他们中的后者，则对日本人恨之入骨，因为他们侵略了中国，并杀害了超过两千万的中国同胞。

我发现，不论是在政治、经济还是医疗上，"忍耐"已成为台湾的一种基本文化特征，也是许多人际交往背后的驱动力。我曾经看到过太多老人，他们把家庭的重要性放在自己健康福祉的前面；也看到过太多妻子，对于公公婆婆的刻薄，对于丈夫其他妻妾和情妇的刁难忍气吞声，只为了让她们的孩子能有一个更好的未来；也看到过一些人，为了维护和谐秩序而暂时放弃了自己的志向。人们苦心经营着自己的家庭和社会关系，用行动而非言语来表达自己的关爱。他们不会把"我爱你"这三个字说出口；相反，他们会为所爱之人准备食物，铺平前程，安排旅行，或是出钱请辅导老师。对于他们来说，爱，不是朝生暮死，而是朝朝暮暮。爱，不是稍纵即逝、不值得托付的激情，而是地久天长、可以允诺一生的羁绊。爱，意味着用一生的时间去耕耘关系；爱，意味着为了家庭的未来而忧心忡忡；爱，更意味着悉心呵护自己的家人，一如悉心修剪阳台上的盆栽或是喂养屋后池子里的两尾锦鲤。爱，说白了，就是关爱与照顾——也正是这种关爱与照顾，让家人之间变得更有人情味了。生活在一个紧密交织的社会圈子里，意味着你值得被他人照顾，也意味着你有责任去照顾你身边的人。人们不会去把"关爱"或"照顾"这种词挂在嘴上，但他们一定会有所行动，把它当作某种每天都需要为之付出努力而追求的理想，而这个理想值得他们用痛苦与艰辛、忠诚与勇气换回来。事实上，中文关于照护的词和词组不止一种，经常指涉不同方式的照护行为。类似于英语中照护一词的多义特点，中文的照护在不同语境下可以意味着掌握、管理、照看、保护、关爱、细致、处理、担心或者焦虑。

在后来的年月里，我的家庭与中国大陆也结成了非常深厚的友谊，一如我们与台湾的友谊那样。1980年，琼和我，还有十三岁的彼得和九岁的安妮，在湖南医学院[1]待了五个月，也就是一整个异乎寻常的炎热夏天。后来，琼带着孩子们先打道回府了，而我却得了痢疾，并发展到了危及生命的地步。

在那段时间里，我的体重都快掉没了，在告别湖南的同事和朋友的时候，我的裤腰松得甚至挂不住裤子。我有个关系很熟的中国医生，也是位精神科的老教授，他跟我说："你的身体都垮了！你知道怎么从专业上照顾别人，却不知道怎么照顾自己！"他这话说得很对。也就是从那

_____

[1] 也就是现在的中南大学湘雅医学院。

时候开始，从我三十九岁到现在，我都在努力学着照顾自己。

我最终能够恢复健康，自然离不开琼的悉心照顾，但若是没有我那些真诚的中国同事和朋友的话，我是永远也不可能恢复至此的。是他们照顾了我那么长时间，把我照顾得那么好，让我有机会回到琼的身边。我真的非常怀疑自己当时若是没有得到他们的照顾，是否还能挺得过去。他们一直陪在我身边，把我当作医院的一员，当作他们医学院的一分子，甚至给我擦身体，帮我穿衣服。当时的我已经对自己的身体失去了信心，消沉得几乎要放弃自己了，是他们的存在，他们的关怀，他们的温暖与支持救了我，给了我生的希望。我去中国，本来是为了研究创伤及其后果，可最终却把创伤带给了自己。我的中国同事教会了我一个道理，那就是：在我们的生命中，有些东西总是稍纵即逝的，可照顾他人，却有着极强的道德力量，而这种力量则是永恒的。对于他们的照顾，我们后来也有礼尚往来。在后来的几十年时间里，这些同事常常会找到我们，帮他们还有他们的孩子来美国接受培训、读书或是生活。

在我们与许多中国学生、同事和朋友的交往中，琼都扮演了很重要的角色。他们都很珍惜她，因为琼与他们的关系——或者用中国话说就是"人情关系"——有着很有分量的道德和情感深度。我主要负责大家的学术合作，琼则在经营我们的人情关系，那种充满了爱与关爱的关系。我们最早的一位博士后是来自湖南的精神科医生。有一次，他在波士顿街头骑车，被一辆车撞了，结果膝盖受了伤，额头上也鼓了个大包。当时，我的第一反应就是责备他，因为他骗我们说他有医保，可实际上，他为了省钱，为了能把省下来的钱寄回老家，根本没买医保。而琼一直在温柔地照顾他，直到他能下地走路为止。在那之后，他从未忘记琼为他所做的一切，还有琼在照顾他时的那种真诚与温暖。有时候，我会忍不住要批评某些来自中国的研究者在研究或写作上不用心。这时候，琼总是会在一边支持他们，帮助他们提升研究水平和英文水平。她会把他们的责任都当作她自己的，而且从不曾有任何怨言。

对于琼来说，时不时地聊一聊中国诗和中国画，可以让我们的中国客人觉得倍儿有面子，而且琼在此过程中也能分享她在中国文化遗产方面的渊博知识。她非常懂得该如何像中国人那样，通过非常自然的隐喻及身体来间接表达感情，她会用这些方式来支持我们的朋友，既不让他们觉得难堪，也不触及他们敏感的神经。于是，握手被点头所代替，情愫会用诗句来传达，而离情别绪，也只是化作两行热泪，并不必多言什么。

我们是 20 世纪后半叶最早进入中国大陆开展研究的那一拨美国人，正式开始研究时，尼克松访华也才过去六年。在那里，我经常跳回到我在台湾就已经开始研究的一些问题上去。只不过如今，对于这些问题的思考，我可以加入一些新的材料了。由于我们所做的是有关抑郁症的医学研究，所以能够合法地访谈那些在巨大历史创伤中被伤害的普通中国工人、干部、高知和农民。

生命里那些毁灭性的时刻曾经颠覆了我们有关家庭关系和朋友关系的所有认识。在最坏的时候，朋友会背叛朋友，家人会攻击家人。后来，人们为了修复这些关系做出了许多努力。在绝大多数情况下，家庭与朋友关系还是幸存了下来，许多甚至适应了或熬过了那些偶然的暴怒时刻。琼和我开始相信，中国社会的现实，为我们理解不同地方的人究竟如何生活，提供了一种更深入、更透彻的解释。实际上，每个社会的历史都少不了它自己的暗黑时刻，我们必须以某种方式克服它们并战胜它们，这样我们的后代才能继续生活下去。在美国，很多这样的时刻都与种族、阶级、党派、性别有关；对于犹太人来说，更是忘不了大屠杀；在南非，这样的时刻与种族隔离密不可分，而且超出了真相与和解委员会[1]听证会想要达成的目标；而在卢旺达，这些时刻则与种族灭绝有关。

我们了解到，即便存在仇恨，人们依旧可以通过陪伴和关爱的方式互相给予照顾。但同时，对于那些表里不一的关系，人们也有权拒绝这些所谓的照顾。在那种时刻，我们会觉得，即使所有的事情都能忍耐下去，但它实在是让人忍无可忍。

李兴卫（音）会给她年迈的丈夫洗澡、喂饭，带着爱做着这些事情，虽然她对自己的丈夫也心存不满，因为他曾伤害了她的父母。秦若依（音）和她痴呆的姐姐生活在一起，费了很多心思照顾她，虽然她永远无法原谅自己的姐姐在"文革"时检举揭发了她丈夫。我们还有个朋友叫聂金林（音），她会给她父亲做吐司面包来庆祝他九十岁的生日，虽然她仍记得她父亲曾经公开谴责她母亲，然后与她离婚，还娶了她的一个仇敌。聂金林觉得是她父亲逼疯了她已故的母亲，害得她母亲几十年来生活在精神病院里。经历过这一切之后，还要保持那种父女关系，看似是天方夜谭，可是对于聂金林来说，为了熬下去，她不得不这么做。想想犹太集中营，想想普里莫·莱维[2]还有其他人是怎么写的吧——在集中营

---

[1] 真相与和解委员会（Truth and Reconciliation Commission）是南非为实现"在弄清过去事实真相的基础上促进全国团结与民族和解"的目标，于1995年11月29日宣布成立的社会调解组织，委员会主席为南非享有厚望的诺贝尔和平奖得主、南非圣公会大主教德斯蒙德·图图。

[2] 普里莫·莱维（Primo Levi, 1919—1987），犹太裔意大利化学家、小说家、奥斯威辛集中营幸存者，被誉为意大利国宝级作家，代表作品包括《被淹没与被拯救的》《元素周期表》《这是不是个人》《若非此时，何时？》等，1987年因抑郁症跳楼自杀。

里，道德已经不存在了，人们想的只有一件事，那就是怎么才能活下去。或者，再想想"二战"后的法国，人们为了一件事争论不休，那就是法国政府在"二战"时竟与纳粹占领者同流合污，可这件事在道德上却没有答案。在那些事情发生之后，人们还是会让那些曾经的敌人与施虐者生活在他们中间。即便在战争或政治运动结束以后，这些道德上的灰色地带仍旧会继续存在。就好像我们一个曾经历黑暗岁月的朋友所说："我们现在很开心啊，这就很了不起了！我们不希望有什么不好的念头搞乱了现在的好日子。我们何必去做那些事？但从另一方面来看，往事并不如烟，也没有被我们忘记。它依旧存在于当下的每一个时刻，它被烙印在了关系之中，也被烙印在了每个人身上。但我的意思并不是说，我们非得去谈论它甚至是去珍视它。它只是在那里。然后，我们就继续过我们自己的日子就行了。"

我在中国的那些经历极大地改变了我的世界观，而与此同时，我也非常高兴地看到，我的工作对中国人也产生了深远的影响。当时我发现，在中国的医院，医生经常会给出一个诊断，那就是"神经衰弱"[1]，可这个诊断非常模糊、非常笼统。这些病人如果放在欧洲和美国的话，绝大部分都会被诊断为抑郁症或焦虑症。在 20 世纪 80 年代早期，那些病人即便接受了精神科药物治疗和心理治疗，也不大容易缓解，因为导致他们患病的很多家庭问题、工作问题或政治问题都没有得到很好的解决。后来，我们得出结论，这些病人的躯体症状往往代表或象征了他们所遭

---

[1] 神经衰弱最早是由一位美国神经病学家在 19 世纪 60 年代创造的术语，后来传到了欧洲和亚洲。它想表达的意思是，神经系统因为压力太大而最终导致崩溃。但到了 20 世纪早期，美国不再使用这个术语，但它在中国却一直都很流行。——作者注

受到的政治创伤和社会创伤。当我们能够去面对这些创伤时，他们的躯体和心理症状就能够得到很好的缓解。

当时，中国的精神科老教授们都不太接受这些发现，他们觉得这些发现相当于是在指责他们没能力诊断抑郁症，或者没能力识别出这些症状背后的社会根源。但另一方面，年轻医生们更能跟上国际精神卫生领域的发展步伐，乐意从事这一事业，去挑战中国精神病学的既有实践模式。

然而，所有这些发展并没有让中国患者享受到更好的专业照护。在提高医疗服务效率的竞赛中，我所做的那些研究被搁在一边，专业照护的质量也从未得到显著的提升。同样悲哀的是，这些情况在美国也好不到哪儿去。在美国，我所从事的研究也是广为人知的，可它却与企业及官僚机构的利益不甚相符，而医疗服务的命运正是掌握在它们手里。

不管怎样，如今的中国人过得越来越好了。他们会在公开场合享受快乐，会出去聚餐、看电影、旅游、看电视，或是参加体育运动。要知道，在20世纪80年代，很少有人能玩得起这些东西。

现在，也有许多人在信奉佛教、道教、基督教和伊斯兰教，还有当地的民间宗教，他们希望通过这些方式获得精神上的支持。许多人再次拾起了照护工作，这里既包含社区中的照护，也有家中的照护。照护是一项真正具有解放性的活动，不管是个体，还是家庭，都可以将自己奉献给照护实践，这些实践所承载的是道德的重量。中国政府已经认识到了照护工作对于中国的传统、当代问题以及未来需求的重大价值，领导人也开始思考，中国未来是否会因为计划生育政策而面临老人太多而家庭照护者及专业照护者太少的情况。显然，个体对于所爱之人拥有照护愿望，家庭照护亦可维护社会安定，而这两者还能相互作用、相互强化。

在中国文化中，有关自我照护的许多方式，都是为了实现"身心合一"，以达到促进健康、预防疾病、控制慢性病、减缓衰老的效果。一系列身体保健的方式，从太极、气功、武术，到食补、食疗，再到跳舞、唱歌、健身、旅行等养身、养老方式，都是中国博大精深的传统养生文化中的一部分。这种文化注重自我健康与家庭照护，并将普通人与国家联系在了一起，将传统中医与现代公共卫生联系在了一起。琼教会了我去尊重、学习这些带有文化性质的重要活动，也教会了我认可它们，把它们看作具有某种社会性质的保健活动，涉及中国的千千万万个体，也涉及中国人这样一个集体的概念，再将个体与集体紧密相连。至于美国，虽然这是个高度商业化的国家，并且被裹挟在各种时尚潮流之中，但我们同样也能发现这种带有文化性质的、遍布整个社会的大众养生风尚，这点从现在美国人对于各种健康饮食的狂热以及对于健身减压的痴迷即可窥见。虽然各地的传统习俗不尽相同，而且都带有浓重的当地文化色彩，但在全球化的今天，亚洲人和西方人却在自我保健这条道路上殊途同归，并互相借鉴。这不仅是全球政治与经济的力量在发挥着作用，也是某种全球文化的兴起。这种全球文化诞生于当地传统，诞生于对生命价值的回应，又反过来在各地扎根，生长出不同的发展路径和形式。

又一次，我们先为文化的表面差异所怔住，而后意识到其深层次意义上的相似，这"相似"又反过来揭示出更深层次的"差异"。到了最后，我们终于认识到，生而为人的方式虽然有限，可那看似普遍的人性却有千千万万个版本。其中，有些版本可见于不同文化之中，而另外一些却并非如此。如果我们要去辩论何为人的本性，可能我们永远也达不成共识。然而，至于人的境况，比如痛苦与苦难，比如喜乐与关爱，我们却总能心灵相通。

在这半个世纪与中国和中国人打交道的岁月里，我逐渐认识到，虽然我永远只会是个局外人，但浸泡在中国文化之中，并用中国文化来指导生活，却增加了我对于周遭世界的社会省察，也增加了我对于自身个体性的敏锐认识。对此，琼也是心知肚明的。我们似乎通过经营中国式关系，通过体悟中国式意义，对于自己的世界还有自己的生活也有了更透彻的理解。在此过程中，我们也更懂得了照顾彼此，为彼此而存在。我们参与了许多人的生活，也观察了他们如何守护他们认为重要的东西。渐渐地，我们也学会了如何去珍视我们生命中最为重要的价值与行动。我们的家庭越发强大了，家人间的纽带也越发牢固了。我们在这个世界中相伴前行，好像风霜雨雪也完全抵挡不住我们的脚步。然而，这终究只是假象，命运的重锤还在前头等待着我们。

1979 年，我们做完了台湾的最后一个项目，准备离开台北。当时，琼和我去拜见了一位非常著名的算命师傅。他是个老人，坐在一座大寺庙的角落里，在晌午的闷热中半睡半醒。按照算命流程，我们抽了一支签，然后交给师傅去解。可当签交到他手上的时候，他却倏地清醒了过来。他摇了摇头，然后戴上了眼镜，去解读签上的文字。他看了看签，又看了看琼和我，摇了摇头。我们问他，这签到底是怎么说的。可他却又摇了摇头，一句话也不说，只摆了摆手，要我们离开。琼在大学的时候曾经跟一个同学学过看手相，她悄悄地对我说："一定不是好签。我有一次给朋友看手相，也是看到了不好的手相，于是我就不愿把手相解给她听。"这位老人严肃地注视着我们，然后用手指向了抽签的地方，轻轻地说道："再去抽一根！"这下我们就更明白了，我们抽到的一定不是什么好签。

我想起我曾经治好的一位中国抑郁症患者对我说过的话。他后来和我关系很好，也会喊我的中国名字"凯博文"，他说："凯大夫，虽然你不属于我们的文化，但你却很了解它。而且，我能看得出来，它对你的影响很大。但你也许不知道，你自己的文化也在很大程度上塑造了你——其实是这两种文化共同塑造了你，让你有能力来帮助我，帮助我们其他人。凯大夫，它们有一天也终究会帮到你自己。"

第五章　点燃照护的火光

念医学院的时候，我最早接触的那些患者点燃了我胸中的火光。他们每个人都非常真实，都面临着独特的境况。结束了基础科学的课堂教学，我们开始亲自上手从事一些照护工作。这些工作让我获得了一种意义感，一种我先前没有意识到我可能会错失的意义感。这些照护工作给我带来了相当多的活力。同时，在我心里，我也非常想要去探索这些工作背后的学理和智识意义，想要去找到某种规则、某种模式，把它们整理为知识，继而能够传授给更多人。我是一名医生，但同时也是一名学者、一名研究者、一名理论家。从台湾回来以后，有段时间，我非常努力地培养自己的理性成分，想给自己的跨文化兴趣找到一些理论基础。我当时相信，我们需要通过人文学科来深入了解疾痛和疗愈经验的存在价值，挖掘其深层次意义，改善我们的照护过程，并提升其重要性。虽然距离那时已经过去半个世纪，但我现在仍旧这么相信。基于这样的信念，我去了哈佛，暂别了常规的毕业后临床训练，而让自己沉浸在对于医疗系统的跨文化研究之中。

那真是一段振奋人心的时光，空气中到处恣肆着革命的气息，关乎社会，关乎政治，还关乎思想。在一个夏日傍晚，我们初到剑桥。当时，有数百名防暴警察戴着头盔，在哈佛广场上站成一排，面容坚毅地想要把蜂拥而至的抗议学生给镇压下去。在亚洲待了两年以后，我们已经不太习惯看到这种民间动乱，但后来我们很快就明白了其中的深意。当时，所有我们认为理所当然的习俗、价值和行为，都遭到了攻击与怀疑。这里包括对体制的效忠和对权威的顺从，包括原有的阶级秩序和种族差异，还包括那种人人皆如是的生活轨迹——读书、工作、晋升、结婚、生子。

对于知识分子和学者来说，20世纪70年代早期的那些日子同样令人心潮澎湃，因为那会儿，前卫的新思想与新方法一下子流行了起来。不消短短几周，我就意识到自己可以通过人类学来接触和理解所有这些重要思潮。我爱上了这个学科领域，它的民族志方法（一种通过沉浸式的深度田野研究来诠释社会文化和鲜活日常生活实践的方法）尤其在我心底产生了强烈的共鸣。与其他学科一样，当时的社会和文化人类学也被卷入了美国和西欧的文化革命，反战运动和民权运动则构成了这场文化革命的道德支点。而人类学学科内部最激动人心的学术突破，实际上却来自人类学家在研究巴布亚新几内亚高地、澳大利亚中部及北部地区、非洲及拉丁美洲雨林中的小型史前社会时，对深层社会结构及隐蔽文化过程所进行的田野调查。对于符号系统所做的结构分析和研究，让我们认识到，不同地方的人们普遍与他们所属的社会联系在一起。我们了解到各类仪式究竟如何塑造了社会记忆，也了解到法律、宗教、经济乃至性关系，如何组织成为文化系统。这些东西简直太叫人兴奋了，也因而吸引了不少哲学家、语言学家、科学历史学家、宗教历史学家、民族音乐学家及各类知识分子。那段时间，社会及文化人类学几乎就站在关乎人类发展的跨学科研究的舞台中央，这些研究充满了光明前景与魅力。

而吸引我或者说把我给迷住的，是芝加哥大学克利福德·格尔茨教授[1]的符号人类学[2]。这种研究强调的是对于人们生活中意义的探寻——那种意义，经由文化而编织成系统，并联结起图像、想法、情感与价值。这种思维方式告诉我们，虽然我们的世界在物理上是实在的，是有形的，但与此同时，还有一张文化之网正包裹着它，定义着它，划分着它，约束着它，并缠住我们的政治与经济。文化系统将意义、感受和行为整合进了每一个地方世界之中，影响了我们对于身体的体验与表达、对于社会关系的建构、对于道德及社会财产的评价。我进一步地将这些象征研究的观念应用到了对于健康与医学的研究之中，因为我发现，这些精神世界也同样决定了我们在生病的时候究竟什么最重要，无论是在医生办公室，在实验室，还是在患者家里。

　　在这些振奋人心的日子里，琼和我很自然地结交了许多分外有趣的人，其中对我影响最大的就是莱昂·艾森伯格[3]。他是社会医学的伟大捍卫者，又是儿童精神病学的开山鼻祖。莱昂在哈佛医学院做精神科教授，是那个时代最具影响力的哈佛知识分子之一。在医学领域之外，他还是社会正义与人权的坚定捍卫者。他与他的阿根廷妻子卡罗拉[4]一起，构

---

[1] 克利福德·格尔茨（Clifford Geertz，1926—2006），美国著名文化人类学家，符号人类学代表人物之一，代表作品包括《文化的解释》《地方知识》等。

[2] 符号人类学（Symbolic Anthropology）又称象征与阐释人类学（Symbolic and Interpretive Anthropology），是文化人类学的主要学派之一，兴起于20世纪60年代，视文化为一套由各种象征符号所构成的体系，人们借由这些象征符号进行交流，而人类学家的任务则是借由田野调查等方式，对这些象征符号进行诠释和深描（thick description），以达到能被理解的目的。

[3] 莱昂·艾森伯格（Leon Eisenberg，1922—2009），美国著名儿童精神病学家、社会精神病学家、医学教育家，曾担任哈佛医学院全球健康与社会医学系荣休教授、麻省总医院精神科主任、约翰斯·霍普金斯医院精神科主任等职，开展了儿童精神药理学领域的第一项随机对照试验。

[4] 卡罗拉·艾森伯格（Carola Eisenberg，1917—），出生于阿根廷，美国著名儿童精神病学家、医学教育家，是麻省理工学院首位女性教务长，后担任哈佛医学院学务长，退休后长期从事人权工作，创立了医生促进人权协会（Physicians for Human Rights，简称PHR），并担任其副主席。

成了当年那个曲高和寡的经院里最迷人的圈子的核心。在我们到了剑桥以后，没过几周，我们参加了艾森伯格家举办的一场鸡尾酒会，酒会气氛很好，到处是欢声笑语。而莱昂就坐在那里，穿着衬衫，被一群聚精会神的听众围在中间。他高举着啤酒，滔滔不绝地谈论着什么，声音高亢，几乎盖过了宴会的所有喧嚷。于是，我也走了过去，一下子就被他的言谈还有他本人给吸引住了。从某种意义上来说，后来我就再也没有离开过那个生机勃勃的圈子。

我这一生遇见了许多导师，遇见了许多父亲式的人物，而其中，莱昂带给我的影响是最为深远的。他是一位无所畏惧的、永葆好奇心的博学家，他有一肚子的干货，不仅广博，而且精深。他充满了智慧，而且伶牙俐齿，才思敏捷，能从自己头脑里整理出所有他需要的信息，然后加入各种较量之中，在任何话题上与他的同事或朋友展开辩论。我还记得，1972 年，我作为他的"下级"跟他去德国参加了一场由药厂赞助的会议，会议的主题是"科学中的创造性"。当时，包括诺贝尔奖得主雅克·莫诺（Jacques Monod）、尼古拉斯·廷伯根（Nikolaas Tinbergen）在内的许多大佬都参加了这次会议。廷伯根是世界上顶尖的动物行为学家之一。当时，他与莱昂就斑点鳟鱼的行为及其对人类的启示交流了起来。后来，莱昂去上洗手间，廷伯根充满诧异地转向我，他想知道自己为什么连这样一位博闻强识的动物行为学家的名字都没听说过。我告诉他，莱昂根本就不是什么动物行为学家，而是一名精神病学家。这么一解释，廷伯根更加敬佩不已。但让这次会议变得难忘的，还不止这个原因。莫诺和莱昂都是犹太人，会议上，他们竟然径直走向了我们的德国主持人，也就是资方药厂的那位老板，公开质问他，他们公司在纳粹德国的时期究竟生产了些什么。这位老板的脸色倏地白了下来，看起来就好像要晕倒了一样。事实上，这家公司"二战"时生产了许多用于集中营的齐克隆 B 毒气，而当大家意识到这点的时候，整个会场的气氛都黯淡了下来，变得很不一样了。我不清楚莱昂是不是事先就知道这段历史，但这就是他典型的人格特征——戳破表面的光鲜泡沫，揭露黑暗的真相。

莱昂与 20 世纪四五十年代的政治左翼交往甚密，因此，他"臭名昭著"，经常出现在那个时代的黑名单上。他一向认为，政治决定了一切经济状况。而他的社会医学取向，也反映出某些社会主义的价值观。这些价值观同样出现在了我们领域许多其他著名人物的作品中，影响了我的思考与写作。这些人物之一，就是鲁道夫·魏尔肖[1]，他是 19 世纪德国的一名医生，也是一名人类学家。他把医学看作一门社会科学，并且提出了这样的观点：经济水平及其他社会状况是健康与疾病的决定因素。在我的理解中，这种观点使得社会苦难成为医学的基础。同时，我也受到了威廉·黎佛斯[2]的极大启发。同样，黎佛斯既是一名精神科医生，也是一名人类学家。我后来发展出的精神病学方法就整合进了黎佛斯在南太平洋时所做的一些民族志研究（后来被他用来治疗在"一战"中受到创伤的军官）。什么是精神科医生的工作呢？打个比方，精神科医生走进患者的人生，就好像是人类学家作为某种职业化的陌生人或者"边缘的当地人"[3]走进另一个社会的真实世界一样。一旦他们进入那个世界，治疗

---

[1] 鲁道夫·魏尔肖（Rudolf Virchow，1821—1902），德国著名医生、病理学家、人类学家、生物学家、史前学家、作家、编辑、政治家，既是"现代病理学之父"，又是社会医学的鼻祖之一。
[2] 威廉·黎佛斯（W. H. R. Rivers，1864—1922），英国著名人类学家、精神病学家、神经病学家。
[3] 出自美国人类学家莫里斯·弗莱里希（Morris Freilich）的《边缘的当地人：人类学家如何工作》（Marginal Natives：Anthropology at Work）一书。

的任务就是帮助患者学会面对他们疾痛体验中最晦暗的那些部分和治疗过程中最难受的那些时刻。

在这个世界上，许许多多的研究者与理论家都在医学与社会科学相交汇的地方开展着事业，他们在更大的社会脉络中重新审视医疗保健服务。在南美，包括西德尼·卡尔克（Sidney Kark）、约翰·卡塞尔（John Cassel）、默文·萨瑟（Mervyn Susser）在内的许多医生，都在与反种族隔离运动的领袖们并肩作战，在贫困地区开设社区诊所，提供高性价比的医疗与预防服务，以缩小夸张的贫富差距。作为社会正义与公共卫生的英勇斗士，他们虽然被南非政府驱逐出境，却依旧在全世界开展着他们的工作，而他们的工作也奠定了社会流行病学[1]这一领域的基础。后来，这些研究方法也成了社会医学的重要组成部分，并由莱昂及其同道在哈佛发扬光大。这些成了我精神家园里浓墨重彩的一笔。

莱昂·艾森伯格对我产生的影响，也使得我对社会结构及文化符号系统之微妙细节的痴迷有所收敛，虽然这些东西正是当时学术圈子里的时髦之物。莱昂帮助我看清了殖民主义、帝国主义的残暴力量，以及躲在所有这些东西背后的、各式各样的贪婪资本主义对于社会文化系统的制约。对于我来说，对于我们那一代医学人类学家来说，也对于我们的学生来说，当务之急是通过我们的分析，搞清楚该如何平衡政治经济与社会文化，因为它们正在人们——尤其是那些贫困者与边缘者——的现实生活、心理生活及情感生活上留下抹不去的烙印。莱昂的意思很明确，

---

[1] 社会流行病学（Social Epidemiology）是流行病学的重要分支，研究社会因素（如贫穷、教育、性别、种族）对人群疾病与健康的影响，并开展相对应的社会干预项目，以减少这些因素对人群疾病与健康的影响。

那就是我们的研究主题应该足够宽广，从社会苦难，到普通人的生～
到专家生活，再到社会变革，无所不包。与公共卫生领域不同，我们
工作会把保健服务的重要性上升到与预防服务相同的高度。换句话说
我们的目标虽然是预防疾病，但对于那些已经生病的人来说，我们依然
会提供高质量的保健与照护。事实上，保健与照护本身也是预防措施之
一，正如数十年后我的学生保罗·法默与金镛[1]在对艾滋病及结核病的研
究中所证明的那样。

在莱昂看来，所有事物都是彼此关联的，没有东西是无足轻重的。
一个人知道得越多，明白得越多，每一次互动的意义就会越深，回响也
就越强。他对于学术及临床工作有着执着的追求，开展了儿童精神病学
的第一个临床对照试验，还会埋首于任何引起他智识兴趣的问题之中。
不过，对于他来说，最大的热情还是给予了社会正义与人权的捍卫。他
简直代表了我渴望成为的所有类型的人——具有批判性思维的学者、亲
身实践的研究者、倡导社会革命的思想家，以及充满智慧的临床医生。
他是老师，是典范，是听人告解的神父，是每个人的热情支持者，是懂
得关爱与照顾的人，等等。我不知道，若没有他，我是不是还会走上现
在的职业道路。

我从莱昂那里学到，我们的思想应该像海绵一样，对于一切知识，
能收之则尽收之。然后，把我们体验到的、学习到的或是争辩过的所有
东西当作工具，来过滤、组织、融汇这些知识。借此，我们希望能最终

---

[1] 金镛（Jim Kim, 1959— ），美国韩裔医生、人类学家，毕业于哈佛医学院和哈佛人类学系，与
其同学法默一起创立了著名的"健康伙伴"社会组织，曾担任哈佛医学院全球健康与社会医学
系系主任、达特茅斯学院院长（美国常春藤盟校历史上首位亚裔校长）、世界银行行长。

搞明白，究竟怎么做才能更好地帮助那些普通人，更好地改善我们这个社会。不管是对于很小的细枝末节，还是对于很大的理论思想，莱昂让我明白，我们应该用批判性的眼光去打量一切事物，无论医学上的还是社会上的，然后不断反思，不断重塑。此外，他还告诉我，理论应该——而且事实上是"必须"——要落地，从而指导实践。他也发现了我身上不少陋习，而且像琼那样，教给了我一种更好的为人处世的方式。他也教会了我，在面对他人或是我自己的虚张声势时，该如何一笑了之。他教会了我该如何像个大丈夫一样做事，拿得起，放得下，仰望星空，脚踏实地。（直到今天，我在讲课的时候，还是会讲一些从莱昂那里听来的幽默段子，活跃一下课堂的严肃气氛！）

在哈佛的头几年，我拿到了人类学的硕士学位，也基本掌握了足够多的能力，可以开始打造一种新式的、更加关注临床的医学人类学。同时，我也得到了莱昂的指导，在麻省总医院完成了我的精神科住院医师培训。由于受到当时反传统激进思潮的影响（这种思潮鼓励各行各业的人们去怀疑一切既定的传统），我也发展出了一些关于文化精神病学的新观念。这些观念颠覆了当时占据主流地位的精神病学知识——这些知识基本都来自白人的研究，然而白人却只占到全世界人口的百分之二十，而对于剩下那百分之八十的人，这些主流知识却不管不顾。显然，精神病学必须更正它的关注点与实践方式，必须发展成如今的"全球精神卫生"这样一种学科才行。后来，我在美国和中国台湾地区开展了一些博士后研究，专门探究文化对于抑郁的影响，探究当地的医疗保健系统究竟如何忽视了那些罹患精神疾病的人。

同时，我也给人做心理治疗。我的第一名患者是医院里人尽皆知的

一名女患者，这名患者有二十五六岁，非常难搞，被诊断为边缘型人格障碍[1]。生这种病意味着她正好处在了精神病性障碍与神经症性障碍的边缘线上，所以她经常会越过这条线，进入发作期，短则几分钟，长则数小时或者更长时间。我还记得，第一次见她是在一间不大的治疗室里。这间治疗室里有两把椅子、一张桌子，桌子上摆了个花瓶，还有一扇窗，窗外就是医院里最忙碌的一条走廊。我在门口迎她，给她做了自我介绍，可她却只是直勾勾地用一种奇怪的眼神盯着我。我们就这样一句话也不说地坐了大概半分钟，然后，刹那之间，她抢过桌上的花瓶，朝窗口掷了过去。花瓶和窗户的玻璃碎了一地，走廊上的员工和患者也都被吓了一跳。

她恶狠狠地盯着我，吼叫道："你是我这辈子遇见的最差劲的精神科医生，没有之一。"

我答复了她，以一种我自己都颇感诧异的镇静，这种镇静也一并掩饰了我胸中的怒火。我说："你或许是对的，但就在刚刚这么一会儿，在我们相处的这一分钟时间里，你不可能看出来这点！"我稍停了一会儿，和赶来的医院保安沟通，说我能摆平她，虽然我自己心里也并不确定。我使出浑身解数，对她说："我还是会继续给你做治疗，但你绝不能再做出这种事情了。我不会拒绝你，我知道你是害怕被拒绝，所以才想先拒绝我。但我们还是要约法三章，这种事情不允许再发生第二次了，好吗？"

"好的。"她回答道。然后，在那之后的三年时间里，我每周都会如

---

[1] 边缘型人格障碍（Borderline Personality Disorder）是一种以人际关系、自我形象和情感不稳定及显著冲动性为主要特征的人格障碍，患者经常害怕被遗弃、被拒绝。

约与她见一次，给她做治疗。那段时间，她在精神科急诊出现的频率比以往低了不少，也比我离开波士顿之后要低好多。当然，她一向不好伺候，还是会时不时地精神病发作，还跟我讲了不少叫人毛骨悚然的她自己的故事。比如，吃饭的时候，她生了饭友的气，会一把火烧了桌布；又比如，每次她背过身去的时候，都会觉得锋利的厨具在威胁着她。我明白，我要做的是认可她的经历，这非常重要。不应该评判，不应该批驳，而是用自己的共情心去认可她的人格，不管她有多么难伺候。我们把注意力放在了那些可以帮助她与残酷的疾病抗争的事情上，却收获了另一个启示：在与她共同经历过一次次的治疗之后，我开始能容忍她那些令人抓狂的行为了。照护的过程其实是双向的，这是我从这件事学到的。

许多同这位女士一样的患者教会了我一个很关键的道理，那就是：不管患者对于医生来讲有多么难搞、多么麻烦，患者的痛苦也永远要比你自己的痛苦更加重要。当人们处于巨大的痛苦中时——无论是那个浑身烧伤的小女孩经受的肉体痛苦，还是这个罹患边缘型人格障碍的女患者经受的精神痛苦，你都可以坐在他们身边，陪伴他们，熬过这些糟糕的时刻。而你的"在场"本身就可以成为一种照护，充满力量。而另一方面，当他们的创伤与需要让这种关系有了不得不继续下去的理由时，你也必须认识到你自己的创伤与需要，并学会掌控它们。你能够——也必须——学会控制自己的愤怒与沮丧。而且，不管实际情况中有多少冲突，你也要学会去承受患者的举止给你带来的压力。你得凭借自己的意志力接纳他们的敌意与憎恨。当然，在照护过程中，终究是那种道义互惠关系（reciprocity）最为重要，所以你的这些回应可以看作是你在努力维系这种关系。

在我心底，还有一位患者让我难以忘怀。他也是我在从事心理治疗工作的早期遇见的，是一位才华横溢的研究者，却罹患做作性障碍[1]。他往自己体内注射了一种自己在实验室研发的抗凝血因子抗体，人为制造了一种所有专家都不知道的出血性疾病——这一行为带我走进了他的悲惨故事。他告诉我，他有一位罹患精神病性障碍的母亲，不仅给他留下了很深的心理创伤，还遗弃了他。在那之后，他就只能从自伤行为中找寻安慰，以此证明自己还活着，并且正在接受着他应得的惩罚。他一个人生活，与世隔绝，唯一的"朋友"是一条泡在福尔马林里的蛇标本，还有一具放在家里的人体骨架。我坐在他边上，听他讲述着那些关于恐惧和孤独的诡奇故事，我必须用尽自己所有的同情心与想象力，才能设身处地、不带评判或反感地站在他的位置，去感受他经受过的那个烂到家的世界。后来，他在接受我的心理治疗时，就停止了自我伤害，也不再人为制造疾病。但就像许多有这种危险行为的患者那样，他最终放弃了治疗，而我也没有再收到他的消息或是听到他的情况。他和我的关系就是一种没能维系下去的照护关系。

由于我的主攻方向是会诊联络精神病学[2]，所以经常会被内科和外科叫去看他们的患者——这些患者或有谵妄，或有精神病性症状，或有抑郁，或有其他精神、心理问题。他们绝大多数留给我的印象都不太深了，但带给我的启发却是非常多的。治疗过程中，让我非常感兴趣的是，这

---

[1] 做作性障碍（Factitious Disorder）是一种以人为制造症状或疾病为主要特征的精神障碍。

[2] 会诊联络精神病学（Consultation-liaison Psychiatry）是精神病学的重要分支，主要研究躯体疾病患者的精神心理问题，并开展会诊工作。

些患者的故事究竟以何种方式塑造了他们的症状，以及是否对他们的治疗过程产生了积极或消极的影响。我曾经被一名内科住院医生叫去看一个病人，这个病人有尿频、呕吐的症状，却查不出什么明确的病因，所以医生觉得她有精神病性症状。我过去简单问了问她，听了听她是怎么理解自己的问题，又是如何处理它们的。然后我发现，她的父亲和丈夫都是水管工，她又没接受过什么教育，所以很自然地以水管工的视角来看待自己的身体，觉得自己的身体就像水管一样，有水送进去，又有水排出来。后来，她得知自己得了充血性心力衰竭。医生跟她说，在她的肺里有太多"水"。所以，她只想尽可能地把她体内的水给排出来，这很符合她对于自己身体的理解。

我看过的病患们，或是承受着沉重如山的焦虑，或是陷入了抑郁状态导致的瘫痪，或是面对着残酷的疾病与瘆人的治疗，感到无助与无望。他们心中的害怕，总是掺杂着个人问题的碎片，有的来自工作，有的来自家庭，还有的来自经济。他们的住院医生和主治医生能采集到非常详细的病史信息，却往往只关注到这些患者在生物医学层面的问题以及他们接受过的药物或手术治疗。但在我看来，理解这些患者的生活细节，允许他们说出对于自己疾病的想法，对于患者照护来说都是非常重要的。于是，在这片广袤的、由各种各样的经历组成的田野上，我建立起了一种临床和研究的方法论（虽然许多临床医生对这种方法论置若罔闻）。我以"解释模式"（Explanatory Model）为基础，设计了八大问题，通过这些问题让患者和家属说出自己对于疾病的病因、病程和治疗的看法，还有在他们心中，疾病的什么要素是最要紧的。起初，看到这种方法被大家广泛阅读和讲授，我很开心。可后来，我却沮丧地发现，它只不过成了另一种常规检查清单而已，甚至由于会诊工作的快节奏和时间要求，这个清单里的有些内容可能还被删减了。总而言之，它完全背离了我最开始的想法——把这个问题清单当作某种交流对话的引子，当作某种在更深的人性层面联结起医生和患者的工具。我一直都把临床医生看作某种民族志学者，只不过他们研究的是关于患者的世界，是患者的社会网络。我也因此相信，我们能够在临床工作中引入人类学与社会科学，并使之在更广泛的意义上与临床工作相交融。这也正是安妮·法迪曼（Anne Fadiman）在她那本畅销书《鬼怪抓住你，你就跌倒了》（*The Spirit Catches You and You Fall Down*）里所描述的。在那本书里，她采用我的方案指出了治疗加州苗族社区患者及其家庭的更好办法。

让我们来想象一下，如果你是一名医生或是一名护士，有个糖尿病控制得很不好的小姑娘来找你看病。你发现，不管是饮食控制还是胰岛素注射，她都没好好地按照你说的来做。可那究竟是为什么？如果你只是浅尝辄止，对于这一行为背后的原因没有做更深入的探究，那么你就可能会削弱自己作为医务人员的力量，可能会错失良机，来纠正这个可能会严重危害到她健康的行为。所以，你为什么不去问问她的自我形象如何，问问她与亲友的关系，问问她在学校参加了哪些活动，有哪些课外活动经历，还有她对于自己的期待或惶恐？所有这些东西，都会影响到她在饮食控制方面的依从性，也会让她不愿意为了未来的生活而受到治疗方案的束缚。倘若我们能对这些社会层面的、个人层面的，甚至还有身体激素水平层面的影响因素（毕竟她还是个妙龄少女）有更多的认识，那么，她在照顾自己时的许多不当行为想必也会有很大改观。是的，要想搞懂这些因素，你得投入很多时间，你得有真正的兴趣去做这些事情。但是，倘若搞懂它们确实能给患者带来积极的改变，你就必须得搞懂它们。这样的病例还有千千万万，把它们整合在一起，你就可以将那些卫生经济学家和政策制定者广为使用的成本效益计算公式彻底打下擂台。

关于照护，我的思考并未就此终止。我采用了耶鲁临床流行病学家阿尔万·费恩斯坦[1]对于"病痛"（illness）和"疾症"（disease）的区分法，并对此进行了细化。在我的概念框架中，"病痛"代表了患者自身及其家属初次面对症状、处理症状并对症状做出反应的方式；而"疾症"则是医疗从业者（生物医学专家、理疗师、中医大夫、民间疗愈者）对于病因及病理的理解的"客观"产物。这是我极少数与莱昂意见相左的地方——在莱昂看来，生物医学是神圣不可侵犯的科学领域的一部分，要比那些并非以科学为基础的疗愈体系（healing systems）高出一个层面。但我毕竟受到了托马斯·库恩[2]、布鲁诺·拉图尔[3]和其他人的影响，我坚持认为，即便是那些颠扑不破的客观科学真理，也应当被看作某种社会建构的产物。

不过后来，我却觉得这种病痛与疾症的二分法越来越站不住脚，因为患者们也越来越多地吸纳了生物医学和其他疗愈体系对于疾病的解释，同时用这些解释来认识并对待自己的健康问题。患者和他们的家人如今有了更多的话语权，获取信息的渠道也更多了。从政府和企业的宣传话

---

[1] 阿尔万·费恩斯坦（Alvan Feinstein，1925—2001），耶鲁大学医学与流行病学斯特林教席教授（耶鲁大学的最高学术等级），被认为是现代临床流行病学之父之一。

[2] 托马斯·库恩（Thomas Kuhn，1922—1996），美国科学史家、科学哲学家，代表作包括《哥白尼革命》《科学革命的结构》等。

[3] 布鲁诺·拉图尔（Bruno Latour，1947—），法国哲学家、人类学家和社会学家，代表作包括《实验室生活》《科学在行动》《我们从未现代过》等。

语来看，他们表达了许多自己对于病痛和疾症的理解。当然，基础科学也在不断发展。要知道，在医学院的时候，老师还跟我们说，糖尿病都是胰岛素分泌不足所致的。但后来研究发现，对于部分糖尿病患者来说，他们体内的胰岛素有增无减，只是胰岛素受体出现了问题。这时我们就知道，那些长期存在的想法需要重新审视了。

所以，生命科学、社会科学与政治经济学之间长期存在着交互作用，而这些交互作用也导致许多我曾经提出的简单划分法（虽然提出它们是想改善临床实践）在逻辑上再也站不住脚，对于临床实践也没有半点用处了。就好像，在每个历史阶段，我们都需要提出一些新的概念框架，让医疗从业者能将自己的注意力放在患者的疾痛与治疗体验上。与此同时，患者及其家属也需要对照护工作所面临的挑战有更清醒的认识，因为只有这样，他们才能提出更合理的要求，倡导更有效的改革。对于患者来说，他们的最终目标是——让医学重新回归到关注他们的需求上，让医学更加贴近他们广义上的生活。但这样的目标也许并没有得到医学教育者、政策制定者及医疗体系设计者的充分认同。

我在诊所和医院里的工作经验，一次次地改变了我对于医学实践的看法。一天下午，有个神经外科住院医生找我会诊，他哀求我快点赶到手术室家属等候区，因为他们有个患者死在了手术台上，需要向家属解释。我感到非常惊讶，我跟他说，我并不认识他的患者，也不认识患者家属，但我知道，向家属告知手术失败，并充分交代事实经过，应当是他的道德义务。"可你是精神科医生啊，你知道该怎么跟家属沟通。"他恳求道。"好的，"我回他说，"我会帮你的，我们一起向家属解释。但你要明白，我只能在那里陪着你，而你有责任接受手术失败，并坐在他们身边，与他们一起承受痛苦。这可能有难度，但你必须这么去做，而且你一定能做到。"

好在这种事在我工作中只发生过这么一次，但它却很好地佐证了我一个越来越强烈的想法，那就是：医生——尤其是那些只知道追求高科技的专科医生，他们的行医方式在某些方面出现了很大的问题。我仿佛看到"照护"二字正在我面前一点点消失。还有一次，我回听了一段基层医生与患者的对话录音，录音片段里，这名医生正在跟患者家属对话。这位家属没有接受过正规翻译训练，但是需要做医患之间的翻译。患者是一位焦虑的老人，医生让家属问问患者是否会听到什么声音，希望以此来判断患者是否存在幻听等精神病性症状。"嗯，"患者用中文说，"我能听到你的声音，还有医生的声音。"然后，家属就用英语答复那个医生说："是的，她说她能听到声音。"[1] 这件事听起来滑稽，但却可能造成很不好的结果，让医生误以为患者存在精神病性症状，而给她开出强效的抗精神病药，而抗精神病药的副作用可能很强。后来，医生才发现，原来这名患者只是焦虑自己的财务状况。我非常能够理解英汉互译时可能碰到的歧义问题，在听了这段录音后，我也纠正了那名医生的错误，避免了一次严重的医疗事故，但我无法理解的是，那名医生为什么不找一位专业的医学翻译呢？或者为什么不跟云里雾里的家属解释清楚，他想了解的是患者是否存在幻听，而非听力问题？

---

[1] 这里，作者讲述了一个经典的医学领域的英汉翻译问题，最开始医生问患者能不能听到什么声音，英文说法是"hearing voices"，在医学上，"hearing voices"尤指精神分裂症等精神病性障碍可能出现的幻听症状，所以医生的言下之意是想问患者有没有幻听。但是，患者家属不知道"hearing voices"的医学特殊含义，以为是想问患者听力有没有问题。所以，在给患者翻译时，家属就直接翻译成了"能不能听到声音"。患者自然回答说，能听到声音。于是，患者家属就给了医生肯定的答复，造成了误解，导致医生误以为患者存在幻听。

我在会诊的时候碰到过太多患者，他们跟我抱怨说，关于他们的病情和治疗，他们的医生一句话也没跟他们交代，或者也交代过一星半点儿，可他们完全听不懂。我们的医生仿佛成了兽医，毕竟给动物治疗时什么都不用嘱咐，嘱咐了它们也听不懂。有一次，我接受电台采访，也打了这么个比方，却遭到了一名兽医的严厉谴责。其实想想也情有可原，因为他说，兽医可都很了解他们的动物，而且会非常详细地跟动物的主人解释病情及后续治疗方案。可能我确实是打错了比方，但我要表达的意思还是很明确的。医患沟通问题已经发酵了几十年了，并不是什么新鲜事儿。只不过，在过去这些年，随着越来越复杂的电子科技出现在医生与患者之间，医生不得不整日埋头于各种机器之中，做着数据录入的工作，侵蚀了医生用来了解患者生活需求的时间与意愿。医患沟通变得越来越糟糕，病房查房只有三言两语，临床操作也是行色匆匆，这样的快节奏工作根本没有留给医生足够的时间，让他们能作为患者和家属的同行者，一起经历治疗与康复的旅程。对于年轻医生来讲，这样的现实工作环境是摧毁性的，因为他们对于高质量的照护工作还满怀着憧憬，然而这样的憧憬却被这个资源匮乏、压力山大、残酷冷血的医院医学[1]世界给碾碎了。我还记得有个年轻医生，最开始，他热情洋溢地说要成为老年医学领域的专家。但临床上的现实却是，接收命令，被上级吆五喝六，得不到任何指导和支持，毫无喘息时间，甚至无暇吃饭。就这样

---

[1] 医学实践有不同的情境，在医院提供医疗服务只是其中一种情境，除此之外，还可以在社区、家里、村庄、工作场合等不同情境提供医疗照护服务，因此作者在这里特别指出了他所批判的是"医院医学"（Hospital Medicine），也就是目前在医院里提供的那种医疗服务，其特点就是短平快、质量低、缺乏人文关怀，缺乏"照护的灵魂"。"医院医学"是一种极其狭隘的医学，但却被许多人（尤其是许多医疗从业者）误以为就是医学的全部。

度过了一个又一个漫长又痛苦的日子之后，有一天下了班，这名医生啜泣起来，哭声里满是疲惫、愤怒和绝望。这名医生说："我曾经也是非常爱老人的，但是现在，我不在乎了。"这些非人的经历让一些医护人员自我防御的外壳变得更加坚硬了，也悄悄埋下了焦虑、抑郁和自杀的种子。

患者们也没能幸运到哪儿去，尤其是在医疗资源严重短缺的公立医院。最近，美国国家医学院发表了一份报告，报告显示，在美国，外科医生和护士很少就手术病人出院后的居家照护问题与患者家属进行沟通，病人做完手术通常只会在医院里住个一两晚，然后就带着引流管，困惑且担心地回家了。而患者家属也是云里雾里，当引流液从患者体内流出来时完全不知所措。对于绝大多数家属来说，医生从来没跟他们解释过患者回家后该怎么照料。还有什么是比这样的沉默更值得唾弃的呢？显然，五十年前我在学医时碰到的那些问题，如今已经上升到了医疗危机的地步。医学中的照护，分明是一日不如一日了，而我作为亲历者，则是一日更甚一日地不安、沮丧与担忧。

1974年，我在几本医学及社科期刊上发表了四篇文章，或多或少奠定了我后来四十多年从事照护研究的基础。其中一篇文章将医学作为一种文化体系，并提出了如下问题：倘若医学可以作为文化体系，那么对于医疗从业者来说，医学这片文化透镜究竟让哪些问题变得更清晰可辨了？又让哪些问题变得更模糊不清？换句话说，这些问题是否只是医学文化自身的产物？在另一篇文章里，我则提出了一种理解医疗系统的宏观比较模型。在这个模型里，家庭及社会网络照护占据了相当重要的地位，而在当时却经常被公共卫生模型所忽视。此外，我亦试图从普通人的角度去看待专业及民间医疗实践，将其作为重要组成部分纳入更大的照护体系。这个体系既不是由医院或诊所界定的，也不是由公共卫生的专业逻辑界定的，而是由以下两样东西界定的，一个是患者及家属的利益，还有一个是患者及家属采取行动所需要的资源。（事实也是如此，制药公司和医疗器械厂家能明白某些公共卫生专家不明白的道理，并越来越多地直接向患者及家属进行推销。）

通过这些文章，我得出了某些结论，这些结论也帮助我塑造了整个职业生涯。首先，医疗实践只是更广义的照护实践的一小部分。其次，在疾病治疗过程中，有些东西对于患者和医疗从业者来说最为重要，而照护正是建立在这些东西之上。具体什么是最为重要的，则取决于专业、个人及社会层面的许多原因，会有所不同。最后，这种更加关注患者的照护模式，不仅适用于波士顿及美国其他地方的医疗体系，也适用于我在台北和长沙观察并研究过的那种医疗体系。通过这种跨文化的比较，"照护"已经不再只是专业照护者及业余照护者的议题，而是整个社会的议题。我开始认识到，疾病和照护与一个社会的根本密不可分。而且，由于我在工作中检视过许多大相径庭的社会系统，又通过阅读探究了世界上如此纷繁多样的社会系统，我可以说，上面这个道理，在某种程度上放诸四海皆准，适用于各类人的存在境况。此外，我在很早的时候就觉察到了全球医疗体系正经历着的某些嬗变，比如官僚主义的疯长、公共及私有资本的涌入、专业自主性的丧失、医疗从业者的无产阶级化、制药大厂及医疗保险公司日益扩张的影响，而这些嬗变带来了许多越发普遍的问题。

我现在写的这些东西，对于如今这个时代的知识分子来说，已经不算激进，也没什么启发性可言了。可倘若回到五十年前，这些东西既不为普通人所知晓，也不为专业人士所熟稔。如何理解照护这个领域，如何理解照护的意义，又如何提供照护，已经发生了根本性的转变，而我则亲历了这场转变的前前后后。

1976年，我拿到了两份工作邀请。一份工作是留在哈佛大学，在公共卫生学院做非终身教职的助理教授，同时兼任健康及社会行为系的系主任。这个职位可以让我继续待在那个长期滋养我的导师圈子里。另一份工作则是在西雅图的华盛顿大学，他们的精神病学及行为科学系给了我终身教职的副教授职位，同时兼任人类学的副教授。在西雅图，我们无亲无故，也从来没有在那里生活过。虽然哈佛的职位很诱人，但它却没法儿让我更深入地沉浸在我的新欢学科——人类学之中。琼只花了两分钟时间，就为我们家做出了那个重大的决定。我们决定举家前往西雅图，去华盛顿大学拿终身教职，这样我们的生活也能变得更加稳定，我们对于生活也可以有更大的掌控权了。虽然当时的我说不出这样的话，但我现在想说，琼的这一决定，同样也是某种相当重要的照护或关照，关照我们家的未来，关照我们自身的发展。

第六章　　在西雅图的黄金时期

　　来到西雅图后，我们家开始了一段相当长时期的稳定、平静的生活，对于琼和我来说，也意味着一段在学术工作上相当高产的时期。这确实是我们生活的黄金时期，但实际上，在刚开始工作的头几天，我却陷入了自我怀疑，不知道我们究竟是否做对了选择。去新办公室的第一天，我坐电梯时碰巧撞见了精神病学系主任，正是他聘用了我。他友善地同我寒暄，问我对现在这个终身教职是否满意。他告诉我说，这个教职是他费了九牛二虎之力才帮我争取到的。"当然满意。"我回答他，并送上了一个大大的微笑。然后他请我进了他的办公室，想要跟我谈一些"寻常的小事"。

　　显然，他聘用我时有些仓促，忘了跟我提起这些小事。原来，他希望我不仅担任社会及文化精神病学组的组长，还想让我做会诊联络精神病学服务的负责人，在医院其他科室的医生需要时为他们的病人做精神科检查。我在哈佛那会儿，临床上做的主要就是这种工作，但当他告诉我在西雅图还得接着做这份活计的时候，我惊得面色煞白，思绪万千，拼命想要厘清我如何才能做到一边是人类学教授，每年夏天都飞去台湾做我的研究（已经计划好而且拿到了资助的），一边还要再接这样一份苦劳。而且除了这些安排之外，我还在脑海里盘算着有几本书要写出来。

"瞧着吧，"他微微一笑，"你会适应的，而且这份工作没有它听上去那么恐怖。别压力太大，我们的六家医院都有很好的主治医生，他们能扛得住。需要你做的只是监管那里的教学和科研，还有临床工作的质量。"那可是六家医院的临床工作质量啊！简直是不可能完成的任务，我实在想不出我该如何搞定这茬子事儿。

怀着惴惴不安的心情，我向站在主任办公室门外的几位住院医生做了自我介绍。他们即将跟着我工作，可作为他们头头的我，也才刚结束临床训练一年之久。他们领着我熟悉情况，指给我看通往内科病房的路。这时，消化科主任从楼下走上来，到我们组面前向我介绍他自己。四年之后，这位举世闻名的专家为我治疗了我在中国患上的疾病。

他面无表情地对我说："我知道，你来自麻省总医院，来自哈佛，他们那里信这种鬼东西，是吗？可我想告诉你，在我们这里，没人信什么大脑会对肠道产生作用！"我在一旁听得张口结舌，想知道自己到底有没有听错。大脑对消化系统没有影响？这简直是毫无证据支持的谬论。几十年的研究和上百篇文章早就证明大脑和肠道之间存在着紧密的联系。我摇着头走开了，暗忖此人是怎样的榆木脑袋，而自己又来到了怎样一个鬼地方。后来我才知道，这个消化科主任只是在跟我开玩笑，但我们精神病学系主任可没开玩笑。当我还在为自己这份新工作的巨大工作量而感到不知所措时，我无意间撞上了移植外科教授（他后来成了我的好朋友）。他用食指捅了捅我，然后扯着嗓门对我喊道："克莱曼，那些来给我病人检查的精神科住院医生真是给我找了不少麻烦。以后，我只允许你亲自来会诊。"

听他这么一说，我愣住了，然后反驳道："可这是一家教学医院啊，所有接受移植手术的病人都需要接受精神科检查，我自己一个人是不可能看完所有病人的。即便住院医生搞不定，给他们找点什么别的事情做做也行啊！"

"朋友，这可不成，我只要你哦。"说完他就走开了，余音绕梁。

那一天，仿佛轻度临床震惊症（clinical shock）的绝大多数症状都出现在了我身上。那天余下的时光里，我黯然神伤，只偶尔说两句话，此外便只有沉默，仿佛是我人生中最坏的一天。坐在那个位子上，我怎么可能正常工作？怎么可能完成所有学术任务？那天晚上，我开诚布公地问琼，她是不是把所有行李都拆包了。当她回答还没有的时候，我就建议她，别急着拆包。那天过得实在不怎么样，我几乎想要爬回波士顿了。

"放轻松，"琼微笑着说，揉了揉我的肩膀，"一切都会好起来的，明天就会是你的人类学日！"

确实如此。第二天，我去人类学系的办公室，向管理员打听研讨室该怎么走，因为我在那里有门课要给学生上。"不！不！"她笑着说道，"你的课不在研讨室，也不在我们的大教室，你得去马路对面的大报告厅。"这简直是新的一天，新的惊喜。我一直以为自己要上的是医学人类学的入门级研讨课程，就像我在哈佛开的那种课，学生只会有三十多号人。我从来没给学生上过大课——那种报告厅的大门一打开，里头满满当当坐着四百号学生的大课。当时，我看起来一定是想立马开溜的样子，因为有个研究生助教突然抓住了我胳膊，然后向我介绍另外五六个站在角落里畏畏缩缩的助教。"我们不得不赶了一些学生走，"她轻言细语地说道，"实在是有太多学生想来听这门课了。"

不管怎样，我活过了这堂大课，活过了在华盛顿大学的第二天，然后也活过了接下来几个疯狂的星期。对于工作的繁重，我不再感到陌生，而且实际上，这一巨大的工作量也让我变得相当亢奋。正如琼所预料的那样，我慢慢适应了那种日程爆满、节奏超快的日子后，开始了自己的狂飙时代。我可以开始构想自己的项目和计划，可以开始做那些我觉得恰好该做的工作了。

在西雅图的六年时间，琼忙着修读她的汉语言文学硕士并打理家务，而我则成就了自己的事业，名声大噪。我在台湾从事着研究工作，这些研究成果也奠定了我第一本著作《文化语境中的患病者与疗愈者》（*Patients and Healers in the Context of Culture*）的基础，这本书后来也成了医学人类学的奠基性著作。[1] 再往前推，1977 年，我创办了一本新的学术期刊，叫作《文化、医学与精神病学》（*Culture, Medicine, and Psychiatry*），这本刊物目前还在繁荣发展。此外，我还为这个刊物编了一部配套丛书，目前已经绝版。我给不同层次的学生开课，有本科生，有研究生，有医学生，还有住院医生。我还做了大量的临床工作，看了成百上千位病人，有些是疼痛门诊会诊的病人，有些是内科、外科病房的病人，还有许多是我私人门诊的病人。回过头看，我很难相信自己居然能做这么多事情，哪怕是减掉一半都难以置信。让自己深潜于这些临床工作，恐怕是我经历的最好的事情了。日子一天天过去，我慢慢开始思考人们的症状和他们的社会生活之间的联系，以及他们与所爱之人在

---

[1] 2011 年 3 月，在哈佛大学亚洲中心举办的凯博文学术庆生会上，来自世界各地的学生和同事都评价这本书为把他们引入医学人类学大门的"绿皮书"。

存在意义上面临的困境。我在许多方面都有了新的想法。文化如何赋予了人们抱怨病痛的内容与模式？每种有关疾痛的体验历经了怎样的特殊社会轨迹？在疾病的骚乱与苦痛的症候之上，患者的生命故事又有着怎样的独特主题与要旨？依靠对人们言语的倾听，依靠精神分析师对内心世界的敏锐洞察，我们能够识别出言语中的微妙变化。那些或扬或抑的语调诉说着人们的沮丧，但总能得到直接的抚慰。理想情况下，这种精耕细作的治疗方式，可以打破那些危险且有害的疾痛行为的怪圈，比如用药依从性差，比如夸大自己的症状从而博得他人关注；或者恰好相反，否认自己问题的严重性，认为自己不需要治疗。此外，我也学会了向学生演示这些临床技巧的方法。于是，带博士后及其他住培生查房的过程，就成了一场场小型的展演。而最能体现这些东西的地方，恐怕就是华盛顿大学的多学科疼痛门诊了，那里有许多慢性疼痛病人。

詹妮弗·威廉姆斯是一名单身的中年会计，她罹患下腰痛已经两年多了，非常严重。于是，她找到了这家全国著名的疼痛门诊。无论是她的家庭医生[1]，还是三位骨科、神经外科大夫，都没能找出她疼痛的原因。从拍的片子上也很难找到任何显著的病理变化。其他各项检查也都正常，因此她被放在了难以解释的症状或慢性疼痛这一大类下面。她的亲朋好友都已经不再理她了，觉得她那疼痛根本就是装的。她觉得自己被污名化了，贴上了"慢性抱怨者"的标签，雇她的公司也最终失去了

---

[1] 家庭医生（Primary Care Physician），也译作初级保健医生、全科医生、基层医生等，这些不同的名称在国内有含义上的重叠，但又有差异。在绝大多数国家，医疗服务体系分为初级、二级、三级这三个级别，我们所熟悉的"三级甲等医院"就属于该体系中的第三级，是最高一级。在一个相对成熟的医疗服务体系中，人们在生病后应先去看初级保健医生（如家庭医生），而经由其转诊才能去到二级或三级医疗服务机构。

耐心。詹妮弗那会儿正在和公司谈判，也在和工残赔偿部门沟通，希望能不再回去上班，因为她觉得，工作时她的疼痛更厉害了。同时，她和家庭医生的关系也陷入了僵局，因为她反反复复要求开阿片类止痛药。詹妮弗表现出了抑郁障碍的所有症状，外加药物成瘾的高风险。

她告诉我，因为没人相信她的疼痛有多严重，她开始感到无望又无助。所以，当我跟她说"我相信她"的时候，她看起来是那么惊讶，惊讶到我身边的住培生都被吓到了。我跟她解释，我的意思是说，我真的相信她正在经受着严重的腰背痛。显然，其他医生因为找不到她疼痛的原因而开始怀疑她症状的真实性，但我对此并无疑问，她确实在忍受着巨大的疼痛。后来，我与她做了一次长谈，从她那里听到了一些其他所有医生都没听到的内容。詹妮弗独自一人生活，没有什么亲密朋友。她低下头去，注视地面，面色黯然，然后啜泣了起来。她说，她从小就被肥胖问题困扰，也因此受到了不少羞辱与欺凌。更坏的是，她还遭受过来自年纪更大的学生的虐待与性侵。这一系列可怕的事情，如网一般罩在她的记忆之上，她曾试过自杀，结果被强制送进了精神病院，住了一小段时间。出院后，她谴责家人没有支持她，于是离家出走了。至今，她仍旧觉得自己与家人相当疏远。她紧紧抓住我的手，然后重复道："我就是个失败者。对于生活中的一切事物，我都失去了控制。疼痛，根本就不在我的背上，而在我的心里。是心痛击垮了我啊。"

我告诉詹妮弗，面对这样巨大的痛苦，她已经表现得像个英雄，听到这儿，住培生们都惊讶得倒吸了一口冷气。"面对这么多苦难，你已经做了所有你能做的事情，已经非常非常勇敢了。现在，就让我们帮你一把吧。"我恳求她，"让我们给你的抑郁和疼痛，找到合适的治疗方式。

经受着这样的疼痛，你背部的疼痛，还有像你说的，你心里和生活中的疼痛，谁会不抑郁呢？"

詹妮弗谢过我，然后说，我是她碰见的第一个看起来能真正理解她全部生活的医生。之后我们与詹妮弗暂别，到附近的一间会议室对她的病情进行讨论。住培生们都感到非常惊讶，我居然能在这么几分钟时间内就问出了她的故事，而在那之前的几年时间里，她的所有医生都对此一无所知。"这里并没有什么戏法，"我告诉他们，"很有可能是，那些医生问诊的方式错了，没让她感觉到这些医生站在她这边或者对她的生活真正有兴趣，只是关注了她的疼痛。和慢性疼痛患者交流的时候，你需要首先想到，他们此前和医生的关系可能一直都很糟糕。对他们来讲，这种疼痛是千真万确的，而对医生和患者家属来讲，他们却觉得这种疼痛是假的，这也就导致医患之间几乎无法互相信任，可这种信任却很有治疗价值。所以，斩断戈尔迪乌姆之结[1]的方式，就是告诉你的每一位患者，他们的疼痛是真实存在的，也就是说，你相信他们疼痛的存在。（当然这一做法的前提是，诈病者在现实中很少。实际上确实如此。）同样，你还可以告诉他们，虽然他们的疼痛是真实存在的，但你们还不确定导致它的原因究竟是什么，所以你们需要做些检查和治疗。根据我的经验，绝大多数时候他们都会感谢你，接受你给他们做的抑郁症治疗，以及对他们紧迫的个人问题及社会问题所进行的干预。这些治疗基本都能改善他们的精神状态和社会关系，还会让他们愿意接受运动治疗。这

---

[1] 出自古希腊传说，传说在小亚细亚城邦戈尔迪乌姆的宙斯神庙中有一个古老绳结，无头无尾，百年来都无人能将其解开，神谕说，谁能解开这个结，就能成为亚细亚之王。后来，亚历山大大帝来到戈尔迪乌姆，猛然之间拔出宝剑，手起剑落，绳结破碎。

么做的话，疼痛对他们生活产生的影响能在很大程度上减轻（既是躯体层面的，也是精神层面的），从而让他们变得更加活跃，失能问题也能减轻不少。最好的结局当然是，他们的各项功能都得到百分之百的恢复。但绝大多数时候，他们的疼痛还是会继续，只不过不再感到那么痛苦了，家庭生活和工作的质量也随之得到改善。"

为了治疗詹妮弗的抑郁症及其背后的生活问题，我给她做了心理治疗，还开了抗抑郁药。结果，她的症状确实缓解了不少，也能够接受物理治疗，跟着营养师减肥，跟着健身教练锻炼身体了。而在抑郁症已经治好后，她还在继续接受心理治疗，希望能冲破创伤、性虐待、自我形象、性别认同等问题带来的心理阴影，再缓和一下她那极其紧张的家庭关系。我最后一次听到她的消息，是在结束我们治疗关系的三年后。那时候，她的体重已经减轻了不少，自我形象也有了很大改观，正在积极练习瑜伽。她换了工作，投奔了一家更大而且更支持她的公司。在那里，她被赋予了更重要的职责。她还在和一名女士谈恋爱，两个人彼此深爱。詹妮弗一次又一次地向我道谢，大意是说："只有你相信我的话，给予我莫大的信任，理解我那时候有多么抑郁。当时我没跟你说，在自杀问题上，我对你撒了谎，我确实在考虑自杀的事情。如果当时那种糟糕局面再持续一段时间的话，我可能真的就要自杀了。如果当时那些跟着你的学生都能成为像你这样的好医生，那就是我最大的心愿。谢谢你！"

我讲这个案例，是想让学生明白，医疗领域的官僚主义化已经让医疗从业者的照护与关怀精神几近消亡。医生们不得不把他们的绝大多数时间都花在那些死板的行政任务上，比如填表格、翻看大量化验结果、与保险公司通话、与个案管理员争辩这些事情，而这些时间本可以用来与患者沟通。患者掏了钱，而医生只是下两个简单的诊断，然后做些直截了当的治疗，那不同患者在医生眼里就只不过是能不能捞到钱的差别。在评估患者及其现实问题的时候，我们已经忘了差异性、歧义性、复杂性与微妙性。如果你只关注患者的疼痛，只知道从疾病的角度去理解它，那么你将会错失背景，错失你面前这位受苦之人的生活信息。而这些重要的信息，可以教会你如何将疼痛看作一种无声的诉说，并参与到这一无声的交流过程中去，这对于临床工作是非常有帮助的。你甚至有可能改变那些让患者痛苦的人际关系，进而减轻疼痛的负面影响。

我想再谈一谈医学作为一种官僚体制这个议题。德国社会学家马克思·韦伯（Max Weber）曾经论证过，官僚制是同"效率"这个词息息相关的。为了提高效率，我们需要采取一种简化的（甚至是过分简化的）方式去解释人类行为。在这种解释方式中，所有体现出本能、情感、道义与深度的要素——换言之，所有最能代表人性的要素，都被它抛弃了。而如今，医学正在经历韦伯所论述的这些过程。

所以，我在华盛顿大学的教学查房（后来我又把它复制到了哈佛医学院及其附属医院，特别是当时的剑桥医院）让我能够展示自己的问诊及访谈技巧。我教的那些人类学、伦理学和全球健康的课则给我提供了许多不同的视角，来解释临床上碰到的一些问题。这些教学实践，能够让学生们看到一些更宏大的主题，比如种族、性别、阶级、贫富、有无居所等因素是如何影响到患者、医疗从业者以及更大范围内的医疗卫生体系的。

我问诊时，学生们会在旁观摩，然后我再通过对话的方式，鼓励他们对手头的问题进行批判性反思。我会为学生们组织学术研讨会，引导他们讨论历史、社会理论及民族志究竟该如何介入门诊工作，去理解社会发展及社会结构会如何影响医疗卫生服务及其使用者。于是，美国社会学家罗伯特·默顿（Robert Merton）有关社会行动的"未预结局"（unintended consequences）见解，便可以很好地帮助我们看到，针对慢性疼痛所采取的"一刀切"治疗方式（比如手术），有可能导致某些我们不曾预料的副作用，进而让疼痛进一步加重或持续更长时间。（事实上，我们应当采取某种团队治疗方式，由此去检视所有相关因素之间的互相作用，并形成某种照护关系。我们的疼痛门诊正是这种治疗方式的开创者，而到后面，这种治疗方式也成了癌症治疗的常规方式。）对于默顿来说，"墨守成规"和"急功近利"往往会蒙蔽我们的双眼，让我们看不到自己行动的非预期结果——如果医务人员在面对患者的疼痛时，都只是火急火燎地想要迅速缓解患者的疼痛，上面这两个问题就会发生在他们身上。所以，美国才会出现这样的问题，面对患者的慢性疼痛，医生只是给他们开一些阿片类止痛药，却忽视了这些药物的非预期结果。请大家想象一下，如果全美所有医生都是这种想法，制药公司又想从中牟利，医疗部门又东食西宿，再加上许多人因为买不起医疗保险而岌岌可危，我们也就不难理解，为什么美国会出现"阿片类物质危机"[1]了。至少我们找到了其中的一个根源。

---

[1] 20世纪90年代，慢性疼痛在美国的患病率非常高，制药公司、医疗行业等多方利益开始推动阿片类止痛药的大量使用。据统计，2011年，美国的止痛药处方量已上升至1991年的三倍之多。随着阿片类止痛药在慢性疼痛患者中的大量使用，其副作用，即"未预结局"也开始出现，那就是阿片类物质成瘾以及因阿片类物质过量使用而导致的死亡。目前，这一问题在美国仍旧非常严重，人们将其称为"阿片类物质危机"。

同样，米歇尔·福柯[1]关于"生命权力"（biopower）的观点——医疗是政府控制社会的一种方式——也可以帮助学生更好地思考让政府介入临床照护领域的止痛药监管政策的预期效果，思考主要影响了工人阶级的残障体系，分析疼痛与残障之间的关系。而对于社会福利问题（比如贫穷对人们生活产生的影响）的医疗化，则是另外一个事例，可以揭示出医疗卫生体系在医学领域之外还在为什么而服务，也揭示出我们的社会究竟处于何种管束和控制中。对于学生们来说，这些讨论让他们有机会去吐槽医生所扮演的令人绝望的角色。一方面，医生在帮助患者获取社会资源方面做得不尽如人意；另一方面，医生在治愈许多社会苦难（比如贫穷）方面也可谓失败者——这些苦难已经超出了他们靠自己的行动就能解决的范畴。或许有一天，当医学生和年轻医生看透了医疗领域的官僚主义，认识到官僚主义如何摧毁了医疗照护精神，如何熄灭了他们胸中对于照护的热忱，他们便可以更好地抵挡职业倦怠的噩梦。

同样，向学生们介绍我在地方道德世界（即我们所从属的那些关系网，在那里，个人与集体的是非观也许并不统一）方面的想法，也可以让他们做好准备，去面对这样的临床实践的现实，那就是：在营利性医院里，为了减少医疗开支，迎合医院股东的需要，他们不得不牺牲对于高质量照护的追求。或许，这些学生终将明白，在卫生政策制定者的办公室里，患者的主观痛苦程度远不及那些有关治疗的量化指标来得重要，而这样的政策风气也终将扭曲"照护质量"这个词的含义。又或许，他

---

[1] 米歇尔·福柯（Michel Foucault，1926—1984），法国哲学家、思想史学家、社会理论家、文学评论家，曾担任法兰西学院思想体系史教授，代表作包括《疯癫与文明》《性经验史》《规训与惩罚》《临床医学的诞生》等，对国际人类学界后现代主义思潮的形成起到了关键作用。

们终将学会用患者的眼光去打量这个世界，然后看到，对于医院效率的追求，虽然满足了管理者的需要，却玷污了医生的核心使命，那就是照护。为了做到效率至上，医生必须把更多的时间花在电脑或医保代表身上，最终的结果就是照护质量的急剧下降。我发现，这种教学方法可以打开医学生和医务人员的视野，让他们看到，他们的医院工作究竟是如何被巨大的社会、经济和政治力量所塑造的；更让他们看到，为了守护医疗卫生体系中的照护精神，他们为何需要以忧国忧民、通文知理的公民身份挺身而出，积极介入社会民主政治。我的许多学生后来认识到，他们必须投身社群倡导，必须参与政策制定，必须致力于用实际行动反抗我们这个时代那些占据主流地位的社会力量，比如那些玷污了照护理念的政府法规。

我开始让人类学研究生也来参与医院查房，还给这种查房起了个听起来有点儿别扭的名字，叫作"临床应用人类学查房"。（有位药剂师的妈妈就作为病人接受了我们这种人类学查房，这位药剂师边笑边惊讶地问道："你们是把我妈妈当作住在洞穴里的原始人了吗？"）我的知识世界相当庞杂，里面充满了各种有关民族志、社会理论、诊断学及精神分析的内容，而我也开始试着将这些内容加以整合，形成某种用于临床医学的人类学方法，尤其是用于某些慢性非传染性疾病（如关节炎、哮喘、糖尿病和慢性心脏病）患者的诊疗工作。对于这些患者来说，只要他们的功能状况能改善十个百分点，他们的生活就会有很大的不同。他们不必再被关在家里，像个废人，而是可以走出去，拥抱外面的世界。而要想实现这个目标，很多时候都只需要在患者的治疗方案之外，进行患者及家庭照护方面的精神动员，一点点地改善患者的生活状况。

威利斯·琼斯医生是我的一位患者，是一位上了年纪的基层保健医生，住在华盛顿州的东部乡村。十多年来，他一直忍受着上背部剧烈疼痛的困扰，这是由颈椎部位的退行性骨关节炎所致。为了缓解自己的疼痛，他尝试过许多不同的药物，但都不见效。他甚至还接受过四次手术，可手术之后，他的疼痛非但没有得到显著缓解，手臂上抬能力还受到了限制。他脸上写满了痛苦与疲惫，如果可以给疼痛的程度打个分，最低一分，最高十分，他跟我说，在他症状最严重的时候，他的疼痛程度可以打到十五分！

琼斯医生第一次来疼痛门诊的时候，他年近八十的妻子和他们的两个女儿，也随他一起来了，都在诊室里候着我。我还记得我刚进诊室时眼前的场景。当时，琼斯医生穿着一件宽松的格子衬衫坐在直靠背的椅子上，戴着颈托和颈枕，手臂则搁在泡沫橡胶垫子上。在他那张有棱有角的脸上，神情严肃而又戒备，眼睛里流露出恐惧。在他旁边，他的妻子和女儿站得笔直，脸上同样写满了害怕与担忧。

诊室里弥漫着紧张的沉默气氛，而他们四位仿佛都在等待着某些即将发生的可怕事情。对于这个家庭，我的第一印象就是他们好像都被关在一座名叫"疼痛"的监狱之中，对于任何可能雪上加霜的事情，他们都避之不及。我们的交谈，也证实了我的想法，他们反复跟我说，疼痛已经成了他们的家人。在他妻子和女儿的描述中，那是一种会从他的脖子放射到背部及手臂的疼痛。毫无疑问，他们也被笼罩在这种疼痛的阴影之中，战战兢兢，如履薄冰，笃定地认为突发状况随时都可能吞没他们。对于空气中弥漫的紧张，他们与我一样无法忍受。即使是在那最初的一小时谈话中，我也能感觉到他们的痛苦正在渗入我的肌肤。

琼斯医生深陷在他的痛苦与害怕中，这让他完全没有办法注意到他家人正在经受的一切。而他的家人也着实不愿再看到他的痛苦进一步升级，所以也不敢跟他提起家里人的焦虑。他们在照护上采取的办法，实则已经化作了这种痛苦的一部分，非但没有削弱，反倒是放大了它的力量，但往往我们想不到对于患者的照护会发生这种状况。好几代家庭治疗师的经验，却也明明白白地告诉我们，这种状况确实会发生，而且并不少见。我们都被束缚在一张名叫"关系"的网中，而这张"关系"的网，又那么紧密地与我们的症状交织在一起，几乎成了疾痛体验的一部分。我曾经引入过一个术语来专门解释这种过程，听起来可能有点儿奇怪，叫作"社会身体医学"（sociosomatics）。当然还有另外一个经常使用的术语，叫作"心身医学"（psychosomatics）[1]，但我觉得，"心身医学"用在这里还不是特别恰当，因为它忽视了社会因素在这里所起的作用，只关注到患者，却忘了还有环境。但不论我们怎么称呼这种过程，这种过程对于患者症状的加重或减轻都是真实且显著的。在琼斯医生这个病例中，我们除了用药物来治疗他的抑郁症，还进行了家庭治疗。经过治疗，他的症状有所减轻。虽然进步很小，却也极大地改变了他与家人的生活。他们得以打破恶性循环，重新建立起正常的家庭关系，过上更加充实的生活。

我通常会采取团队合作的方式，与疼痛专家、心理学家、护士、社会工作者及理疗师一起工作。在这样的团队中，我评估了上百名慢性疼痛患者，也对其中不少患者进行了治疗。此外，我还开展了许多研究，

---

[1] 心身医学是研究心理因素同人体健康和疾病之间关系的一个医学分支学科。

有的关于疼痛，还有的关于慢性疲劳综合征、伴有躯体化症状的抑郁症、病耻感、临终状态以及各种重度残疾。

对于那些正在经历慢性疼痛、慢性疲劳或其他慢性症状的患者来说，他们的医生往往认为，这些症状并不能由他们的疾病或创伤来解释。但我逐渐了解到，无论他们来自何处，我们总能在他们身上找到许多共同点。这些患者（比如前面提到的詹妮弗·威廉姆斯）往往觉得，他们在医疗场所没有得到应有的尊重与信任。医生或其他医务工作者经常让他们感到愤怒，因为无法接受（或不愿接受）他们描述的疾痛体验确如他们所说的那样严重，或者不愿承认他们正在经受着的苦痛是真实存在的。这些专业照护者，经常只是在疾病状态与正常状态的边境线上侦察巡逻，可这种工作对于照护本身却没什么大用，而且与他们应当采取的照护措施也并不契合。医务工作者如果想要成为真正的疗愈者，首先必须相信他们的患者，相信他们的苦痛体验，接纳他们想要被治好的愿望，只有这种发自内心的尊重才能赢得患者的信任。医务工作者理应成为照护者，在情感及道德层面给予患者及其家属以生的希望，而不是仅仅在正常与异常的边界线上通风报信。

琳达·豪是一位医疗技术人员，今年二十八岁，已经罹患慢性疲劳综合征整整两年。在这两年时间里，为了找出到底得了什么病，她接受了大量检查，从莱姆病，到早发型多发性硬化症，到纤维肌痛，到诈病，最后又到抑郁症——也正是这最后一种可能性，将她带到了我这里。她已经同家庭医生闹掰，她知道，她的家庭医生并不信任她，或是不认为她真的有病。家庭医生的这种猜疑态度也影响到了琳达家人的想法。琳达觉得，她从她家人那里已经得不到真正的同情与实际的支持了。当我说出"我相信你"的时候,这简单的四个字惊到了琳达。

"你的症状是真实的,"我告诉她,"你确实正在经历着这种症状。至于医生找不出这种症状的生物学基础,这也不怪你。我知道,你一定很难受,你觉得没人相信你,好像他们都在否认你所经历的这一切。然而,你的痛苦确实是真实存在的,只不过我们还不知道该如何用医学术语去诊断并治疗它。"

听了我说的这些话,她号啕大哭起来,但我并不感到惊讶。后来,我说服了她的医生和家人,让他们也加入进来,相信她描述的症状。自此以后,她的不适症状以及由此引发的许多问题,也就慢慢消失了。对此,我同样不感到惊讶,因为琳达无论在生物医学层面有什么问题,她都缺少他人的照护,并因此而忍受着痛苦。所以,解决问题的办法就是两个字——照护。

我见过许多这样的患者。对于他们中的大多数人来说,即便只是相信他们的痛苦是真实存在的,即便只是这种非常简单的照护行为,也来得太少,来得太迟了。正如我指出的,慢性疼痛管理存在的最大问题,是失败的照护关系对于患者失能状态的促成。而照护方面的失败,就像我前面说过的,正是当今美国社会出现"阿片类物质危机"的一大成因。面对患者的慢性疼痛,医务工作者往往捉襟见肘,却又觉得自己必须做点什么来减轻患者的疼痛。所以,他们开出了一张又一张强效止痛的方子,可最终却导致患者出现了药物依赖。医学实践的这种失败,除了疼痛管理,它几乎还体现在所有慢性疾病的管理上。不难看出,在简单省事的权宜之计与费心费力的细心照护之间,医生选择了前者,而这种错误的选择可能会再次加重患者的病情。

在其他患者那里，我进一步看到了照护存在的其他问题。通常来说，如果有个医生把他的病人转给了精神科医生，这也就意味着他基本上是把病人的痛苦归结为病人自己的错误了。可很多时候，真正的问题却是出在了照护方面，要么是照护质量太差，要么是根本就不够。当然，这并不全是医务人员的错。在照护方面，很多家庭也做得不够，这也同样增加了患者的负担。所以，家庭照护也需要得到进一步改善。

瓦妮莎·杰克曼今年六十五岁，是一位建筑师，也是一位祖母。她的丈夫罗伯特比她大了十岁，因为得过中风，现在说话和走路都不太利索。有一次，瓦妮莎向我倾吐衷肠。她说，她根本就没法儿适应罗伯特现在这种疾病状态，他走路慢得要命，每次他们要离开他们那幢郊区大房子去外头"闯荡"，她都会对罗伯特的走路速度失去耐心。罗伯特的言语障碍和缓慢步态使她倍感沮丧，而她的恼怒反应又会让他觉得更加惴惴不安，从而在说话与走路方面表现出更多困难。面对这种危险的互动模式，瓦妮莎心里很苦恼，也很内疚，可情况却变得越来越糟糕，而罗伯特对此也心知肚明。他们的照护关系在不断走下坡路，这让她感到非常沮丧、痛苦。她决定不再同丈夫外出，而离群索居又进一步加重了他们这种孤立状态。

我给他们两个人都进行了抗抑郁治疗，既有药物，也有谈话。但在此之外，真正改善他们情况的，好像还是他们之间敞开心扉的真诚对话。我给他们做的谈话疗法主要关注的问题是：他们的照护方式以及他们关系的其他方面是否需要改变？如何改变？瓦妮莎需要的是喘息式的修养，她应当按下暂停键，抛开这一切，并且学会控制自己的情绪反应，尤其是在面对丈夫受限的能力时；而罗伯特也需要加油，从而减轻他们关系中的挫败感。就这样过去了六个月，瓦妮莎说，这些小小的变化确实给他们的生活带来了相当大的不同。通过这个例子，我再次认识到，为了更好地帮助患者及其家人做出改变，临床医生必须把照护关系作为疾痛体验的极为关键的一部分。

众所周知，焦虑是会传染的。如果有个人非常焦虑，然后走进一户人家或一间诊室，那么与他接触过的人也会变得非常焦虑。关于这点，在威利斯·琼斯医生所经历的疼痛循环，以及在瓦妮莎·杰克曼丈夫的失能状态中都有所体现。焦虑会让青少年的急性哮喘发作，而治疗了焦虑也能很好地帮助患者控制发作。抑郁似乎也有着相似的原理：失去和失败会触发人们心底的无助感与无力感，打击人们的自信心；而这种自我怀疑与万念俱灰的状态，还会反过来榨干我们的心理储备，从而进一步加重抑郁情绪。这种情况，经常出现在照护过程中。在西雅图的那些年里，我给许多家庭照护者治好了他们的抑郁症。他们对家人充满了爱与亲情，在家里照护着那些罹患终末期疾病（如慢性充血性心力衰竭、肾衰竭和晚期癌症）的亲人。然而，也正是这种照护，造成或加重了他们的抑郁症状，将他们带入一种恶性循环中，降低了他们照顾家人的能力。他们精力耗竭，最终不得不选择放弃。即便是在 20 世纪 70 年代，我们也都知道，抑郁症的治疗可以在很大程度上减轻患者的痛苦，让他们在面对那些难熬的治疗过程时能够坚持下去。而除此之外，我也认识到，抑郁症的治疗还能在很大程度上改善他们的家庭照护质量，从而为那些生命之火快要熄灭的家庭成员营造出更好的家庭环境。显然，像我这样的专业照护者，不仅可以帮到我们的患者，还可以改善他们身边的那些照护关系，延续他们的生命之火。

在那六年时光里，随着我经手的病例越来越多，我也越发擅于给不同的家庭照护模式做出诊断，并研究出改善这些照护模式的办法。此外，我也把自己放在了一个更好的位置上，反思专业照护中存在的各种优缺点。在慢性疾病治疗领域，我发表了一些研究成果，旨在通过治疗抑郁症和焦虑症并提高照护关系的质量来改善慢性疾病治疗。在此过程中，我拉近了人类学与临床工作的距离，开创了医学人类学这个新兴领域[1]。此外，我也开启了一些新的临床照护模式，尤其是在初级保健的场域。这种新的照护模式当时被叫作"整体医学"[2]模式，现在则被叫作"以患者为中心的医学"[3]模式。我感觉，自己的那颗星星正在冉冉升起，让我想竭尽所能去追寻它。后来，在莱昂·艾森伯格的劝说下，我又重返了哈佛——莱昂成功说服了哈佛大学，授予我终身教授的职位，并让我在哈佛医学院和哈佛文理学院两头任职。医学院要求我围绕自己在美国和亚洲的工作，创立一个社会医学系。而在文理学院，我的任务则是创办一个完整的医学人类学学科，可以横跨本科生、硕士研究生、博士研究生和博士后这些不同层次。这样的话，我既有了条件，又有了资源，可以去建立一种新的融合了医学人类学、社会医学以及全球健康的学派（"全球健康"在其中占到的比重越来越大）。而在后来的几十年时

---

[1] 在医学人类学领域，这通常被认为是"克莱曼范式革命"的开端。

[2] 整体医学（Integrative Medicine）又称整合医学，强调将人看作一个整体，以人的健康而非疾病治疗为中心，强调医患关系的重要性。

[3] 以患者为中心的医学（Patient-centered Medicine）同样强调对于人的重视，同时在进行临床决策时将患者的偏好、需求、价值等因素考虑在内。

间里，这个学派也有了它自己的名字，那就是"哈佛学派"。我也把拜伦·古德[1]和玛丽-乔·德尔维奇奥·古德[2]夫妇这两位出色的同事请到了哈佛，与我们一起工作。我发现，这种建立研究及培训项目的过程，这种长期的、多维度的、协作式的过程，就像临床工作一样，给我带来了许多乐趣。

此外，能够在回到哈佛以后继续开展我的临床工作，对此我也感到很幸运。那里的病人有增无减。其中，有些病人是学者，有些病人是英语水平有限的华人，有些病人则是因为在专业照护或家庭照护方面遇到了困难，所以被转到了我这里——当时，我在照护领域已经积攒起了一些名声，大家都觉得我对于照护状况有着极浓厚的兴趣。还有些病人来找我，则是因为他们同时罹患多种慢性疾病，还伴有抑郁、焦虑或是创伤史。通过这些病例，我对于美国医疗体系以及它正在经历的沧桑巨变，有了更广泛且更深入的认识。这些巨变给患者及其照护者（包括医生）都带来了深重的灾难。

我见过的病人中，有的对保险公司心存芥蒂，觉得他们给自己设置了重重阻碍，害自己得不到协议上签订过的保健服务；有的对自己的医保业务耿耿于怀，觉得自己分明提交了那么多报销申请，咨询了那么多次，可医保公司却无动于衷；还有些不满是针对医院的，他们觉得医院更关心自己的医疗业务和法律责任，对于照护本身却兴趣索然。人们还抱怨说，临床医生越来越不愿把"高质量的时间"倾注在他们身上，对

---

[1] 拜伦·古德（Byron Good），美国医学人类学家，现为哈佛医学院医学人类学教授，曾担任哈佛医学院全球健康与社会医学系系主任。

[2] 玛丽-乔·德尔维奇奥·古德（Mary-Jo DelVecchio Good），美国医学人类学家、比较社会学家，现为哈佛医学院全球健康与社会医学系教授。

疾病和治疗方案的解释也越来越敷衍；还有人反映说，给他们提供专业照护的人员，就像邮局、法院那些大公司的员工一样，总是行色匆匆，对他们爱搭不理。

比尔·布赖特就是这种例子的典型代表。这位中年人是一名电工，已经与医院及医保公司周旋了多年，因为医院给他开出的胆囊手术费用单远远超出此类手术的社会平均水平，害他欠了一屁股债，还也还不清。

另外一个例子则是埃莉莎·克罗斯比。她是一名美籍非裔，人到中年，寡居多年。有一次，她意外摔倒，造成骨盆骨折，去了一家康复医院接受治疗。可为了能在那儿接受足够的康复治疗，她不得不找来律师帮忙，同医保公司及康复医院协商，希望不要赶她走，直到自己能在助行器的帮助下独立行走。

卡拉·迈尔斯，三十岁出头，家住美国中西部的小乡村。有次，她从楼梯上跌落下来，导致脑外伤，进而出现了严重的认知障碍及平衡障碍，影响到了走路功能。可除了护理院[1]之外，却没有一家长期照护机构愿意收留她。而护理院呢？怎么看都只是像仓库一样，收容着垂暮之人与临终之人，根本就不是她可以得到真正照护的地方。当她想到自己还年轻，还有许多梦想和目标，却要在这种护理院里度过自己的余生，便恸哭起来，父母也跟着落泪。在她面前，没有任何一家辅助生活机构[2]，没有任何一所中途之家[3]，也没有其他任何选择，可以提供她所需要

---

[1] 护理院（Nursing House），也译作"护理之家"。在美国，护理院一般是给那些缺乏生活自理能力的老年人居住的，那里会提供二十四小时的医疗服务。

[2] 辅助生活机构（Assisted-living Facility），不同于护理院，一般是给那些生活能够自理但很需要一定帮助的人使用的。

[3] 中途之家（Halfway House）一般是指帮助残障人士学习基本生活工作技能，从而使他们能够重返社会的机构。

的照护。而她的父母还都有工作，选择和他们住在一起，由他们去照顾，显然也不是合情合理的选择。

格雷格·马修是一名没有医保的高中辍学生，他曾经在建筑行业做一名普通工人。后来，他得了癌症，面对高昂的癌症治疗费用，他求助于美国的医疗补助计划，却遭到了拒绝，一时间无家可归。他告诉我，在医疗补助这件事情上，他已经花了很多时间与州政府的官员周旋。

这样的故事，还在我们身边不断上演。

这么多年来，我见过了成百上千的患者和家属。他们在我的诊室里，在他们家里，在我做研究时，抑或是在线上，向我抱怨说，医生在和他们沟通的时候就是在敷衍了事。约翰·塞尔斯是一位六十岁的老师，在医院动了结肠癌手术，可是做完手术才四天工夫，医院就要他出院。那会儿，他肚子上的引流管都还没拔，所以只好带着这几根管子回家了。然而，他的医生和护士，谁都没有跟他或他的家人解释说，这几根管子里是会有引流液流出来的。所以当他们回家以后，发现管子里有液体流出来，都被吓坏了，不知该如何是好。塞尔斯的妻子是他家里主要照顾他的人，也是我的患者——当时，我正在给她进行抑郁症治疗。她跟我说，她非常担心自己的护理工作会导致塞尔斯出现危及生命的感染或是其他伤害。

萨拉·卡尔是一位寡妇，罹患成人糖尿病、充血性心力衰竭以及慢性焦虑障碍。有一次，她因为吃一种新药而出现了惊恐发作。可在那之前，却没人警告她说，这种药有导致惊恐发作的副作用。很明显，问题出在她的新药上，可是没人站出来给她道歉，向她解释所发生的一切，甚至没人愿意花一点时间跟她交代一下新的替代药。

艾达·施瓦茨是一位五十五岁的护士，有慢性腰痛。有一次，她的腰痛急性加重，骨科医生建议她接受腰部手术。可她跟我说，这个医生一句话也没跟她多说，既没解释动手术的原因，也没回答她有关手术风险的问题。相比之下，她的脊椎按摩师却与她攀谈了一个小时，为她答疑解惑。她并不怀疑骨科医生的工作更有科学性，但她认为脊椎按摩师才更像疗愈者。我还可以说说我自己的故事——有一次，我去做甲状腺核素扫描（谢天谢地，检查出来不是癌症），可不管是给我做检查的技师，还是给我解释检查结果的放射科医生，都说不清这种成像技术的价值和局限性。

其实对于这些问题，医生们自己也感到很悲哀、很无奈。但不管怎样，通过这些案例，我们能够看到，如今的医学领域，医患关系与沟通质量堪忧。事实上，临床医生如何倾听患者的心声，如何解释并回答患者的问题，如何与患者沟通，如何处理与患者之间的、发展中的互动关系——实际上，这些医患互动质量才能最精确地反映出患者所接受的照护质量。

20世纪四五十年代的医学事业，就像是小型手工艺作坊一样，医生要么私人执业，要么也就是一小伙人一起工作。这让我回想起我童年时代的本大夫。他来到我家，把整个家庭当作个体与个体的组合，也当作一个有机的整体。同时，他又是我们社区中的一分子。医疗实践发生在医生的办公室里，发生在医院里，也发生在千千万万人的家里。除此之外，就没有什么大而全的体系制度约束着它了。而到了20世纪六七十年代，政府和大型企业开始接管整个医疗实践领域，将初级保健、专科实践、多样化技术性服务以及几乎所有的治疗手段统统收于麾下，硬塞进了一个多层次、多维度的体系之中，将医生、护士以及其他卫生服务人员，从独立的医疗从业者转变成一帮领着薪资的务工人员。医疗照护已经成为一种产品。医院诊所在生产它，而患者在消费它。在这种"大医疗"背景下，患者对于他们在官僚化医疗服务中的照护体验也有了越来越多的不满。由此，一套庞大的医疗法律体系也应运而生。针对医疗从业者的投诉案越来越多，多到从业者都无所适从，只得花费数百万美元来购买诉讼险，并在由算法主宰的所谓"最佳临床实践指南"中寻求庇护，而这些指南就像是"一刀切"的简易菜谱一样。

到了20世纪90年代及21世纪，医生们开始拼命地在电脑上做循证干预[1]研究，真实患者的临床照护体验却销声匿迹了。于是，统计数字开始变得比临床体验更加重要。相比于与患者沟通，美国医生在电话上花的时间反倒更多，他们要与医保公司代表沟通，又要与政府官员交涉。企业制医院则与其他企业如出一辙，用了些一样的办法来应付客户的不满并招徕新的客户。而培训师则根据其培训空姐及餐厅服务员的经验，依葫芦画瓢地教医务人员如何装出一副同情心爆棚的样子。他们提出了"心理弹性"[2]这一概念，就好像患者和他们的家庭照护者是一根根橡皮筋，无论遭受了多么残酷、多么严重的躯体及情感折磨，最后都能恢复原样。患者与客户就这样被画上了等号。而在这样的环境中，患者们也社会化[3]了，开始单纯地用效率、成本这种经济学术语来评估医疗服

---

[1] 循证干预（Evidence-based Intervention）强调临床干预需要基于最新的临床研究证据，因此会开展大量临床试验，并基于试验结果指导临床决策，却会在一定程度上忽视每个患者的异质性与特殊的照护需求。

[2] "心理弹性"（resilience）又译作"心理韧性""抗逆力"，是心理学上的重要概念之一，指的是从创伤或痛苦事件中复原并良好适应的能力。

[3] 社会化（socialization）指的是个体在特定社会环境中耳濡目染，学习到这个环境中的特定社会行为方式及人格特征，从而适应该社会环境的过程。

务。而此时此刻的医生，作为回应，也捡起了相同的语言，却摒弃了原本那种视医学为道德使命、视照护为道德责任的语言。一点一点，直到我们陷入了今天这种绝境，人们才开始真正担心，在最重要的、深刻的人性层面上，照护可能会从临床实践中消失。而且，即便是在家庭或朋友圈子这种从前相安无事的地方，照护的空间也越来越小。患者及其照护者，都觉得自己好像被围困了，好像正在失去他们的安全网，失去他们——正如 20 世纪美国历史学家克里斯托弗·拉施（Christopher Lasch）所说的——"这个冷酷世界中的天堂"。一个缺乏有效组织的体系就这样诞生了，并且迅速地碎片化，失去了原有的平衡。

当时，琼和我在很大程度上忽视了这些问题的现实影响。那段时间是我们人生中的黄金时期，我们的孩子也在茁壮成长。在哈佛燕京学社，琼遇见了她伟大的导师，也就是著名汉学家方志彤，他是当时中国文学及文学史研究巨擘。方先生给琼安排了翻译《千字文》的任务。这首没有任何重复汉字的诗简明扼要地阐述了中国价值观的起源和意义，也是儿童的道德启蒙读物。

尽管需要同时照顾我和我们的家庭，琼的智识工作却一直欣欣向荣。而与此同时，我的事业也正朝着各种可能的方向蓬勃发展。我在社会医学系和人类学系做系主任，并担任讲席教授。我马不停蹄地写文章、出书，还在世界各地的董事会、委员会、顾问小组和组织机构担任职务。此外，我仍旧每年都会挤出时间，去中国从事研究工作。近二十年来，只要我人在剑桥，我都会在哈佛大学的一家附属医院里进行临床教学查房。而到了晚上和周末，我则会在大学办公室和家庭办公室里与我的私人患者见面。简而言之，包括行政和教学任务在内，我在剑桥市的工作量是巨大的，甚至超过了我在西雅图的工作量。我的工作节奏快得出奇，但我仍旧乐此不疲地工作着。我的职业生涯充满了欣喜与报偿，但当它发展到顶峰的时候，我却会担心这种状态是否能够维持下去。我从不认为成功一定能带来满足。每当我取得一项新的成就，它的存在好像都只是在提醒我，要更加努力地工作，争取更多的成就，而"更多"也从未让我感到满足。

这一切都是要付出代价的。当我夜以继日地追求学术成就及学术认可时，我牺牲了自己的健康这一最宝贵的资源，这实在是有些讽刺意味了。在那些年里，我得过各种各样的毛病，其中绝大多数都与压力太大脱不了干系，比如哮喘、高血压、痛风、鼻窦炎、发育不良痣和慢性皮炎。因为我完全不懂得要好好照顾自己，到头来所有这些毛病都发展到了很严重的地步。

可那些年里，挑着生活重担的却不是我，而是琼。我倒没有像小时候那样骄横，因为我确实也在家里负责洗碗并摆放餐具。可现在回想起来，我当时在家里的特权仍旧大得难以置信。我从未整理过床铺，从未付过账单，也从未关心过家里房子的任何问题。我自然是知道家里的洗衣机和烘干机搁在哪儿，可我却完全不知道该如何使用这些家伙。对于每一个学术和专业领域，我都倾注了同样的活力和热情。然而我之所以能做到这点，却都是因为琼，因为琼把我身边的一切都打理得那么好。那段时间里，虽然我在照护这个问题上写了很多文章，上了很多课，可我却没有照顾过我的家人和我自己哪怕一分一秒。我甚至都没有停下来思考过，在我的世界中，究竟存在着怎样一些社会因素，在塑造我的疾痛体验。对于这些体验，我只想视而不见。对于自己的学生和同事，我表现得非常严苛，老是觉得他们做得还不够好，可是却从未花过时间，也没这个耐心，去想一想到底是什么影响了他们的表现。从很早的时候开始，琼就一直在为了我的职业成功而努力，而且她付出的努力甚至与我自己付出的旗鼓相当。她是我生活的缓冲区和调解员。就像我们在西雅图时那样，在哈佛大学，她同样介入并解决了许多由于我的疏忽而造成的问题。

我们没钱雇请清洁工或其他任何帮手。孩子们念私立学校的学费，我们都是勉强凑齐的。于是，琼承包了家里所有家务。离开西雅图时，我们要把房子卖掉，而为了让房子看起来更有吸引力、更好卖，琼租借了一套蒸汽设备，把楼梯间四周墙壁上的旧墙纸全部用蒸汽给揭了下来。这项工作让她暴露在了有毒气体之中，使她出现了咳嗽和头晕的症状，但她还是坚持完成了它。在这件事情之前，她刚花了整整六个月的时间，紧锣密鼓地为一本中国顶尖精神病学杂志撰写了一篇关于我们工作的中文摘要。更加难以置信的是，她仍旧无时无刻不在我们身边，照顾着我、我母亲、彼得和安妮，甚至还有我们那头麻烦的大狗——咸咸。

在我的生活中，在我们的家庭生活中，琼都扮演了主要照护者的角色。琼就像胶水一样，把我们生活的各个部分黏合在了一起，而我却自顾自地朝着自己的方向奔去，不知不觉中干了很多蠢事，把我们的生活撕得粉碎。那些年里，我写出了《疾痛的故事》，也做了很多关于如何照顾他人、如何打理回忆的讲座。然而，回到我们自己的生活，我却把讲述这些生活故事的任务留给了琼，交由琼去把我们的体验谱写成永恒的回忆。如今想来这实在是太可悲也太讽刺了，而我也不得不去面对这一事实。很长时间以来，我们都习惯了这种相处模式，所以后来琼生病了，我们这个小小的世界就彻底崩塌了。与此同时，在我们这个小世界之外的更大世界，苦难与照护的问题也在经历着深刻的社会转型，琼和我在后来的日子也亲身体验了那些我曾经记录并批评过的现象。我们所处的水域正在升温，虽然尚未沸腾。

第七章　毫无预兆的开始

　　一切都开始得毫无预兆。琼在五十多岁时开始抱怨她的视力好像出了问题，她在看电脑、看书和读文献的时候，都不太顺利。她一次次地跑去验光，配新的眼镜，可情况好像都没有好转。周末我们有时会离开剑桥的家，驱车去往缅因州中部的海岸地带，那里有我们的一处静修所。以往，我们养成了一个习惯，就是在我开车的时候，琼会给我读《纽约时报》。可现在不知道为什么，她发现自己竟然无法顺利读完这些文章，这让我们两个人都感到很挫败。我们花了几个月的时间才搞清楚问题出在哪里。原来，她在读文章的时候，每读到行末，好像都会不自觉地跳行，搞混行与行之间的关系，让整个故事线都变得非常混乱而且难以理解。

　　这种挫败感，很快就从周末蔓延到了工作日。她好像已经无法操作电脑了，总是会跳过一些关键步骤，有时还一错再错。另外，琼几十年来一直都是开车回家的。可后来，她却发现自己在开车的时候总是会偏离车道。我至今印象都很深，有一次，我们要开车驶过剑桥街和哈佛广场之间的短隧道，琼曾数百次甚至数千次驶过这条短隧道，但这次，她无法开过去。她吓坏了，她说她无法在黑暗中开车。我们后面的喇叭声不绝于耳，我只好伸出手去够方向盘，在副驾驶位上操控汽车。那次突发情况让我俩都十分震惊，也十分困惑。也就是从那天起，琼表示她不会再开车。后来，没过去多久，她甚至连下楼梯和过马路都不敢了。

琼还碰到了一些其他问题。比如，她摔坏了几只酒杯和餐盘——这是很不寻常的。另外，许多她成年以后一直在做的日常工作，现在做起来也很费劲了。她先是抱怨说，她再也无法清楚地读懂账单上的内容了。接着，她连签小票付账单也彻底干不了了，这事儿她已经做了三十年，可现在却把这活儿交给了我。我开始的时候还会嘀咕她两句，可后来，她给我看了她在算数时碰到的问题，我就开始觉得，这可能不仅仅是视力问题了（但当时，我没有说出这个想法，因为我发现自己还挺享受付账单这件事的，我早该分担着去做了）。过去，我们总会在晚餐时喝一两杯红酒。可现在，琼却开始抱怨说，喝红酒让她觉得头晕。有一次，我们在家里办了一场晚宴，喝了不少红酒。在客人离开以后，她倒头就睡着了，睡了一整晚，直到第二天快中午的时候才醒过来。这种事儿是我们以前从未遇见过的。后来，接踵而至的就是地址簿的问题。连我们好朋友和家人的名字，她也没法儿从地址簿上找出来了。于是，她开始记新的地址簿，重复写他们的地址和电话号码。家里的地址簿已经堆积如山，可是当我要去查姓名和地址的时候，却发现这些信息竟然重复出现在了每一本上。这到底是怎么回事？

好几个月来，我们都淡化了这些问题的重要性。我们认为，这些变化都是正常的老化过程。可要是这么说，解释不通的是，琼那会儿还不到六十岁，而我九十岁高龄的母亲，在她熟悉的日常任务上，也没犯难到这种程度。

直到有一次周末，一场真正灾难的发生，才逼我们不得不去想办法搞清楚琼到底是怎么了。那是一个周六的清晨，我们准备出发去离家不远的弗雷什湖旁跑步，那是我们周末的常规活动。跑着跑着，我停下来系鞋带，琼则径自往前跑着，大步跑上了两车道的大马路，完全没看到从她右边驶过来的大货车。我朝她大声呼喊，她也同样痛苦地尖叫了起来，货车的轮子从她脚上碾了过去，并把她撞倒在地。我们都意识到，她刚才距离死亡只有一步之遥。我们紧紧地搂在一起，而她则因为脚伤在我怀里瑟瑟发抖。后来，她脚上打了两根钛钉，用来固定她的踝部骨折。在医院的第一个晚上，我几乎整晚都陪在她身边，因为什么都没法儿抚慰她的恐惧。她非常害怕那些正发生在她身上的可怕事情，先是失去视力，然后是判断力，接着又是基本的生活能力，还有内心深处的安全感。

　　我们家有位家庭医生，我们都很信任他。过去几十年来，我们一直在他那里看病。但看到琼的情况，他也感到很困惑，最后只好把我们介绍给其他专科医生。我们先是去看了一位眼科医生，他给琼做了一系列检查，可是都下不了结论。我还清楚地记得，当时他在检查室里随随便便地背对着我们，在电脑上登记信息，好像并没有把我们当作有着真实生活的真实人。在后来的数周乃至数月中，我们来到了许许多多不同医生的办公室里，这种令人不安的感觉也经常产生。后来，我们又去看了另一位眼科医生。他发现了琼的视野有问题，于是就把我们转介给了一位神经科医生。这位年长的临床医生给我们说了各种可能性，把我们都搞晕了。可是，在所有这些可能性当中，似乎没有一种能被体格检查、实验室检查所证实，或至少与之相关。这位神经科医生嘀嘀咕咕，给我们讲了一长串可能的诊断，可是对于这些诊断，他既无法明确，又无法将它们排除。虽然我也是个医生，可仍旧听不懂他到底在说些什么。他没有为琼和我解答任何问题，反倒是提出了更多问题。

我们的一些朋友也非常关心琼的病情，所以就参与了进来。有位朋友给我们预约了神经眼科门诊。可我们去了以后，却等了几个小时才等到专家出现——不是一位，也不是两位，而是半打专家。其中有些专家因为没能把我们塞进他们提前想好的诊断类别中而表现出些许沮丧；其他专家则跟我们说，琼得了个"有趣瘤"（fascinoma），也就是有趣的少见病例，很可能是由某种罕见病所导致的。这种说法激怒了我，因为它清楚地揭露出他们对于这种疾病的细节上的关注，就好像这种疾病是独立于我们而存在的。此外，他们还不断提出要我们预约新的检查项目，重复那些以前做过但什么结果也没有的检查。我们每去一家新的医院或者每见一位新的医生，他们都只相信自己单位的检查结果。所以，琼不得不反反复复做相同的检查，什么CT断层扫描、核磁共振、血常规，可这些检查，我们显然已经在其他人那里都做过了。

到那时为止，我们已经花了几个月的时间来打电话预约门诊，等待门诊，修改门诊，取消门诊，做实验室检查，去影像科做新的且更贵的检查，去找专家会诊（结果专家又安排了更多的会诊），反正就只是在等待。医疗服务之中，居然有那么多的时间都在等待，总是在等待。患者和家属坐在候诊室内，茫然无措，就诊之路好像看不到尽头一样，这只会加剧他们心中的焦虑和沮丧。他们等待检查报告，等待与医生商讨后续方案，而更多时候，他们则在等待诊断结果，等待他们的答案。对于所有那些陷在这种无情循环中的人来说，等待就意味着时间的失去。而这些失去的时间，本来是需要被做好准备应对疾痛并继续生活的信念所填满的。等待的时间在翻倍，沮丧的程度也在翻倍，甚至就这样镌刻在长久的生命里。我们好像被困在了迷惑与无能的泥淖之中，一群又一群的专家来看我们，却好像看不到我们的恐惧，或者说看不到"我们也是人"的事实。这种疾痛体验，我从前没能完全理解。而现在，当我们自己要去面对这种体验的时候，才总算了解了个中滋味。

我们有些朋友非常好心，给我们发来了文献，给我们介绍网站，并与我们分享他们看病时的沮丧经历，可这些事情却不可避免地为我们平添了几分困惑。我们收到或自己查到的许多信息都相互矛盾，对病情的判断起不了多大作用。琼的病情在我以前的学生中传开了。有位学生当时正在东欧某机构做研究员，他给我们推荐了前南斯拉夫当地的一名疗愈师，据说，这名疗愈师可以"看出"诊断，而且能够治好许多医生都无法治好的疾病。作为一名常常反对让西方生物医学凌驾于其他传统医学之上的人类学家，他的这些话对我诱惑很大。然而我意识到，作为琼的丈夫，即便有这个可能，我们当时也还没有做好准备，要去尝试这种未经证实甚至是有些极端的治疗方式。除此之外，我们的中国朋友自然也有建议我们去看中医的，叫中医给琼把个脉，开点儿方子。但我们迫切需要的仍旧是判断，是答案。

重性疾病的早期阶段总会给人一种天崩地裂的感觉，而且是一种创伤性经历。虽然琼和我对于疾病也算是有很多知识和经验了，但在亲身经历疾病的时候，对于这种创伤仍然不具有免疫力。面对突如其来的疾病化的生活，面对这种生活带来的混乱不堪与动荡不定，我们都感到茫然无措。在企业化医疗那种无情无义的世界里，医学专家与他们的团队似乎只把我们看作一组暂无定论的检查数据，而不是需要支持和安慰的弱势者。我们不知道究竟该期待什么。虽然我工作的地方是世界上最负盛名的医学院之一，虽然我在这所医学院附属医院的职工中也算是广为人知，但对于下一步该怎么走，琼和我却一筹莫展，我们也没有得到任何建议。

最后，我们去见了哈佛医学院的一位同事，他是一位资深的临床神经病学家，以其诊断能力而闻名。他重新开了一些关键性的神经影像学检查，并且有条不紊地给琼做了一套他自己设计的、极为详细的神经心理学测试。最后，他叫我们坐下，神情沮丧地看着他手里的检查报告。他说，在这张最新的脑部核磁片子上，虽然影像科医生打了个"结果正常"，但如果你拿它和琼过去的片子做个比较，就会发现隐蔽的、早期皮质萎缩的确凿证据：在负责视觉与认知功能的脑区，存在着细胞变性或萎缩。神经心理学测试也发现了认知功能障碍的证据，这些证据虽然微弱，但同样是确凿无疑的。这些认知方面的问题，加上详尽的体格检查的结果，都指向了同一个诊断。我们这位同事平日里很是风趣幽默，但他在给我们梳理手中的证据时，却一脸严肃，而我们则在旁一声不响地听着。错不了，琼这些惹人厌的症状是由早发型阿尔茨海默病引起的。他指出，只有约百分之五的阿尔茨海默病患者，会从大脑枕叶萎缩开始，这一脑区的功能正是解释并整合视觉信息，琼恰恰就成了这百分之五的患者之一。而且对于琼来说，有迹象表明，她枕叶附近负责感知觉调控的顶叶也已经开始受连累了。

结束了这一相当重要的诊断过程之后，我的老同事就不再多说什么了。我们想让他说说这疾病的预后，可他仍旧犹豫不决。实际上，关于我们接下来该怎么办这个问题，他根本没有任何建议可以给到我们，于是就把我们转介到了一位专门研究阿尔茨海默病的年轻同事那里。如今回想这件事情，最能说明问题的恐怕是，在我们与他一起度过的近两个小时里，百分之九十九的时间都用在了诊断上。然而，在他诊断清楚以后，却没有匀出一丁点儿时间与我们讨论这个对于我们来说或许最重要的问题：我们该怎么办？

后来，我们到了这位神经病学家的年轻同事那里。第一次见面时，她花了绝大部分的时间来鼓励我们参与一项临床试验。但她还是很少谈到下面两个问题：对于我们来说，未来究竟会发生什么？而我们为了未来需要寻求怎样的实际帮助？她想每六个月见一次琼，可这听起来给我们的感觉是，她只会成为琼的观察者，而不是那种我们可以依靠的、指引我们走过这段即将到来的旅程的人。她把话都说给琼听，想要避开与我的目光接触。我跟她说，我很感激她不遗余力地强调，琼虽然有这样那样的功能障碍，但仍旧可以（也应该）由自己来做决定。但我同时也跟她解释说，琼确实想要我——她的丈夫——来帮她厘清目前这种复杂的医疗状况。在这个过程中，琼一直都很安静，但她后来开口跟神经科医生说，她感到很困惑，希望我能帮她搞明白接下来该做些什么。我直言道，我们想要肩并肩一起熬过这段困难的时期，想要肩并肩走过余生，一如我们在过去几十年里所做的那样。然而，这位年轻医生却回答我们说，这是"规则"——"规则"要求她必须跟琼直接进行沟通。而且，她碰到过很多例子，在这些例子中，妻子的意愿被她们的丈夫所压制，而对于这种情况她经验老到。琼和我都辩驳说，我们的婚姻没出现过这种情况，然而这位神经科医生还是固执己见，我们也只好摇摇头，愤怒地离开了。我们实在无法想象，面对这样一位专家，一位只把我们看作孤立的个体而非完整家庭的专家，我们在未来的看诊过程中该如何与她沟通。显然，她遵循那些"规则"的本意是想有所进步，但她却运用得很教条，让这些规则对我们来说毫无价值可言。在治疗方面，她只跟我们说了这样的话：我们目前所有的药物都无法在很大程度上改善这种疾病的症状，但至少它们不会造成伤害，而且在我们等待医学突破的同时，它们有可能减缓疾病进展。至于这个说法，我无法反驳，但至于照护，她只字未提。

得知诊断结果的那天晚上，我紧紧地把琼搂在怀里，竭力地向她表达，我一定会为她倾尽所有。而琼只是流着苦涩的泪水，为我们的未来感到担心与悲痛。她愤怒地哀叹道，对于那美好的晚年时光，我们已经做了那么多准备，可到头来，我们将要去面对的，却是完全不同的东西。我向她允诺，无论发生什么，我都会照顾她，而且会一直在家里照顾她，可她却一点儿也不接受我所说的。糖衣终究裹不住苦涩。在入睡之前，她轻轻地捧住我的脸，把我的脸转向了她那边，直视着我的眼睛。从她的脸上，我可以看出她的内心从容、镇静且坚定。她用柔和却笃定的语气跟我说了一些话，让我不必劳神费力就终生难忘，因为在许多年里，她以同样严肃的神情把这些话重复了好多次，把它们永远地镌刻在了我的灵魂里。

"我不会留恋这世间，我不愿死得没有尊严。你和查理（我们当时的家庭医生）知道该怎么结束我的生命，在这个问题上，你必须答应我，我需要你保证。"

我静静地聆听她的诉说，也向她表示，我听见了她的恳求。但即便如此，我还是知道，不管是我还是她的医生，对此都无能为力。我们哭得泣不成声，这泪水既是为她而流，也是为了我们两个人而流。我心里很茫然——不，我深知，无论我们将要经历什么，无论她如何恳求我，我还是无法夺走她的生命。我们会一起面对那些即将到来的风霜雨雪，无论能否抵抗。

阿尔茨海默病很少会沿着相同的故事线发展。当然，肯定会有一个开头，也不可避免地会有一个结尾，但中间的过程对于绝大多数患者及其家庭来说，却充满了变数和理不清的混乱。他们得经历漫长的煎熬。而在这过程中，照护就显得尤为重要。在阿尔茨海默病领域，各种专家、权威都倾向于把这种疾病描写成有着清晰的进展阶段，从早期的轻度，到中期的中度，再到晚期的重度功能障碍。我相信，这种划分法让阿尔茨海默病的处理和讨论变得更加容易了，但我们对于这种疾病的亲身经历却不是这样。我们的疾痛叙事完全不是线性的；相反，它没有逻辑，不可预测，有时甚至是完全随机的。这个故事不断地自我循环，时断时续。我们从中学到一些经验，又得马上否定它们，然后再积累一些新的。我们经历了一次又一次的失败与成功，就好像是一套组曲，全是尚未完结的主题与变奏。

在未来的十年里，我们的生活变得几乎难以承受，但其实最开始时，除了视觉问题，琼的症状并没有太大的发展。在接下来的几年时间里，琼的枕叶细胞解开了彼此之间的突触连接，她也渐渐失去了视力。在某种程度上，琼始终在否认自己的症状，在努力掩饰自己丧失视力的程度及其造成的严重后果。然而，当时的琼已是垂暮之年，来不及学习该如何在没有视力的情况下继续生活。随着视力的逐渐丧失，她也没有办法再继续阅读和翻译《千字文》，继续过去十多年来一直为之努力的工作。

除了学术生活上的这一打击，琼还面临着其他方面的困难，比如无法使用电脑、无法阅读研究材料、无法给亲朋好友写信等。随着时间一点点流逝，她也无法再看电影，无法再去参观她热爱的博物馆和美术馆，无法再欣赏我们四十多年来收藏的中国画（这些本是她生活乐趣的一大源泉）。她渐渐失去了那些构成她人格特质的核心部分，那些价值观、那些情感、那些使她成为琼的部分，都渐渐随风而去了。我看着她的这些变化，却束手无策。

除了这些看似没有尽头的失去之外，琼的独立性也在受到侵蚀。最开始，她发现自己再无法凭借自己仅存的那一点儿视力，独自一人安全地穿过马路，这也意味着，除非有人陪伴，否则她只能待在家里或办公室里。再后来，她甚至连家门口的马路都辨不清了。有一次，我们上儿子家去，她没留心脚下，从楼梯上一路摔了下去，把髋骨给摔断了。过了很长时间，她才从这次惊吓中缓过神来。但自此以后，她去哪里都会拉上我，甚至是在我们自己家里。

于是，我成了她的向导。我牵着她的手，亲吻她的脸颊。最开始我这么做，只是想提醒她我有多爱她。后来，随着她认知功能的下降，我就想通过这种方式来向她证明，她面前这个人确实就是我。我牵着她，走过我们住了几十年的房子，绕过桌子和椅子，绕过沙发和书架。我牵着她，从卧室走到厨房，从客厅走到饭厅，从我那摆着电脑和电视的书房走到她那摆满了一排排书籍的书房——那里放了太多中文书、中文字典、法国小说，还有太多中国书法与中国画册（患病前，她会经常在那里愉快地临摹这些字画）。在她那间书房里，墙上挂满了她画的松石水墨。在那里，她画了许多上了色的直线、曲线和元素。然而，随着她视力的减退和记忆力、理解力的下降，这些勾勾画画变得越来越稀疏，越来越抽象。直到后来，她半点儿东西都看不见了。即便已经几近失明，画画仍旧能够像古典音乐那样，给她带来些许平静。然而，最让我感到伤心的是，琼为了掩饰自己的失明，会热情地奔向她的家人和朋友，拥抱他们，然后微笑着与他们问好。可一次又一次，她都奔错了方向。

在琼刚罹患阿尔茨海默病的那阵子，我开始思考这一切隐含的深义。我们考虑到自身的现实处境，不得不改变某些生活上的节奏和方式。我们渐渐很少出门了，宁愿花更多的时间待在家里。有些朋友渐渐离我们远去，而另一些朋友则与我们靠得越来越近。在琼患病的那十年里，这个照护主题反反复复地出现，那就是总有些人会走进我们的生活，正如总有些人会渐行渐远。危机来临之后，我们有些信赖已久的朋友，后来消失在了我们的生活中，或是做出了让我们失望的事情，而萍水相逢之人，却可能出乎意料地成为我们生活中最主要的帮手。多年来，这种关系上的变化，就像潮水一般，此消彼长，来了又去。因此，我现在也很难勾画出那条不断变化的时间线，还有那些此消彼长的人际关系。当然，无法否认的是，总有些人从来没有变过，那就是彼得、安妮和我的母亲玛西娅。在我和琼想要搞明白这种冷酷无情的疾病究竟对于我们的未来意味着什么的时候，他们仍旧保持着每天与我们的联系。

我们推迟了旅行，取消了约会，生活也渐渐进入了一个平台期，这些给我们造成了一种错觉，以为生活（至少是我们的家庭生活）无须做出很大的改变，我们便可以扛过去。后来我们才发现，在开始的那些日子里，我们为了减轻压力而给自己绑上的这些锁链，使我们失去了许多感悟幸福的机会。我们与那个由许多小小的、偶然的快乐所组成的世界隔离，与那个充满了朋友、学术、阅读、音乐、旅行、烹饪的世界隔离。那些快乐，或许来自一次奔跑，或者只是因为一封晚宴的邀请信。我们这一路走来，不得不调整了许多既往的生活态度和方式。

对于琼和我来说，我们就好像是一个整体：有时，她代表我；有时，我则代表她。而在健康这个领域，我们都期许我能做那个领航员。然而，就像我们见过的那位年轻神经科医生一样，我们后来咨询过的许多医疗专家都拒绝了我的请求，不让我代表琼与他们沟通。当然了，他们会很有礼貌地听完我的想法。但没一会儿，他们就会将注意力重新放在琼身上。然后，琼会跟他们说，我也是医生，而且我比她更了解该如何表达她对于这种疾病及其治疗方式的看法，尤其是在当时那种情况下，琼很容易就听得云里雾里。有时她会修正或完善我所说的话，但更多时候，她还是得靠我替她发言，就像在家里或是在与中国和法国朋友交流的时候，我得靠她替我发言一样。我们确实认为，我们就像是一个整体的两个部分，有着许多共通的情感。然而，许多美国医生心中却存在着这样一个刻板印象里的三元结构，那就是患者、家属和服务提供者。而在这种三元结构中，任何决定都得由患者自己来负责。可这样一种高度个体主义的结构，并不符合我们的实际情况。而我们长期浸淫的中国文化，也强化了我们这种想法：我们两个人同属一个整体，需要同等地为对方负责。然而，临床医生却好像以为，我的介入是在剥夺琼的发言权。

后来，随着琼渐渐丧失了视力，她的行为也开始出现某些变化。她变得易受惊吓，甚至在那些所剩不多的、她还能够应付的日常活动上，她都很容易变得紧张。那时，我们的一双儿女各自生了两个小孩。小宝宝出生的时候，琼还有些视力，可她却不敢抱他们，怕抱在怀里的时候会出事故。后来，宝宝们逐渐长大，开始蹒跚学步。再后来，他们长成了小朋友，琼却越来越感到无能为力，因为她无法再与他们一起玩耍，甚至也很难再跟上他们的脚步了。有一次在曼哈顿，我们小心翼翼地走进了一个地铁站，可讨论起该坐哪条线路、准备要买票的时候，琼却被人流挤到了远处。她僵硬地站在那里，一动也不动，面朝着错误的方向。这时，我们五岁的外孙女静静地走到了她身边，牵住了她的手，然后亲吻了两下，说："外婆，我们走吧。"然后把她拉回了我们一大家子的保护范围之内。我站在一旁，看着这一切，想到了意第绪语里的一句老话：在父母帮助子女的时候，父母欢喜，子女也欢喜；而在子女帮助父母的时候，子女泪盈，父母也泪盈。

琼向来是最热情、最温柔、最善良的，然而，随着她病情的恶化，她却开始变得越来越苛刻，而且非常容易产生挫败感。挫败感的不断累积，也让她一次又一次地勃然大怒。从前，她待人接物总是非常友善，懂得照顾他人的感受。可现在，她自我戒备心很重，整日沉溺在自己的内心世界之中。对于那些重疾缠身的人来说，这种现象其实并不少见，而在神经退行性疾病患者中则尤其明显。从前，每逢感恩节和圣诞节，琼都是家庭聚会的核心人物。而如今，碰到这种场合，她变得相当疏远，很少参与进来。如此默然不语的她仿佛不再属于我们这个家庭。我们的子女、孙子孙女以及我年迈的母亲都想打破她自我防御的外壳，可她参与进来以后，不用多久就又会离开，重新回到她那个封闭的世界。

我们的儿子与琼特别亲近。有次，他对我大发雷霆，觉得我没有好好想办法让琼能够参与到家庭生活中来。我没有怪他，因为我确实觉得，在接受了琼的退缩行为并且用工作填满了自己的时间以后，事情变得简单了许多——这也正是照护者经常会出现的典型防御机制之一。当时我们在缅因州，我抱怨道，我留给自己的时间已经所剩无几了。然后，儿子就攻讦我说（我后来意识到，他的攻讦恰如其分），琼为我付出了那么多，而我现在却表现得那么自私自利。我同儿子争吵了起来，女儿也介入进来，想要缓和我们之间的争执。我崩溃了，淌下了泪水。我的一双儿女也拥了过来。接着，我们所有人都失声痛哭起来。他们万万没有想到，他们母亲不断恶化的病情正在严重影响到我们所有人的关系。而我自己也没有意识到，如果我想要挺过漫漫前路上的风霜雨雪，就必须更多地依靠他们。

这个插曲特别重要，因为它让问题变得更加清晰，也让现实变得更易接受了。在那之前，我一直都是独自一人做着所有的照护工作。而现在，我渐渐醒悟过来，这种情况必须要发生改变了。如果我们想要熬过所有这些风雨，我必须得到已经成年的子女的帮助，也必须得到我的母亲、朋友乃至关系并非那么近的亲戚和同事的帮助。长期以来，我都是个非常独立的人，并为此感到自豪。对我来说，寻求他人的帮助反倒成了照护工作给我带来的最大挑战之一，尤其是在琼患病的早期。

在琼的病症开始影响到她的生活但还没有严重影响到她的功能时，

琼还是会来到我们位于哈佛大学的办公室，与我一起工作，这也让我在工作的同时能够更容易地看护她。同事们都很体贴，也很照顾我们，学生甚至也过来帮忙了，因为他们渐渐明白，琼是生病了。琼去洗手间经常会迷路，打电话也会碰到困难，再后来，她甚至每件事情都需要有人帮助。在哈佛的最后一年，琼之所以还能够来上班，完全是因为哈佛大学非常慷慨地给她找了几位健康助理（这几位助理都是非籍护士，但她们在美国没有护理执照，只是在为一家健康服务中介机构工作而已，这再次反映出少数族裔女性在美国照护体系中的地位）。整个学期，只要我们出现在办公室，这几位健康助理都无时无刻不在陪伴着她。然而，虽然琼的功能已经受到了影响，但她还是有些介意健康助理——这几位女性的存在，威胁到了琼的自我意识。她甚至会装作她们不在那里，自顾自地离开办公室。但要是没有她们的帮助，琼和我都不可能出现在办公室，必须得有人二十四小时地去照顾她。然而，在学年结束以后，这个方案也不再可行了。

琼的失能程度呈螺旋式下降，我们逐渐到达了某个关键性的时间点——很明显，自此以后，琼只得待在家里了。但是，我如何能够在不放弃自己工作的情况下安排好这一切呢？提前退休是不可能的，因为我们两个还得靠我的薪水来过活，同时还得用它来支付随着阿尔茨海默病发展而产生的费用。

我母亲和琼的关系非常好，她成了我们非常重要的支持。周末的时候，她会来我们家待上几个小时，陪着琼，这样我就可以有点儿喘息的时间。如果我必须去外地开会，她便会留下来过夜，经常是和琼睡在同一张床上，这样就可以给琼一些安全感，让她觉得有需要时总有人陪在她身边。一切都是这么顺其自然，以至于我从未感到愧疚，也从未觉得自己有把照护的压力强加于她。我母亲已经九十多岁了，虽然身体还很好，但她还是觉得自己已经这么大年纪了，难说能为琼的"照护体系"（是的，我们现在认为这正是一个体系）贡献点什么了。但是，她从未有过一句怨言，反倒跟我们说，做这些事情给了她某种生活上的目标感，她喜欢做这些事情，喜欢陪在琼身边。她还说，我们每个人总有一天会遭报应，做这些事情或许可以推迟那天的到来吧。

　　经验老到的照护者想必会从我的文字中认识到，我正在从最初的危机模式转向照护的另一个阶段——长期照护[1]。然而，当时的我还很难将自己从照护工作中真正抽离出来，自然无法看透这样一种过渡。我仍旧以为自己处于早期的危机模式之中，第一反应总是去做更多事情，可这些事情又往往超出我自己的能力范围。好在琼和我之间的关系非常紧密，带我扛过了琼出现进行性失明与认知功能减退的整个过程。

　　我渐渐开始觉得，在照顾琼的早期阶段，我自己也在成长。琼曾经为我做了那么多，而现在，我终于可以去报答琼了。我还记得，当时，即便是做晚饭和洗碗，也让我感到幸福。而琼对于自己病情严重程度的

---

[1] "长期照护"（Long-term Care）简称"长照"，也被译作"长期照顾""长期护理""长期照料"，世界卫生组织《建立老年人长期照顾政策的国际共识》将其定义为："由非正式提供照顾者（家庭、朋友和／或邻居）和／或专业人士（卫生、社会和其他）开展的活动系统，以确保缺乏完全自理能力的人能根据个人的优先选择保持最高可能的生活质量，并享有最大可能的独立、自主、参与、个人充实和人类尊严。"

否认，也让事情变得简单了一些，因为我们可以假装自己都能应付，可以假装疾病带来的影响还不是太大，我们也不需要在生活方式上做出根本性的改变。但这些不过都是在假装罢了。

就这样过去了几年。如我们所料，那些药物没起到半点儿作用。但是，我减少了自己的工作量（这或许是我曾经想都不敢想的），匀出更多时间去陪伴琼，回应她那不断增长的照护需求，并研究出一套照顾她的方法。但是，关于疾痛和照护，唯一不变的只有一样东西，那就是变化，这是为数不多的真理之一。当你以为一切都已稳定下来的时候，疾病却可能突然发展，某些其他的社会或财务因素也可能会突然发生变化，你就不得不再次重新开始。在琼的案例中，我们好不容易研究出了一套还算可以的照护方法。可不消多久，琼的人格变化和行为问题却接踵而至。有时，她会突然大发雷霆。有时，她却变得沉默寡言。有时，她会因为自己做不了以前可以做的事情而感到沮丧。有时，她会表现得非常害怕。这些发作影响（后来则是完全改变）了我与琼的沟通方式，也使得我们在照护上的协作变得更加困难。我这才慢慢意识到，我可能再也无法独自背负这么多的照护负担了。可是，为什么过了这么久，我才意识到这点呢？

自从琼第一次被诊断出阿尔茨海默病以来，现实情况已经发生了很大的变化，我们已经无法再沿着以前的道路继续前进了。我们正在进入某种长期照护的模式，而琼已经双目失明，认知受损，现在又出现了行为上的问题。事实证明，我们的社会提供给阿尔茨海默病患者的专业照护，实在是过于有限。而现在，我们又进一步发现，我们为阿尔茨海默病早期阶段患者所提供的家庭照护，同样是远远不够的。

我们的几位家庭医生对我所说的这一切都很熟悉，甚至知道得比这些还要多。长期以来，他们都在支持琼和我，关注着我们日常生活中的琐碎细节，关注着我们家庭照护的情况，同时也关注着我们的心理健康和社会福祉。在我们经历风雨的时候，他们的"在场"始终如一，鼓舞人心。不管情况变得有多坏，不管我们提出了什么要求，他们都会陪伴我们左右，直到最后。这给我们带来了某种像是安全感的东西。然而，直到晚些时候，当我们迎来了琼整个病程中最为黑暗的时刻，我们方才意识到，他们的"在场"对于我们来说究竟是怎样的馈赠。

与之形成鲜明对比的是，不管是那位年轻的神经科医生（她每六个月会对琼的疾病进展做一次随访），还是那些我们在琼的病症恶化时去找的神经科专家，都没有对这些细节或是家庭照护的必要性表现出任何兴趣。当我把家里的事情向他们倾诉的时候，他们会疑惑地看着我，就好像在问："你是不是忘了自己也是一名医生？否则，怎么老是把医学上重要的对话岔开，说些无关紧要的东西呢？"

他们中，没一个人给我们提供过有关家庭护工的建议；没一个人告诉过我们该如何整饬房子，配合琼的失能程度；没一个人想过理疗师或访问护士可以如何帮到我们；也没一个人觉得需要把我们转介给社会工作者或心理治疗师。也许他们都觉得，我作为精神科医生，完全可以一个人搞定琼的所有心理、药物和人际关系问题——平心而论，他们的确就抑郁症的话题询问过我，尽管态度上是有些不屑一顾的。然而，在社会服务和照护支持方面，他们却一句话也没有提过。对于他们而言，重要的是患病的大脑，而我们不得不去面对的那些现实问题却显然是次要的。回想起来，这恐怕就是我们得到的专业照护中最叫人苦恼的一点了。

我们原先以为，他们至少有个专业团队来对待患者和家属，这样的话，我们还可以被转介到神经科团队的其他护理及帮扶工作者那里，征询他们的意见和建议。

我们咨询过的所有那些高度专业化的神经科医生，好像都没想过，对于阿尔茨海默病（我们对这种疾病的病因和病理生理学还知之甚少，迄今为止也还没有有效的治疗办法）来说，家庭及社会照护网络其实扮演了最为重要的角色。研究这种疾病的医疗专家似乎都不觉得，他们需要亲自上阵，参与到实际的专业照护中来。事实上，我们需要听到他们的经验、建议和见解，从而更好地应对阿尔茨海默病的严峻考验及其对日常生活所造成的影响。毫无疑问，这对每一位患者来说都是非常需要的。

在照顾琼许多年以后，我得到了这样一个苦涩的结论：与家庭医生不同，一旦有了诊断结果，神经科医生似乎就毫无帮助了，他们对于琼的照护也几乎没有任何贡献。我担心，许多在神经退行性疾病或其他严重慢性疾病的泥淖中苦苦挣扎的患者及家庭照护者，都会得出这个可怕的结论。对于许多医疗专家来说，照护这个领域极为陌生，好像是一位几乎已经被遗忘的远房亲戚。

我一生专注于照护领域的研究、教学和临床实践，这也帮助我阐明了上述这些问题。我们的神经科医生只看到了疾病过程，却没有看到疾痛体验。对于他们来说，照护仅仅意味着技术层面的治疗，而一旦各种治疗手段都用过了（就像在阿尔茨海默病的例子中，各种手段很快就会被用尽），他们对于患者的痛苦就不会再给予什么关注了。对于关系，对于"在场"，对于回忆的照护或是其他任何照护过程中的基本要素，他们几乎不会予以认可。我在医学院时的家访经历和我对于患者及其家属的地方世界的田野研究，都告诉我这样一个道理：有关疾痛和治疗的体验，占据了这些家庭空间的中心。如果不考虑到这些地方世界的存在，就会严重限制医疗照护应该提供以及可以提供的服务内容。对于这点，我实在是再清楚不过了，因为我正眼睁睁看着这种情况发生在我和琼的生活中。医学——这个我学习、从事并挚爱的行业，正把我最挚爱的人，当作某种事后才虑及的对象。

　　幸运的一点是，在我们的案例中，专家们对于照护工作的忽视其实并不那么普遍，总有些可喜的例外。我首先能想到的就是我们的家庭医生，然后还有一些住院医生和学生，这些人会去抵制为官僚制医学所容忍的冷漠态度，用某位护士的话说，在他们身上能发现"眼神中流露出来的关爱"。这位护士同时还格外小心地指出，在绝大多数情况下，这种用心参与照护工作的态度，除非持续巩固，否则不消一年就会消失得无影无踪。由此可见，在制度化的医疗环境中，照护精神会逐渐减弱，直至消失，而这一事实也向我们再次证明了医疗官僚化及专业化对于住培生及从业者人格的恶劣影响。

　　具有讽刺意味的是，在琼遇到的那些住培生中，有些还是我曾经的学生。我可以看得出来，他们正在挣扎。面对医院平日对他们行为的束缚，他们想要挣脱开来，想要向琼和我证明，他们并没有忘记我曾经教给他们的那些有关照护的东西。同样正在挣扎的，其实并不只是他们。

对于许多医务人员来说，他们其实都真心地想要去做对的事情。然而，他们面对的是一头名叫"医疗制度化"的野兽，他们在这头野兽的肚子里孜孜矻矻地工作着，他们被这头野兽蹂躏。这头野兽要他们控制医疗费用，要他们在有限的时间内看完尽可能多的病人。在这样的体制下，我们无法得知，为什么有些医生成功地与患者和家属建立起了良好关系，而另一些却失败了？我们也不知道，为什么有些科室（比如我们经历的神经病学）做得不好，而另一些科室（比如缓和医学、全科医学）却似乎要更胜一筹呢？是因为前者的过度专科化吗？是因为医生的自主选择吗？是因为临床服务的组织方式吗？还是因为某些医生的换位思考能力不够？对于这些问题，我们可能还没有答案，但有一点是很明确的，那就是：如果某些医学专科能够像护理行业或理疗行业那样重视对人的照护，那么，对于患者及其家属来说，他们的结局就能变得更好，甚至是对于所有医务人员来说，他们的未来也可以变得更好。

第八章　是医生，也是丈夫

　　在琼刚生病那会儿，我陷入了某种照护危机模式，但若是想给她提供足够的照顾和关注，我就不可能再继续那种程度的惊慌失措与举棋不定。琼的认知障碍与失能在无情地发展着，到了第三个年头，我意识到自己必须做出一套方案，为这种严重的慢性疾病提供长期照护。

　　我想，从一开始，琼发现我居然可以为她和我们的家庭做那么多事情的时候，心里就是很欣慰的。当然，我并不是说她曾经怀疑过我对她的爱或忠诚。但从前，她肯定没找到过一分一厘的证据，可以表明我确实有能力照顾好我们的家庭。最初，她会通过耸肩这种略带讽刺的方式，向我表示感谢。但其实她心里想的是，要是早知道我能够做这么多事情，她一定早就让我参与进来了。然而，在向我表示感谢时，她内心其实也是很愧疚的，觉得自己把很多负担都搁到了我的肩上。所以，她一边应付着各种功能上的障碍，一边向我道歉，让我心里很不是滋味。但是，随着时间一点点流逝，我们之间的这种互动模式也慢慢消失了。

　　如果需要照顾的人不是琼，不是那个占据了我生活和世界的核心的人，我永远也不可能完成这些痴呆症照护的艰巨任务。我感到自己肩上背负着很重的道德和情感责任——琼在过去那么长时间里为我带来照护的馈赠，让我的生命变得圆满，我必须去偿还这种馈赠。但是，并非这种责任感在驱使我做这些事情，我是发自内心地想要看到她快乐舒适，或者至少不觉得伤心难受。所以，是琼自己让这一切成为可能。在那十年的绝大多数时间里，琼对待我仍旧非常温柔体贴、关怀备至，虽然关怀的程度在无法避免地减少。相比于对周围环境的反应能力，她的这种温柔与体贴存留了很长时间。而这种完整性，也丰富了我们的照护体验，唤起了我自己的活力，同时让我在足够长的时间里保持与琼的紧密联系。许多时候，我都能从中得到些许个人感悟，因为相比以往任何时候，我们对于自己的了解都变得更多了。照护是一种道义互惠的过程，其价值正是深化了我们在私密与集体层次中的人性体验。

虽然琼的病在逐步发展，但她还是会力所能及地在家务事上帮些忙。在我做家务的时候，她会看着我，然后指导我该做什么以及如何做。但后来，她渐渐失去了认知能力，并出现了社交退缩，也就不再能帮我做家务了。此外，琼也坚持认为，只要她能力允许，我们还是得保持与我们社交圈子的联系。所以，有好几年时间，我们还是会参加晚宴、聚会和酒会，直到人们渐渐接受不了她的功能障碍了，也就不再给我们发出邀请。虽然她的反应能力在变得越来越弱，但我仍旧会带她下馆子、看电影，或者去听音乐会。波士顿交响乐团每周五的午后场演出总会让她感到格外兴奋，听众中有不少年老体衰或功能受限的老头儿老太太，这也让她不再觉得那么别扭。这种仪式性的活动，我们一直坚持到了琼步入阿尔茨海默病的所谓"中期阶段"。除此之外，我们还花了许多时间与孩子们待在一起，条件允许时我们还会去缅因州的度假小屋。然而，随着疾病发展，这些精神享受性质的活动也变得越来越不可能办到了。

在很长一段时间里，琼都力所能及地参与到了我们的生活以及照护过程中来。而最重要的一点是，她仍旧在努力保持着对自己以及对生活的乐观态度，直到有一天，她再也没有这个能力了。

经过最初的数月乃至数年时间，我们渐渐养成了某种日常生活的习惯。每天早晨六点至六点半，我会喊琼起床，然后带她去卫生间，给她递厕纸，给她洗手，帮她穿上运动裤和运动文胸，带她去地下室的健身房锻炼身体，这些是我们的常规活动。锻炼结束之后，我会带她泡澡或淋浴（她更喜欢前者，对我来说也更好操作）。我会帮她脱去衣服，然后扶着她进出浴缸。最初，她竭力想自己用肥皂来擦洗身子并洗头，后来就渐渐交由我去为她做这些事情了。我会用浴巾擦干她的身子，吹干她的头发，给她梳头。然后，我便会带着她回到卧室，给她穿好衣服（病情最终恶化时）。我会询问她的喜好，为她挑选衣服——然而，自某个时候起，她连想要穿什么衣服都无法再告知我了。她的认知功能减退得如此厉害，即便最简单的问题也会让她感到很困惑。所以，我不得不帮她挑选连衣裙、半腰裙、裤子、衬衫、毛衣和外套，这是我此前想也没想过，做也没做过的。再后来，在我母亲和女儿的帮助下，我会给琼购置些新衣服。所以，即便到了阿尔茨海默病的末期，琼还是打扮得很体面，我一直尽力确保她看起来着装得体。

给琼穿好衣服以后，我会领着琼从卧室走到厨房，为她准备一份健康早餐，她则会坐在旁边等待。一开始她还是能自己进食的，后来我就不得不喂她吃饭了。我就这样学会了慢慢给她喂食，以免吃的、喝的呛到她。吃完饭，我会用纸巾给她擦擦嘴，再给她洗洗手。这些结束以后，我会停下来计划一下即将到来的一天。白天要做什么工作？要为当天和接下去几天的晚餐准备些什么？要去买什么东西吗？我又该如何在我们混乱的日程里安排进这些购物的时间？然后，我们就准备迎接新的一天了——关于给予照护与接受照护的新的一天。

看着琼的认知功能一点点减退，甚至在这些最基础的事情上也需要得到帮助，我从开始的时候就有阵阵的挫败感。但是，虽然经历着这些悲伤与沮丧，虽然日子也是有好有坏，虽然我的心时而破碎时而完整，我还是想尽了办法去完成所有照顾她的任务，这也成了我们的一种习惯——她会这么期望于我，我也会这么期望于自己。除了那些占比不少的冷酷无情、令人胆寒的日子，还是有许多比较长的时段，我和琼共同实现了某种生活上的平衡与和谐。随着生活的可能性变得越来越少，这些时刻也成了我们生活中最好的时刻。虽然并没有什么特别的事情发生，琼的病症也继续发展着，没有任何改善，然而在某些时刻，照护与被照护似乎实现了某种平衡。苦痛没有消逝，我们需要完成的任务也没有减少；但在由这种恼人的疾病所框定的逼仄世界里，我们仍收获了些许快乐。在这些时刻，我们依偎在一起，感觉一切困难都会过去。

琼会对我说："瞧，并没有那么糟糕吧！"她会以温暖、包容的姿态张开双臂，然后咧着嘴笑开来。在这种时候，她会否认自己失能的严重程度，甚至否认自己患有阿尔茨海默病，还会对我说："你可以做到的，阿瑟！你能行的！"我能感觉得出来，她在说这些话时，是希望能在照护工作上给予我支持和鼓励。对于这些工作，她一直怀着歉意，尤其是在患病初始阶段。

她也会鼓励自己说："没那么糟糕，我还是可以做很多事情，甚至绝大多数事情的。不用担心我，我很好！"可她自己是否相信这些话呢？我有些怀疑。但她觉得，说这些话对于我们继续前行是至关重要的。而且这些话确实给了我们动力，只不过每当琼这么说的时候，我都会感到阵阵心碎。

在我们最坦诚的时刻，在这种神经退行性疾病夺走琼的洞察力、判断力和言语能力之前，琼会简单地说一句："谢谢，阿瑟。我们能做到的！"抑或是不言语，对我微微一笑。那时，我们仍旧可以绕着湖散步，还能从我们家走到哈佛商学院，然后再走回来。在缅因州，我们会沿着长道一路走到海豹湾。琼是很喜欢散步的，虽然眼睛看不见了，还是会很努力地聚焦，想要看清我给她描述的这个世界。虽然她越来越多地陷入沉默，但散步时，她脸上仍旧会闪烁出幸福的光芒。黄昏时分，我们依旧会倒两杯红酒，尽情享用。此外，我们也继续享受着家人和朋友的陪伴，只不过琼不再那么爱说话了，尽管她依旧会用微笑来流露自己的喜悦。

这些相对稳定的温和时刻，虽然稍纵即逝，却让我们得以外出就餐，一起逛街，开车感受秋日的清新或春日的温煦，给她带来了许多乐趣。然而，我们的生活终究是越来越多地被拘囿在了家里，即使这个家是舒适惬意且能安抚人心的。与此同时，我能够感觉到琼正在经历一些改变。琼向来深情，可对于我的亲吻与爱抚，她却越来越多地只是报以浅浅一笑。其实，这对于我和偶尔来拜访的彼得、安妮或是我的母亲来说，已经是足够好了。可回过头看，我还是觉得，这一切就好像是一支蜡烛正在慢慢熄灭。烛光已经暗淡下去了，有时让人察觉不到，却又无法挽回。与烛光一起暗淡下去的还有她的语言能力和反应能力。

　　当我尝试讲述这些故事，这些与琼一起经历的、有关疾痛与照护的漫长故事时，我发现自己会不断地碰到某些难以形容的困难，比如随意拼凑的描写，比如故事的反转与中断，比如飘忽不定的次要情节，比如非线性的时间轴。对于这样一部有着时间先后的传记来说，作者理应按照时间顺序来引导读者的阅读，理应刻画出时间的流逝——一周接着一周，一个月接着一个月，一年接着一年地去讲述故事。然而，当我被那时的一切吞噬，时间也由此变得越发抽象了。我记忆中的一切都褪去了，只留下了琼认知功能的损害程度，从轻度、中度到重度及终末期，但我却无法确切地指出这些不同的阶段各自持续了多长时间。在那漫长而又黑暗的十年中，我几乎看不到未来，甚至连想都不敢想。我们的过去似乎已经变得相当遥远，不再与迷茫的当下有任何的联系了。时间，只是这么一点又一点地悄然逝去，只有偶尔的几起危机事件穿插其中。琼和我跳舞的时候，我们会一起移动，却并不会朝着任何特定的方向移动，只是在那里来回地摆动，感受着那一分、那一秒的流逝。从前，我们一直在努力地前进，想要创造出一个更好的未来，迎接那些更灿烂的岁月。然而现在，我们只想在时间的长河里静静地荡一叶小舟，这就足够了。是的，这样已经足够了。

　　不过，这种感受时间的新方式，也意想不到地给我带来了解放。琼的生活与工作向来都是不慌不忙的，而我却与她不同。过去的我，不管做什么事情，走路也好，吃饭也罢，甚至只是讲话，都表现得好像时间马上就要用完了似的，好像永远在同时间赛跑一样。而琼做起事情来则比我稳健得多，总是表现得更加从容淡定，也更加深思熟虑。我呢？也许只有在接诊病人并用心倾听他们讲述的时候，才会放慢脚步吧。所以，在我们刚得知琼的诊断时，我立马就有点儿担心，害怕自己会变得更加疯狂，想要竭尽全力把所有事情都搞定（在琼生命的最后阶段，这种情况确实发生了）。但是，在那无比消沉的十年时光里，由于越来越多地投入到了照顾我们两人的工作中，我绝大多数时候都放慢了自己的脚步，好让自己的步伐与她的同步。

随着时间流逝，我对待生活的方式也开始变得更加柔软，更加温和，学会了去享受这种更加从容的生活节奏。而且，这种慢节奏的生活对我也起到了某些疗愈作用，我的血压降下来了，整体的健康水平也得到了很大的改善。现在我照顾着琼，如果她停下脚步，闻了闻街边的花香，那我也会这么做。我需要学会用她的方式观察并感受我们周围的世界，因为只有这样，在碰到那些她无法感知或体验的东西时，我才能够给她解释和描述。我需要——而且我也想要——以这种方式陪伴她左右。而这么做，也提高了我对于她的苦痛以及对于这个世界的反应能力、觉知能力和敏锐洞察力。

之所以说琼的病是残酷的，原因之一就是它剥夺了我们照护过程中一个很关键的部分，那就是患者自己的观点和感受。疾痛体验当然是属于患者的，然而，随着时间的流逝，照护者也会慢慢地褪去观察者的身份，成为真正的感同身受者，帮着患者处理加工所有这一切感受。也正是在这种相互的共情之中，照护成了某种无比丰饶的、充满人性的过程。像是阿尔茨海默病这样的神经退行性疾病，它会剥夺患者的认知能力与洞察能力，而在此过程中，人与人之间的接触也会慢慢变得难以捉摸。

对于我们来说，颇为幸运的一点是，琼在很长一段时间内都保持着积极乐观的态度，并决意要在自己的照护过程中扮演任何她能扮演的角色。然而，认知能力的最终衰退，也意味着自我的消逝。琼这一辈子都是个爱动之人，是个天生的运动健将，是个户外运动的爱好者。她参加体育运动时总是那样的光彩夺目，不管是徒步、游戏、攀岩，还是简单的散步，她总能在运动时感到某种安宁与镇定。即使是在她生病以后，我也发现，哪怕是像起床和走路这样的活动，也能够给她——进而也能够给我——带来某种程度的内心的平静。琼在从事脑力活动时的状态，就同她在从事体育运动时一样，精力充沛，活力四射。可如今，她人格里的这些特质却都被吞没在了疾病的泥沼里，这也让我很难去评估她的情绪。她完全退缩到了自己内心的封闭世界，对于任何搅扰到她的东西，她都变得越发难以分享或表达了。

这段时期是相对平静的，照护工作也能够取得某种平衡，但它终究如镜花水月一般幻灭了，取而代之的是不断升级的焦虑与不加掩饰的惊恐，几近失控。她变得易怒而且不可预测。对于她的感情变化，琼无法解释清楚，但我知道——也许琼也知道——所谓的平静或许只是假象，它随时可能转变为某种惊恐和苦痛。琼正在经历着种种变化，她自己对此也是云里雾里，虽然有时会告诉我说，她觉得有点儿头晕或者不太舒服。随着病情恶化，她也越来越说不清自己的感觉了。

接着，平衡被打破了，琼的病情开始升级，我也不再有那种高效处理事情的感觉。一段非常糟糕的时期正在向我们袭来。我猜测，这些可怕的变化是琼的大脑神经网络进一步瓦解的结果，让她陷入了另一个更加黑暗的苦难时期。琼的行为、情绪和认知问题再次抬高了本就不低的照护的门槛，并且削弱了我继续为她提供照护的信心，我忍不住怀疑自己能否扛得住这些困难。我们的关系似乎已经摇摇欲坠，爱的根基似乎也在一点点瓦解。但接着，情况好像又稳定了下来——至少是稳定了一小段时间，停在了一个更低的功能水平上。

除了家里的支票簿子和家务活，我也接管了家里所有同阅读相关的事情。我会给琼读报、读杂志、读书——至少在她的短期记忆和理解力还没有糟糕到跟不上的时候，这些东西总能给她带来许多快乐。但在那之后，每当我给她阅读，她就会显得很焦躁，所以我们后来就改成看电视或者听收音机了，我则负责把电视的或收音机里的故事解释给她听。不幸的是，到了最后，即便是这些活动，她也吃不消了。这让我觉得很难受，所以我们不再收看电视或是收听节目——当然，音乐除外，我始终认为音乐能舒缓一下她的心情。这样的做法似乎让琼感到满足，在我一个人安静读书时，她总是一声不响地坐在我边上。然而，过了一段时间以后，这种程度的智识生活也无法再继续了，琼会因为我的沉默而焦躁不已。我们只好一块儿坐在沙发上，我会握着她的手，缓慢而温柔地跟她说话，给她讲述我们家庭中最古老的故事。我希望，这能让她的情绪平复下来，做好进入梦乡的准备。

后来，琼的认知功能衰退到了非常严重的地步，她再也无法独自一人出门了，只好待在家里。虽然当时我的母亲能助一臂之力，但她已经九十多岁了，当我工作时，我不可能指望她时时刻刻陪在琼身边。但我不得不继续工作，一方面是出于经济原因，另一方面则是，唯有如此我才能作为一名照护者继续前进。我必须得找个帮手了，能在家里帮帮琼，能保护她，不让她迷失在自己周围的环境里，不至于伤害她自己。但不同于其他阿尔茨海默病患者的照护者，我不需要担心琼会在室外走失，因为她的视力受损状况已经不允许她出门了。我咨询了我弟弟，他也是波士顿的一名精神科医生。他告诉我，有位社工能帮我们找到家庭护工。于是，在这位社工的帮助下，我们联系到了谢拉。她是一位三十多岁的、性格非常活泼的美籍爱尔兰裔女士，追随她的母亲和祖母，进入了这个半专业的照护领域。在照顾痴呆症患者方面，她经验非常丰富。

当时，琼的阿尔茨海默病处在一个她还能看得出我想要做什么的阶段，于是她在雇用谢拉这件事情上进行了激烈的反抗。我想要说服她，想让她明白我们确实别无选择。我不断向她解释说，我必须去上班，因为只有这样，才能支撑起这个家庭，而她已经无法再独自一人待在家里了。但她就是不听，并坚决反对让谢拉或任何陌生人待在她的屋子里。

我知道，在阿尔茨海默病患者当中，否认是非常常见的一种现象。从某种程度上来说，否认是心理层面的一种反应，是对于自身能力丧失的一种防御性反应。但同时，它又像是大脑对于其神经网络出现灾难性瓦解的一种生理性反应，导致患者想去拼命应对记忆力减退、注意力不集中，并解释系统崩坏和失明等问题。这些可怕的功能丧失，使得琼无法有效地完成日常生活任务，影响到了她的生活自理能力，破坏了她的判断力，也迫使她不得不在很大程度上依赖于他人——可这种程度的依赖却让她觉得自己的身份受到了威胁。实际情况也确实如此。琼向来是一名高效且独立的女性，是一名总在非常高的认知水平上工作的知识分子，也是一名拥有独到眼光与高超品位的画家及书法家。因此，对于琼来说，阿尔茨海默病带给她的种种打击是毁灭性的。

我们顶住了琼的强烈反对，请谢拉来到了我们家工作，但琼还是继续着她那激烈的抵抗。她拒绝接受谢拉的在场，甚至不愿与她说话。琼·克莱曼，她从未对任何人恶语相向，可对于谢拉，她却用相当贬损的方式来称呼，并且一而再，再而三地明确表示，她永远不会接受谢拉待在她的家里。可我们实在是别无选择，所以还是让谢拉留在我们家里。与此同时，谢拉也表现出了令人钦佩的耐心与宽容。她告诉我，她从前也曾经历过这种被拒绝的情况，但仍然依靠自己的友善与坚持克服了它们。最终，经过几个月的艰难磨合，琼和谢拉终于建立起了情感上的联结，直至难舍难分。工作日的时候，谢拉会从上午九点工作到下午五点，我的陪护则是从下午五点到晚上九点。周末时，我会待在家里，二十四小时陪着琼。每到周一早上，当我们在喝燕麦粥或是吃煎蛋早餐时，琼总会反反复复地跟我打听："谢拉来了吗？"同样，在与谢拉待了一整天之后，琼总会在下午五点前每隔几分钟重复问一遍："阿瑟回来了吗？"

再怎么强调谢拉对于我们的重要性，也是不为过的。要是没有谢拉这样的人，我根本不可能继续自己的教学和写作任务，也不可能把照顾琼这件事情坚持下去。要是没有她，我们照护的压力就不可能会得到减轻，而我也很有可能会因此陷入抑郁，进而无法正常工作，只得选择彻底放弃。不管哪种可能性都无异于一场灾难。谢拉的功劳不仅在于解放了工作日的我，她与琼建立起来的亲密关系也在很大程度上给了琼出门走走的勇气。谢拉与琼一起过着日子，他们会一道出门购物，开车兜风或是散步，她们会一同去看电影，然后一起吃饭，一起逛公园，结识新朋友，一起参观博物馆。而对于琼来说，她不只是接受了谢拉的照护和陪伴，甚至还非常喜欢与谢拉一块儿出门，喜欢与谢拉一起度过的时光。同时，谢拉给琼的日常生活带来的改变和多样性，也减轻了琼的内疚感，减少了她的挫败、自责与眼泪。谢拉拉近了琼和我的关系，既舒缓了主要照护者的压力，也舒缓了被照护者的压力。同时，谢拉也与琼建立起了平行于家人照护的另一种照护关系，而这两种照护关系的结合使得对于琼的居家照护成为可能。当然，无论我、谢拉还是我的家人，都无法扭转琼的病情，这种疾病还是会继续它永无终点的病程。但对于阿尔茨海默病患者的照护，其目的本就不是扭转每况愈下的病情。从长远的角度来看，对于这种疾病的悉心照护，至少可以控制住患者的痴呆症状，并让患者、照护者在内的所有参与者继续前行。而且，即使是像我前面所描述的那种很小的改变，也可以维持住照护者与被照护者之间的关系，预防照护者的倦怠，减轻照护双方的挫败感，给家庭照护以可行性。

　　谢拉与琼建立起的牢固关系，好像还有助于减缓疾病进展（或者至少给了我们这种感觉），让那些平静与接纳的时刻成为可能。这些至关重要的胜利，虽然从整体的溃败局面来看，显得有些无足轻重，但它们至少让我的生活稍稍稳定了一些，并给了我继续前进的动力。更为重要的是，它们让我们的观点有了改变。过去，我们一家人给自己的生活平添了许多限制，可如今看来，这些限制中的一部分似乎是没有必要的，或至少是为时过早的。我们从琼的这些小小的成功中获得了勇气，不再作茧自缚。我还记得，我曾经计划过出游或是其他活动，从参加聚会到逛街边小店，心里想着琼究竟能否做到这些，又或者是我能否做到，想着想着我就告诉自己别再去想这些鬼问题了，因为我们已经没有什么东西可以失去了。要是最后这些活动真的成了灾难，那就随它去吧。我已经有足够的经验去应付这些事情了。也许，只是也许，这些活动能充满人性，那琼的脸上便可以绽放出——哪怕只是一瞬——幸福的微笑。

在琼的病情相对稳定的时候，也就是在琼刚接纳谢拉进入我们生活的那段时间里，我开始记起了日记，希望用这种方式来处理自己的思想和情感，也让自己可以有一些独自思考和放松的时刻。这本日记中有这样一段内容，是我在某天晚上记下的，讲的是琼和我的一些积极的照护体验。

我从办公室回到家，路上有些累，回想着今天白天发生的事情，对于回家后的情况感到有些焦虑。现在是 2006 年的暮春时节下午五点，我在剑桥，刚刚结束了一天的工作，这一天过得挺不错。今天，微风吹拂，阳光并不是太热。当我进入家门时，谢拉正要出来，与我擦肩而过。她笑着对我低语道："今天还不错，琼问'你在哪里'也就问了二十次。"

琼高兴地向我打招呼，张开双臂，脸上洋溢着快乐的微笑。因为她的眼睛看不见，所以错误判断了我的位置，朝着我背后看。我亲了亲她的脸颊，握住了她的左手——她的结婚戒指曾在此停留，但她后来把它扯下，胡乱放置。（我已经把它存放在了我们家隔壁银行的保险库中。）我亲了亲她的手，然后把她带到了阳光房，在那里，我可以向她描述花园的样子。那是我们的秘密花园，它被一圈木栅栏和一片云杉围绕着，花园里长满了高大的松树、古老的海棠以及各种各样的花卉。琼一直是孜孜不倦的园丁：她是一位播种者，一位除草师，一名栽培者，她既栽培植物，也栽培人。我们的家庭在她的栽培下得以繁荣生长……

琼经常显得很焦躁。但现在，她看起来很开心。看到她开心，我自己也很开心。我还有许多任务要完成——我要做晚饭，要喂她吃饭；要带她去书房看电视新闻，再把当天的新闻报道解释给她听；也许，我还要陪她绕着街区逛逛；帮她洗澡，上厕所，然后换上睡衣，准备上床睡觉；我还要回答她的问题，告诉她我今天做了什么事情；也许，她还能记得她今天过得如何，但也很可能不行；我还要帮她刷牙并爬进被窝。我和她一起上了床，然后紧紧地抱着她。如果一切都顺利的话，就像最近几晚那样，琼将会比我先睡着，然后，我会悄悄地从床上离开，关上房门，支付账单，洗碗，检查电子邮件，再读一读当天的报纸或者为第二天上课做些准备。这就是今天发生的事情。

　　我回到卧室，静静地凝视着她。我们已经结婚那么长时间了，我照顾她也有好多年了，读她的脸仍像是一种"圣言诵读"（Lectio Divina）仪式（一种古老的习俗，以一种缓慢的、沉默的、祷告的方式来阅读《圣经》）。我缓慢地移动着自己的视线，先是看着她高高的颧骨和眉弓，然后看着她高挺的鼻子以及修长、优雅的脖颈，仿佛在阅读一部圣典，感受她温柔的呼吸中所存在的神性。她仍旧很美丽，并且散发着光彩，只不过头发已经花白，皮肤也显得浮肿而且斑斑点点，看上去老了很多。当然，我也已经老了很多了，这点我心知肚明。此时此地，好像有某种特别的东西可以抚慰我的灵魂，我感觉命运将会为我们解决所有问题。但是，如何解决呢？

　　琼不断恶化的病情已经攫住了她，也攫住了我。但我不让自己的思绪飘得太远。我要留在当下。许多困难的日子使我变得警觉而且谨慎，准备好去迎接又一段螺旋式下降的日子。但至少，我可以通过每次只关注一件事，让自己觉得好像可以掌控生活，虽然我知道这不过只是某种有点儿用处的错觉罢了。

然后，我在脑海中过了一遍接下来十二个小时我需要做的事情。晚上我应该什么时候叫她起床，带她去上厕所，以免她遗屙弄脏了自己？早上我们需要几点钟起床，以便她可以腾出足够的时间来锻炼，也能留给我足够的时间为她洗澡穿衣？我需要准备好哪些药物，让她早上服用？我又要准备好哪些衣服？哪种早餐？然后，我就得展望一下新的一天可能面临的种种挑战。她是否会惊醒或是充满妄想地醒过来？

我是她的主要照护者，但我还需要让我的孩子们、九十四岁的母亲还有我们其他亲戚朋友知道有关她病情的最新消息，还有我作为照护者的近况。所有人都在替我俩担心。我已经习惯了这些日常任务，但事情总是过段时间就会恶化。我不知道自己到时候是否还能顶得住，我总觉得自己也许从某个时刻起将无法继续下去。那时该怎么办呢？我迅速改变了思路，以便暂时忘却那种恐惧，忘却失去与痛楚，忘却爱情与忠诚加之于我的种种要求。幸运的是，我还有许多其他事情要去思考。而且，尽管我已经有些疲倦，即便我还是得下定决心去迎接这漫长而又苦闷的旅途中新的一天，但我仍可以享受此刻短暂的安宁与温柔。一天也就这么结束了，在我作为照护者的生活中，今天算是个好日子。

财务资源对于我们来说至关重要。我能够请得起家庭护工——在日本和斯堪的纳维亚半岛，即便是资源有限的人家，也能够获得居家医疗保健中的这一重要服务。但在美国，贫穷和不够富裕的人家却得不到这种社会资源，这就使得许多人无法获得所需的照护。[1]

随着琼的神经退行性改变越来越严重，衰退与反应的循环也逐渐开始，这正是"慢性"的标志性特征。琼的功能损害每到达一个新的水平，失去与挣扎就会进入一个新的阶段，我也就需要花好多时间来充分适应它，从而能够再次应对这种新的状态。对于谢拉、安妮、彼得、我的母亲还有其他亲戚朋友来说，情况也是一样的。然而，对于那些功能方面（认知、视觉、情绪、行为）的新限制，等不及我们去充分适应它，这些功能就会出现进一步的螺旋式下降，我们也不得不匆匆寻找新的应对方法。这种循环的变化是不规则的，琼每次病情恶化都会给她和我们带来不一样的后果。有时，病情的恶化一点点发生；而另一些时候，这种恶化的速度则是毁灭性的，然后又会慢下来，并停滞一段时间。我刚开始有点儿感觉，觉得自己总算知道该怎么做了，一切又立马分崩离析，琼和我再次坠落到了地狱的更下一层。她的情绪开始变得越发不稳定，越发不可测，会交替性地出现悲伤、易怒、易受惊等不同情绪。每隔一段时间，她还会出现暂时性的猜疑，几乎到了妄想的地步。这种状态持续了好多年，而且仍旧在不断恶化。在此过程中，琼开始出现周期性的幻觉与妄想。比如，她会突然开始大声讲话，好像是在跟老友或家人讲话一样，可这些人其实都是不存在的。虽然持续时间并不长，但她偶尔还会表现得好像屋子和屋子里的人都不是真的，好像她的食物有毒，又或

---

[1] 我所在的马萨诸塞州是美国少数几个贫穷家庭也能获得居家照护的州。梅里马克谷老龄服务公司（Elder Services of the Merrimack Valley）的网站显示，"社区选择"项目会让每一位有资格入住护理院的"麻州健康计划"（Mass Health）标准成员选择是否要接受居家照护，会在日常生活及个人照护需求方面提供帮助。接受"麻州健康计划"的人必须在六十岁以上。——作者注

者我们中的谁在监视并记录着她的秘密。

这种无法控制的狂乱状态，极大地增加了我们照护的难度，使得带琼出门购物或是下馆子吃饭也变得更加困难。在我们开车的时候，她可能会冲动地想要打开车门；在咖啡店或者餐馆的时候，她可能会引起骚动；买东西的时候，她可能会变得焦躁不安，要求离开，又或是在一些毫无意义或者无关紧要的事情（比如发票的颜色）上与收银员争辩起来。如果谢拉与我带着琼去当地的商店或者饭店（那里的人都认得我们），商店老板、服务员、推销员和银行出纳员都不太会把琼的这些破坏性行为当回事。他们会一笑了之，或者打一个热情友好的手势，或者讲一个岔开话题的故事，让琼的这些行为看似正常。说实在的，他们也已经成为我们照护网络中的一部分。

但是，在这个过程中，并不是所有的邻居或社区居民都能够表现出这种同理心。有些人会走开，有些人会嘀咕些中伤人的话，有些人会把琼看作已经发生了社会性死亡（socially dead）的不正常的人，看作无足轻重的人。但许多人还是在帮助我们，以切实的、体面的、充满人性光芒的方式在帮助我们。就像中国人说的，他们给足了琼"面子"，他们让琼觉得她还是这世界的一部分，他们保全了琼对于自我的感觉，在情况最糟糕的时候，甚至维护了她的尊严。

这里有一件非常讽刺的事情，很可悲，但也令人深思，那就是：上面提到的这种对痴呆症患者的关切，总是更多地出现在我们的当地社区中，比如银行、家门口杂货店的收银台边，甚至是大型超市里；而与之相比，这种关切在教学医院里却要少见得多，虽然琼每六个月就要去那里接受一次检查，虽然阿尔茨海默病患者总是在那里来来往往。在教学医院里，有时前台、护士以及年轻的住院医生会表现得非常机械，非常麻木，缺乏基本的礼貌；但有时他们却非常友好，还会给予人们许多支持与帮助。

经历着那种适应与照护之苦，我发现自己偶尔也会无能为力。琼的认知能力和情绪能力已经衰退得很厉害，在这种情况下，想长时间保持鼓励人心的姿态是很难的，甚至是有些过于苛求，很容易叫人沮丧。那么对于专业人士来说，这就成了一种无法想象的艰难——他们要看的不是一名患者，而是许许多多阿尔茨海默病患者。看着这些患者在其功能水平上要走完那么漫长、那么艰难的下坡路，在这种情况下，虽然对阿尔茨海默病患者及其照护者展现礼貌、得体与人性温暖是很有帮助的，但也实在是强人所难。然而，倘若少了这种仁爱与鼓舞人心的温暖，苦难之重担也将变得不可承受。许多证据都能支持以下这一常识性的结论，即充满人性光芒的持续"在场"可以给照护者（无论是家庭照护者还是专业照护者）带来许多益处。这种"在场"可以创造出一种更宏大的目标感，可以减少照护者的倦怠，可以使原本在情感上非常吃力的工作变得有意义，甚至有时可以让它变得很快乐。我自己的经验也证明了这一点。短暂喘息与外部资源大有帮助，但最终，这一切都指向一种对患者的承诺。即便在其功能已经受损的情况下，这种承诺对于保持你们之间关系的活力依然大有裨益。

相反，当痛苦、怨恨和疲惫等情绪开始腐蚀你们的照护关系时，这种关系也会迅速变质，甚至在更坏的情况下，这种关系会演变成语言、精神上的虐待，甚至是身体暴力。这可能很难，但为了你自己好，也为了你在照顾的那个他（她）好——不管他（她）是你的家属，还是你的服务对象——你作为照护者都需要时刻保持警惕，警惕任何可能出现的情绪波动和其他预警信号。这些信号不仅会出现在你所照顾的那个人身上，也会出现在你自己身上。好在那种相当危险的低沉状态没有出现在我身上，但有时我还是会生琼的气，究其原因，往往还是我自己感受到了挫败和疲惫。当我意识到自己在做什么的时候，我会在心里暗暗地对自己说，她的痛苦终究还是要比我自己的痛苦更为重要。于是，我便可以在发脾气或说出中伤她的话之前赶忙刹住车。毫无疑问，就像琼多年来的待人接物法对我产生了影响那样，我的精神科训练也帮了我大忙，它让我的性情变得更加柔软了，也让我更乐于去进行自我批评了。然而，对于其他绝大多数照护者来说，他们并没有像我一样做好那么多的准备，但他们还是在坚持。

照护领域的相关论文，通常都没有考虑到被照护者在照护过程中所起的核心作用。照护关系，其实是双向的，离不开照护双方的共同努力。琼直到她生命的最后一年都在积极地参与自我照护。她的这种参与，促进了（但有时也妨碍了）我们给她提供的照护。但不管怎样，她在整个过程中都是在场的。从一开始，她和我就都肯定了她自我照顾的能力，因为她很大一部分的身份认同都源自这种自力更生的能力。当然，随着她的功能障碍越来越严重，这种自我照顾的程度也在慢慢降低，虽然她一直很努力想要把它坚持下去。我们在情感及道德层面的道义互惠关系，几乎构成了每一次照护互动的基础。没有它，就很少，甚至不会有所谓的信任。对于我的照护，琼的回应总是那么温暖且充满感激，在心理和身体上也总是与我那么紧密地联系在一起。可以说，这些回应已经与我的行动密不可分。所以到了后来，当她开始抗拒或不再信任我时，照护就变得难以进行。

作为琼的主要照护者的那十年重塑了我的生活。我经历了痛苦与失望，经历了失败与疲惫，经历了一场又一场的风霜雨雪。我变成了一个不同的人，一个更好的人。相比于其他任何时候，在这十年中，关于生活，关于如何过上美好的生活，我有了更多的感悟。幸运的是，虽然在最坏的那些时日里，我差一点儿就要坠入绝望的深渊，但我也没有变得愤世嫉俗、牢骚满腹，抑或是愁眉苦脸、郁郁寡欢。我从未失去希望，尽管这种希望——我对于我们两人家庭的希望——已经从我俩这里转移到了我们的子孙后代那里。无可否认，我也曾感到沮丧和绝望，但好在那些时刻总是倏忽而逝，并不会停留太久。照护使我对自己——那个社交关系中的自己——的感觉变得更好、更坚定了。照护将我从自己的野心与对于工作的沉迷中解放了出来。照护教会了我如何生活，如何照顾自己，如何照顾家人，以及如何注意日常生活中的那些琐碎细节。而那些细节，在其他一切都尘埃落定之后，才构成了生活的全部内容。我承担了更多的责任，让我把注意力重新放在了那些真正重要的东西上。有些人（通常是女性）在照顾小孩的时候学到了这些东西，而我则是从照顾琼的过程中学到了它们。照护会教给人两个字，那就是"谦卑"。在照护的过程中，你会了解到，不管你是否在某些领域有着高超的能力或显赫的成就，也不管你花了多大精力去捋顺一桩桩事情，不好的事情总会发生，而且这些事情往往超出你的控制范围。我学会了去接受这样一个事实：世界不会屈从于我的个人意志，我得去适应它，甚至要以郑重其事或难受至极的方式去适应它。不过我学到的还不止于此。我更加了解到，对于已经发生的事情，我真正能够去控制的只有我如何做出反应，如何回应它。正是这一点使我在那些年有机会做出某种补偿，正如我母亲非常简明地说给安妮和彼得听的，照护让我变得更有人情味了！

在中国，有个词叫"过日子"，说的是为了家运昌隆，你需要过上一种负责任的生活，这也是中国文化里修身养性的一部分。年轻时，我没能学会这一点。直到和琼结了婚，我才慢慢从琼身上——从她的生活方式，从她照顾我和家庭的方式中——学会了过日子。后来，我开始照顾她。这堂关于"过日子"的实践课程，也就由此继续下去。我了解到，要想得到照顾，你首先需要给予他人照顾。关于这一时期我的转变，或许有一个非常简单的事实，那就是：我成了琼的某种镜像，我继承了许多她在罹患阿尔茨海默病之前所具有的关键特征，我继承了她性格中最好的那些特质——关爱、宁静以及对于细节的关注。也许，我没法儿学到她那种天生的优雅气质，但我肯定学到了她那种目标感。

在这些年照顾琼的过程中，我开始有规律地锻炼，早睡早起，给自己留出了许多真正的用来自我反省的时间，学会了如何在面对相互矛盾的需求时也仍旧能够妥善安排。刚开始的时候，因为压力，我自己的健康状况也出现了问题。但后来，我开始认真思考并解决这些问题，开始进行压力管理。所以，到了那糟糕透顶的十年的尾巴上，我反倒变得更加健壮、更加健康了。另外，我还学会了如何在当下寻找快乐，如何在压力下进行放松，尤其是在工作当中。那段时间，我还积极经营了与家人、朋友之间的关系，从而加深了与他们的联结。当然，这些事情都没能改变琼的功能不断衰退的基本事实，也没能扭转随之而来的许多麻烦。正如我们所预料的，一个又一个可怕的结果接踵而至。然而在这过程中，我却也以某种方式得到了重塑。

关于应对逆境时的"心理弹性"，人们已经谈论了许多。但对于我来说，这个词的含义却太过积极，甚至带了些庆祝胜利的意味。事实上，凡是经历过真正重大疾病的人，凡是经历过照护及失去的人，都不可避免地崩溃过，也失去过对他们来说最重要的东西。因此，对于我来说，"忍耐"这个词要更接近于我的真实体验。照护正是关于忍耐。

当然，正如拥有医生及哲学家双重身份的威廉·詹姆斯在一百多年前论述的那样，我们居住在一个"多元的宇宙"之中，这意味着社会、社区、家庭及个人都会拥有许多不同的、变化的，甚至是自相矛盾的体验，最终导致大家对于问题的反应也会千差万别。同样，我们也需要这么去理解照护。照护同样是多元的、多样的，因为这个世界上有许许多多不同的照护体验，正如有许许多多不同的照护者与被照护者。我自己的照护体验也就止于此了，但为了说明照护的多样性，我们需要去引证其他的照护故事，从而扩展自己的体验。而这样的每一个故事，都是在它自己的世界中上演的，都拥有其独一无二的财务压力、家庭及人际互动模式，以及社会风俗。所有这些因素都会影响到决策制定、任务分工以及其他所有关键的照护过程。以我和谢拉的经历为例，要是琼和我在照护体验中能早点认识到家庭护工的作用的话，我们一定可以获益良多。我后来决定雇用家庭护工，已经完全是采取紧急措施了。当时，琼的功能障碍越来越严重，由此产生的各种不良事件以及照护需求也越来越多，我肩头的压力越来越大。于是，我不得不寻找一名家庭护工以解燃眉之急，因为当时我并没有太多时间做准备或是比较所有可能的替代方案。我们是幸运的，最后找到了谢拉，但我知道，其他面临相似处境的人，可能就没有我们这么幸运了。所以，有一点很重要，那就是医生在做出阿尔茨海默病的诊断时，需要尽早把家庭护工及其他照护支持措施的重要性清楚地告知患者及其家属，或至少把他们转介给主攻该领域的同事。回到我们自己的例子。当初，我们的医生就没能与我们谈一谈未来可能会碰到的问题，也没能给我们任何建议，告诉我们该如何调整生活方式和期望，从而更好地应对这些问题。

大量照护者都在面临着艰难的抉择，而且各不相同。但是，我们依旧可以在他人的经历中找寻到智慧与安慰。爱丽丝·蔡是一位五十多岁的美籍华裔女商人，她因为家庭照护问题出现了抑郁症，所以她的家庭医生就把她转介到了我这里。三十多年前，她嫁给了一位比她年纪大得多的华裔房地产商。但过去一段时间，这位房地产商接连发生了好几次中风，落下了右侧肢体无力的毛病，影响到了走路功能以及右侧上肢的使用，说话也变得含糊不清。爱丽丝因此感到绝望，觉得自己像是被困在了这段三十多年的婚姻之中。现在，她丈夫不管是穿衣服、洗澡，还是进行其他日常活动，全得靠她来帮忙。爱丽丝痛苦地跟我讲述着她的故事。她曾经想要小孩，却被她丈夫拒绝了，而且多年以来，她丈夫一直待她很不好。慢慢地，她在感情上和丈夫渐行渐远，甚至对他还有些怨恨。可如今，她不得不照顾他，这让她越发觉得孤苦凄凉。

抑郁症治疗大大减轻了她的感情负担，也让她能够去应对她这些道德问题。她援引了一个中国传统想法，那就是认为人生的结局往往逃不过失望与失败；然而，有德之人必须学会隐忍与坚持，修炼自己的人格品质，即使是面对不好的结局。（我曾经与她讨论过婚姻咨询和离婚的事情，但这两个选择对于她来说都是不可接受的。）来到我这边以后，她很欣慰，也很感激，因为她感觉自己终于找到了办法，能够去适应目前的处境，也能够继续忍耐下去了。此外，她从一家华人机构那里雇到了一位家庭护工，给她的照护工作减轻了不少负担。我非常佩服她居然在没有爱的情况下还能如此负责地投入照护。对于这一点，我几乎可以肯定，我自己是完全做不到的。

有一位来自中西部某大学的医学科研人员，他听说了我在照护领域所做的工作，于是跑来找我咨询关于他妻子的照护问题。他妻子已经与他厮守了四十多年，但目前正处在帕金森病的终末期，所以他一直在照顾着她。他们的一双儿女已经快四十岁了，结了婚，有了小孩儿。他们住得都很远，关系与他也有些疏远，所以在照顾他妻子的过程中没帮上什么忙。他曾经尝试叫他的子女过来，一块儿照顾照顾他们的母亲，但他们却表现得毫无兴趣，这让他感到非常痛心而且失望。虽然他有家庭护工和访问护士帮他做些照护工作，他仍然觉得自己没法儿独自负责照顾他妻子了。我问他，他觉得是什么因素导致他子女不愿意或者没法儿提供帮助。然后他懊悔地告诉我说，他觉得这与他们被养育的方式有关：他们小时候要什么有什么，样样东西都不缺，这让他们变得非常自满，不负责任，以自我为中心，而且不懂得回报。我建议他就所有这些问题与他的子女进行一次开诚布公的对话，并明确向他们指出，他现在有多么需要他们。但他觉得，这么做是不可能的。他哀叹道，他从未这样跟他们说过话，也不知道他是否可以请他们帮助。一位神气十足、极其独立而且看上去能掌控一切的父亲，却正在面临着他无法掌控的局面。我想起自己在向孩子们袒露我对他们的需要时得到的回应，于是建议这位父亲也尽量表达出他目前的失控感以及对他人帮助的真实需要，向他孩子进行求助。不过后来，我从他那里听到，他的孩子们并没有像我所希望的那样伸出援手。对于这个苦涩的消息，我也一时语塞。

我之所以要讲这个故事，是想让大家知道，我们所有人的生活都是复杂而且独特的。当我们提供建议时，必须心怀谦卑。照护，说白了，还是落脚于"关系"二字。哪怕有其他支持性资源做补充，失败的关系也很难说可以成为照护的有效资源。

　　我有一个好朋友，她曾经与我谈起她母亲的故事。她母亲过世时已经快一百岁了，死因是终末期心衰竭及脑衰竭。在生命的最后两年，她因为持续发展的痴呆症住进了护理院。而在那之前，她在科德角的一所大宅子里独自生活了好多年（这个宅子是她结婚以后七十多年的家）。在那些充满风险的岁月里，我朋友因为在三个子女中算是住得比较近，她母亲经常把家里的一些事情交给她去做，我朋友也因此总是被这些家务事绊住脚。她母亲在丈夫去世后已经独自生活了二十年，不愿承认自己生活已经无法自理。否认在这里成了一个关键问题——经过好多年艰难的劝说争辩，她母亲才总算接受了生活无法自理的事实，可那时她的功能受损已经相当严重，辅助生活机构已经不再适合她了，后来只能进入护理院。当时，她已经大小便失禁，几乎无法使用助行器，短期记忆也出现了问题。不过，住进护理院以后，她喜怒无常与顽固任性的脾气都有了很大的缓解。我朋友跟我说，她母亲生命的最后十八个月，是她与母亲一起度过的最美好的十八个月。因此，对于当今世界很流行的一个老年照护理念"在地老化"[1]的正确性，她持有怀疑态度。她深信，如果

---

[1] "在地老化"（Aging in Place）又译作"在地安养""原居养老"，是一个起源于20世纪60年代北欧国家的老人照护理念，与当时的"去机构化"（De-institutionalization）运动紧密相连，是指老年人在家中或熟悉的社区中老去，无须住进陌生的专业养老机构中接受照护服务。目前，世界上主要国家的老人照护政策均以"在地老化"为最高指导原则，认为老人在熟悉的环境中老去，可以更好地维持其自主性、自尊感与隐私权。但由于社会结构变迁、家庭结构改变，"在地老化"也面临着老人在家中无法独居或家庭照护资源不足等问题，因此，也有人将其修订为"在邻里老化"（Aging in Neighborhood）或"在社区老化"（Aging in Community）等概念。

她母亲早点从家里搬出来，住进辅助生活机构的话，最后那几年对于他们来说都会幸福得多。但同时，她也认识到，他们的体验是不可复制的，就像每个人的疾痛体验也是独一无二的一样，对于另一个家庭来说，相同的决定却可能产生不同的结果。这也正是威廉·詹姆斯的观点：如同家庭关系，老龄化也构成了多元的现实。而对于不可忍受的现实，一刀切的办法无法为它们提供任何可接受的解决方案。照护政策就像照护实践一样，必须首先理解家庭及社会网络关系中普遍存在的异质性，进一步理解这导致的照护过程的异质性。这些政策还需要认识到，在美国，差不多有四分之一的老人是独自生活的，这就意味着他们得到的家庭照护可能是相当有限的，甚至根本没有。

我朋友与我自己的经历有许多共通之处。"我自己的经历"说的不仅是我照顾琼的经历，也包括我照顾母亲玛西娅的经历。我母亲在琼逝世后不久也跟着逝世了，享年一百零二岁。直到去世前四年（也就是她九十八岁的时候），我母亲都是在哈佛广场附近的一间公寓里独自生活，长达三十年之久。但显然，当时的她已经是在挣扎着前进了。最开始的时候，她搬来与我同住。我本来以为，她如果能生活在一个相对比较熟悉的家庭环境中，会感觉更加愉快。而且我因为不久前才失去琼，确实也很期待能有她的陪伴。然而，现实情况却并没有那么理想。我母亲被限制在了家里，她见不了朋友，每天只能枯坐家中，等着我晚上下班回家。于是，日子一天天过去，她也变得越发孤独。就这样，经过几个月的尝试，我弟弟终于说通了我和我母亲，让我们明白，如果我母亲能够住到附近的一家辅助生活机构里去，也许对于她来说是一个更好的选择。因为在那里，她既可以有自己的空间，又可以见到许多其他人。此外，还会有员工照顾她，给她提供一日三餐，看着她锻炼，给她提供社交机会，帮助她洗澡。我母亲是个特别外向的人，所以在那里，她既可以进行社交，又可以保持她珍视的独立性，虽说她的身体已经很虚弱了。

辅助生活的头四个月对她来说是有些艰难的，以至于她甚至会一而再，再而三地大声质问，她为什么要活到这么大的岁数。"如果我死掉，那对于我们所有人来说不是会更好吗？"她经常会流下眼泪，觉得上帝一定已经把她给忘了。这个过渡阶段给人感觉好像她已经时日无多。有一次她摔倒了，把大腿骨给摔断了，但她却不愿接受任何治疗。后来，有一位水平很高的整形外科医生过来对她说，哪怕她不想再走路了，如果能在她腿部植入一块钢板，用来稳定她的大腿，也可以让她的照护工作变得容易许多。最后她极不情愿地同意了。我弟弟、我还有我的孩子们都没有想到这样一位年老体弱的九十八岁老人竟然会同意接受手术，但好在结果很让人惊喜。

经过几个月的休养，我母亲又能扶着助行器走路了。随着她越来越适应自己的新环境，她的精气神好了不少，也结交了许多新朋友。步入一百岁高龄之时，她的状态比我们所有人想象的都要更好。她的精神相当饱满，会跟踪国际时事，读了不少我带给她的书，还会就当今世界的政治、社会事件，分享她的独到见解。与前几年相比，她的身子骨更硬朗了，情绪也更加稳定了。当然，她偶尔也会碰上不好的时候，但总体来说，她在那里还是度过了许多美好的日子。她也渐渐重拾了对于生活的兴趣，特别是在家人和好友陪着她的时候，而家人朋友也因为与她一起度过的时光而变得更加充实。然而，一切终究还是在她一百零二岁的时候画上了句号。那时候，她的照护需求已经非常大，我们不得不把她转移到护理院去，她后来在那里离开了人世。这个故事再次向我们讲述了老龄化与老年照护的异质性。作为家庭照护者，我们需要对于晚年生活体验的多样性保持开放的态度——这些晚年生活，就像我们生活的其他部分一样，都会因为我们每个人生活中的细节差异而表现出不同。

我认识几位非常了不起的女士，她们在追求各自职业发展的同时，还抚养着自己重度残疾的孩子。其中，有位女士的丈夫同样非常了不起，对家庭不离不弃；而另外两位的丈夫，则在她们照护孩子的早期就离开了她们。这两位女士都知道，她们的前任丈夫不太可能会拿出一辈子的时间来照顾她们残疾的孩子。回首往事，她们也感喟道，作为单亲妈妈，要想同时兼顾自身的职业发展与必要的残儿照护，是相当困难的。这两位女士并不相识，但她们在描述照护体验时，却说了几乎一模一样的话。她们大概是这么说的："我知道，有些事情是我不得不去做的，所以我就把自己全部贡献了出来。这真的很难，但你也看到了，我确实挺过来了，也为自己所做的这些事情感到分外自豪。儿子如今已经长成帅小伙儿了，但那时，每当我看着他，我会因为他的遭遇而感到痛心，但同时，我也会感到很自豪，因为我们一路走来，已经走过了那么长的道路，做了那么多了不起的事情。你不要误会我的意思，我并不觉得我们取得了什么胜利，怎么可能会觉得胜利呢？为了继续前进，我们还有那么多的事情要去做。但我现在已经比以前更加坚强了，照护正是我所做的事情，不管是在好的时候还是在坏的时候。"在我看来，这些话可以归纳为这样一句简单的话："我之所以要去做这些事情，是因为这些事情就在那里，等着我去做。"

这或多或少也是受人尊敬的《纽约客》作家艾·斯·古德曼（E.S.Goldman）在总结他照顾妻子的那十年经历时所说的。他的妻子最后也因阿尔茨海默病逝世。关于这十年经历，他用笔名亚伦·阿尔特拉（Aaron Alterra）写了一本可读性很高的书，叫作《照护者》（*The Caregiver*）。2007年，他还在剑桥市的波特广场书店办了一次朗读会，当时我也去参加了。

在他说完结束语之后，听众当中有一位年轻女士向他提问。她想知道，究竟是什么东西在这十年中支撑着他，即便是在他妻子病情最严重的时候，也还是不离不弃地在照顾着她？当时，古德曼已经九十四岁高龄了，他驼着背，扶着助行器，站在那里，看起来有些颤颤巍巍，还有些虚弱，但他的思路相当清晰，也有着极强的幽默感。听到她的提问，古德曼斩钉截铁地回答道："这就是你要去做的！"

"这话是什么意思？"那位年轻的提问者追问他。

"你就得去做这些事情，"他义正词严地补充道，"因为这些事情就在那里。它们就是关系的一部分——你懂的，那是你们结婚时曾经发过的誓言，那是这几十年里你们一起生活过的日子。你必须要做这些事情！"

你之所以要做这些事情，因为这些事情就在那里。许许多多的人，在向我解释他们所提供的照护究竟花去了多少金钱、推迟了多少梦想、影响了多少职业发展的机会、又损耗了多少精力与情感的时候，都曾经跟我讲过这句话。而当别人问起我自己照顾琼的经历时，我也说过好多次一样的话。这句话到底是什么意思呢？与其说家庭照护者是做了一个关于照护的决定，不如说是认可了这样一个基本的事实：在这种至关重要的关系中，那个对我来说很重要的他（她），现在很需要照护，而我就在这里，可以提供那种照护；只要他（她）还需要照护，只要我的能力还足够，我就会在尽可能长的时间内提供那种照护。这就是那句话的全部含义。这些有关照护的反应让我更加清楚地认识到，照护是一种非常自然的行动，就像肩膀酸了会去揉一揉，手脏了会去洗一洗一样。你不用多想什么，只管这么去做就好了。所以，你会喂那个人吃饭，给那个人洗澡、梳头，搀着那个人四处走走，更不用说你为了维系情感所付出的种种努力了。而且，你会这么一直做下去，虽然为此常常发愁。关于照护，总有事情需要去做。

如果这样看待照护，那么你会发现，照护其实是一种捍卫道德承诺的存在性行动。它是那些极具价值的事情之一，它如此深嵌在我们的生命中，以至于并不需要太多思考，只需要许多行动。你之所以要做这些事情，是因为这些事情就在那里。

当然，在现实生活中，很少有事情是这么简单明了的。有时候，你会深切地感觉到，自己已经无法前进了，必须逃离目前的境况。而有些家属或朋友，甚至在照护的道路上从未启程，他们从一开始就觉得自己完全胜任不了这份工作，干脆就选择了退出。还有很多家庭照护体现了照护的缺失。我有两位朋友的孙女在缅因州沿海的一家当地老年护理院工作，担任护理助理。她在那里的一个冷静的观察让我的朋友感到非常震惊——她照顾的绝大多数老人，根本就没有任何人来看望他们。她的服务对象经常带着悲伤，尴尬地、有时甚至是愠怒地向她解释说，他们的孩子住得太远了，而且平时很忙，所以抽不出空来看望他们。也许比这更悲凉的是，有些服务对象，他们的小孩儿分明就住在附近，而且完全有能力照顾他们，却因为关系疏远而不提供照顾。还有些服务对象，对这个问题只是保持沉默，把痛苦放在心里，这些都是家庭照护失败的例子。

　　有些家属因为照顾家里的失能者而破产了，这种破产既可以是经济上的，也可以是关系、情感或者是道德上的；有些家属正在挺过难关，但也是相当勉强，毕竟挺过一次危机，又是一次危机；有些家属平衡着自己内疚与痛苦的情绪；还有些家属则只是低头认命。摇摆且艰难的关系、不曾吐露的历史、埋藏心底的不满，往往是这些案例中的隐藏故事情节。资源匮乏（首先是经济资源，也包括认知资源、情感资源以及社交资源）导致这些家庭没法儿投锚靠岸，从而抵御疾痛与照护的狂风巨浪。我们得不出简单结论，也找不到统一答案，所能做的就是去深入探索每一种疾痛体验，从而找出对于每个人和每种关系来说最重要的东西，并珍惜它们。

　　经济压力使长期照护关系蒙上了阴影。亨利·赖特正值中年，在一家房地产公司上班，是那里的一名初级雇员，人很亲切，当时正在照顾他九十三岁高龄的老父亲。他父亲是一位退休警察，老伴已经去世，现在和亨利夫妇住在一起。有一次，老父亲患了轻微中风，冲澡、剃须、上厕所都出现了困难，需要有人协助，亨利夫妇就想把老父亲送去护理院，但做计划的过程却充满了挑战。亨利夫妇料想到，靠他们自己是没法儿给老父亲提供他所需要的帮助的，他们都同意，护理院是他们唯一能负担得起的解决方案。考虑到他们目前的经济实力和老年医疗保险计划能够支付的范围，他们会挑选一家"差不多就好"的护理院。他们知道，这些护理院肯定会有许多他们不满意的地方，但只要它还算安全，还算干净整洁，那就足够了。对于他们而言，就像许多经济情况窘迫的美国人一样，面对捉襟见肘的现实，质量问题只能退居其次。他们知道，即便是有老年医疗保险计划的支持，他们所能负担的费用，也远远达不到他们所期望的标准。

我认识几户收入水平中上等的家庭，他们的父母因为身患残疾而接受了辅助生活服务。有一户家庭的老人住进了专门的老年照护机构之中，但后来他们再也负担不起这些费用了，只好把父母转移到能够接受老年医疗保险计划的机构之中。但是，那里的照护水平和舒适程度却都要大打折扣，护士及护士助理的人数都要更少。对于这种被迫进行的选择，还有父母将要面对的照护质量，他们心里都不太高兴。但是，相比于这种经常出现的难受情绪，还是现实情况占据了上风。

关于"什么水平的照护是可以接受的"这样一个问题，不同家庭在做权衡的时候所考虑的，还并不仅仅是冷冰冰的经济计算。解决经济问题的过程本身，也可以反映出家庭及朋友关系的情感和实际状况。

吉尔·康诺利是一位中年律师，在纽约一家律师事务所工作。她九十岁的老母亲仍旧生活在吉尔长大的那个西海岸小镇。在吉尔的描述中，她的家庭已经是一团糟。她未婚的妹妹生活在洛杉矶，吉尔本人已经经历了三段婚姻，有两个已经成年的子女。姐妹二人不住在母亲附近，但都觉得自己有义务要帮助并支持自己的老母亲，所以就共同出钱给母亲在一家大型老年公寓的认知照护区找了个住处。和吉尔相比，她妹妹住得离这家公寓近得多，每隔几个月会去探望一次母亲，吉尔本人则基本上是以每年一次或顶多两次的频率去探望她的母亲。据她描述，这些探望的过程总是非常艰难。

她母亲的认知功能已经衰退得非常厉害，吉尔已经无法再同她进行任何严肃或是有意义的对话了，她母亲还经常会把吉尔与其他家庭成员搞混。她非常痛苦地对我说，她不知道自己为什么还要去探望她母亲，除了隐隐约约感觉到自己有那样一种义务之外。而且，为了让母亲住得起老年公寓，她已经把自己的积蓄全部掏光了。所以她和她妹妹决定，如果她们的母亲活过了第二年，就努力让她进入老年医疗保险计划，把她转移到成本较低，但水平也较差的公立护理机构中去。吉尔含着泪告诉我，她不确定自己是否还会继续探望母亲。这次对话留给我一种非常明确的印象，就是吉尔之所以会这么心烦意乱，主要是因为她觉得自己已经感觉不到对于母亲的关爱了。并不是所有人都能感觉得到这种关爱——这种可以激发出照护行为的关爱。但就像我们在许多国家看到的那样，人们仍旧期望并且依赖家庭去照顾自己的家庭成员，而这种期望也让部分家庭产生了某种内疚感以及对于不公平的愤怒。有的时候，这种巨大的内疚感会在生命尽头时带来某些严重问题。比如，家属为了减轻自己的内疚感，可能会义无反顾地给他们临终的父母进行医疗干预，以延长其生命，可这些医疗干预可能只是徒劳，甚至还会降低他们父母的生活质量。

人们在照顾慢性进行性伤残患者或终末期疾病患者的时候，往往会有某种"尽头的感觉"，而且这种感觉会越来越强烈。像在琼的例子中那样，照护可能是长期的。但照护者心里是清楚的，总有一天，这一切都会告终。他知道，他正在慢慢地走向照护的尽头，但他却不知道，这尽头究竟什么时候才能走到，他也不知道，这尽头究竟会是什么样子。这种"尽头的感觉"可能会引起照护者的焦虑和恐惧。我仍然记得,有好几次我非常担心,要是我比琼早走,那彼得和安妮他们还有小孩子要带,还有他们活力四射的生活,而且还住得那么远,很可能会没法儿照顾琼,或者说如果那时候琼已经住进护理院的话,他们可能也没法儿定期探望她。我前面提到的每一位重残儿母亲都很害怕,如果她们哪天过世了,或是老得已经无能为力了,那谁会来照顾她们的孩子?我发现,这个想法实在是太消沉了,你根本没法儿长时间思考它,而且我会拼命地想要抑制或是否认这一想法。照护者需要解决太多此时此地的细节问题,所以像是这样的大问题反倒很容易被搁置一旁。但是,每位照护者又终究要去面对这样的问题,而且问题本身也涵盖了照护的最后阶段,涵盖了住院治疗、护理院安置、安宁疗护这样的复杂命题。我知道,如果能在这些问题演变成现实问题之前就好好地思考一下它们,会是个比较好的选择。但实际上,我发现自己也只有走到那一步了,才会去思考这些有关临终关怀的问题——而要走到那一步,这本身已经相当困难了。

第九章　黑暗的日子

　　每当我想起琼患病的最后那几年——不是说她患病的终末期，而是我作为她的主要照护者的最后那几年——的时候，浮现在我眼前的主要是四个字——"黑暗时刻"。在情况最坏的时候，我们几乎就是在"忍人所不能忍"。我曾经与许多家庭照护者交谈过，他们在亲人得了痴呆症，特别是早发型阿尔茨海默病的情况下，几乎每个人都曾经体验过我那种感觉。艰难总是开始于某些不起眼的事情——也许只是觉得自己所做的一切都没得到任何回报。接着，挑战会逐步升级为绝望与彻底的疲惫。当摆在我们面前的照护任务变得越来越繁重时，无望与无力的感觉又会扑面而来。每种疾痛体验都会有独属于它自己的、令人心碎的细节，但都面临着某种必然，那就是：随着痴呆症的发展，照护中的糟糕时刻会迅速累积，并最终达到某种程度。到那时，家庭照护者要是不曾接受过任何有关照护的训练，就会轻易被打垮。

　　在罹患阿尔茨海默病的那十个年头里，琼好多时候都会出现短暂性的激越状态[1]。而到了最后几年，那种激越状态会长期维持在某种相对较

---

[1] 激越状态（agitation）是一种精神症状，表现为明显的坐立不安和过多的肢体活动，并伴有焦虑，程度可由轻至重，持续时间可由短至长，严重时会表现出兴奋冲动、威胁、攻击、自伤等行为。

低的水平上，却不再消失了。平静与安宁的日子已经离我们远去。此外，琼的这种显著的焦虑情绪，就像背景噪声似的，有时甚至会演变成狂乱。而且这种不受控制的过度活跃状态也不再像过去那样，只持续几分钟，而是会持续数个小时，有时甚至超过一天。在这种状态下，我们任何口头上的抚慰都无济于事。镇静剂的作用也很小，已经无法控制琼的症状了，我们唯一能做的仿佛只有等待，等待那狂躁的热火烧尽。然后，琼会瘫倒在地板上，那时她已经筋疲力尽了。

这种分外可怕的状态结束后，随之而来的便是违拗症状[1]（或者可能此前就已经存在了），其首发表现就是对抗。她不再像往常那样配合我们的照护工作，而是会抗拒任何人的帮助，有时甚至还会抗拒下床、抗拒冲澡、抗拒穿衣服。对于周围的人，她还会发表负面评论，这是她以往从未有过的表现。比如，她在麦克莱恩医院[2]老年神经精神科住院的时候，无法忍受她的几位病友，尤其是某几位吵吵闹闹、自以为是的病友。于是，琼对着他们吼道：你们这帮"粗鲁的""叫人作呕"的家伙。后来，琼的这种违拗症状甚至开始针对护士、护工和医生。她会批评他们，拒绝他们的帮助，还反复辱骂他们。这与以前的琼实在是大相径庭，所以当我看到她这些行为的时候，内心惊讶万分。不管是谢拉、我，还是我们的家人，都无法控制琼的这种激越表现，也无法控制她的负面情绪以及攻击行为。

琼变得很容易大发脾气，时不时地就会与现实完全脱节。我们没有

---

[1] 违拗症状（negativity）是一种对他人的要求或指令表现出抵制或反抗的精神症状。
[2] 麦克莱恩医院（McLean Hospital）是哈佛医学院附属的一家精神科医院，位于马萨诸塞州贝尔蒙特，医院院区犹如充满田园风光的学院一般。那里的老年神经精神科非常有名，琼曾经在那里住了一小段时间的院。

办法和她讲道理，也没有办法使她冷静下来。最糟糕的时候，她会陷入谵妄，拳打脚踢，大喊大叫，对任何人所做的或者所说的都毫无反应。和精神病性障碍患者的照护者一样，这是照顾痴呆症患者最需要去面对的问题之一。

关于那些日子的回忆，此时正在我脑海中翻滚，它们凝固成了一系列充满冲突的痛苦时刻，久久不愿散去。有一次，我们去波士顿金融区见一位律师。这次会谈，气氛紧张，非常费神。熬到结束，我们乘坐办公大楼拥挤不堪的电梯准备下楼。在会谈的时候，我们讨论了一些在痴呆症病程中可能会出现的法律问题，比如家属的代理权与监护权问题，又比如是不是需要去找一位医疗代理人，还有我们的遗嘱问题。讨论的过程非常艰难，也让琼感到非常困惑，非常焦虑。当时，我们乘坐着电梯，电梯门打开的时候，一帮年轻姑娘急不可耐地冲出去买午餐。琼一下子被挤远了，几乎摔倒在地。可那帮姑娘，谁也没有停下来，看看她是否安好，也没有谁向她道歉。琼被吓坏了，她呆坐原地，不肯起身，这就叫我很为难，因为我没法儿把她挪到安全的地方去。我感到怒不可遏，倒不是因为琼，而是因为那帮冷漠无情的年轻员工。一个残疾人被她们撞倒在地，可她们却当啥也没看到。

还有一次，为了庆祝琼的生日，我们去波士顿的一家高档餐厅用餐，同去的还有我的母亲、弟弟和弟媳。能去外面吃晚饭，这感觉很好。但当我们落座时，琼却猛地跳了起来，开始对我大喊大叫，显得非常生气。她说她已经不是小孩儿了，什么问题也没有，不需要我帮她坐到椅子上去。几分钟以后，她又从椅子上猛地站了起来，大声喊叫，因为她发现我们没给她点红酒。可实际上，这是医生的要求，她在用药，这期间是不能饮酒的。只是这次不像第一次，她的喊叫没有停止。即便我后来退了一步，给她要了一杯鸡尾酒，她依旧没有停止吼叫，终于引起了骚乱，吵到了店里的每一个人。在那之前，我也曾经历过类似的事情，因此我知道这种事情到了最后总会升级。琼可能会陷入疯狂，进而完全失控。当时我犹豫了一下，不知道是不是应该立即带她回家，因为感觉餐厅里的压力对她来说可能太大了。但最后我还是让她留了下来，因为我真的好想让她参加这样的家庭聚会啊。

　　这顿晚餐，进行得并不顺利。它本该是庆生晚宴，结果却更像是一场灾难的序幕，充满了紧张的气氛。每隔几分钟，琼就会发一次脾气。在吃完甜点后，我们准备起身离开。我给琼套上外套，然后牵着她离开餐厅，却遭到了她的竭力反抗。当我们走到门口时，她依旧在使劲叱责我。我们准备去开车，她却不愿牵住我的手。于是，我只好也冲进熙熙攘攘的车流，以防她被过往的车辆撞到。在我们开车回家的路上，她扬言要跳出车门，结束这一切。等我们终于回到家，她已经变得相当狂躁，相当激动了。她撞翻了一张小桌子，把墙上的装裱画和其他东西统统扔到地板上。她已经完全失控了，我担心她会伤害到自己。同时，我也几乎无法再克制自己心中的愤怒了。我不知道自己是否还能够忍耐下去，而且我这么想已经不是第一次了。她不肯换衣服，也不肯上床睡觉，最后径直在沙发上睡了过去。我拿来一条毛毯，盖在她身上，然后呆坐在椅子上，呆坐了好几个小时。我不知道自己还能怎么办。但到了第二天早晨，她又一切如常了。对于前一天晚上发生的事情，她居然一无所知。"为什么我们会睡在客厅里？"她这么问我。

　　另一次发作，是在纽约。光是能去到那里，对于我们来说，就已经是小小的胜利了。坐飞机，我可不想冒这个险，还是决定自己开车过去。那次，我想带琼去纽约大都会歌剧院看威尔第的《唐·卡洛》，因为琼和我都很喜欢威尔第的这部剧，而且在琼生病以前看过好几次，所以就让我弟弟给我们买了两张很贵的票。但后来想想，我这个计划可能是有些异想天开了。在我们开车去纽约的那四个小时车程中，琼变得烦躁不安。当我在一个服务区停下准备给汽车加油的时候，琼说，她想去上厕所。我觉得她很难自己去上，但好在我找到了一位愿意陪着她去的老妇人。等回到车里后，琼开始变得坐立不安，非常暴躁。但当时，我还能够使她平静下来，并继续我们的旅程。我们的女儿安妮和我们待在一起，这让整个过程变得容易了许多。但在演出的时候，琼还是显得非常焦虑。第一幕刚开始，她就用平时说话的声音与我交谈，我们周围的人都朝着我们发出"嘘！"的声音，但她也完全无视。我把手放在她的手上，想让她平静下来，并且压低了声音，在她耳边小声说话，希望她能安静一些，坚持到中场休息。我不知道是不是应该带她出去，但这会儿正是咏叹调和合唱的段落，我不知道这会儿出去的话，该如何做到不惊动大家。我知道她有多爱音乐，也知道这次来听歌剧对她来说有多么特别。但坐在我们前排的人已经开始低声抱怨，甚至有一个人快速转过了身，紧紧地攥住了我的手，然后愤怒地说道："能不能让她静静！"

好在我们最后还是撑到了中场休息，并没有发生什么其他事故。那时，我已经是惊慌失措、汗流浃背了。但从琼的脸上，我分明可以看出，这次能来纽约听到威尔第如此壮丽的音乐，她有多么兴奋。我尽力跟身边那些埋怨我妻子痴呆的人做出解释，可得到的还是他们的讥笑。"老年痴呆！"他们笑着说，"带她离开这里，她不应该来这里。"他们的无礼与冷漠让我忍不住想叱骂他们，但心里还是很矛盾。他们确实无情，但他们说的并没错，我确实不应该带琼来这里，我沮丧地想着。我不应该让她来听歌剧的，也不应该让其他人在听歌剧的时候被打扰。但她的脸上，分明洋溢着那么灿烂的欢乐啊！世界上最美的歌声会在后面几幕如约而至，我多么希望她能听到。难道身处疾病痛苦之中的她就不可以享受这种欢乐了吗？最后，我们还是留了下来，不管怎样还是看完了这场无与伦比的演出。但在这整个过程中，我绝大部分的时间都用来握住她的手安慰她了，我担心她随时会变得紧张，进而陷入崩溃。当大厅里掌声响起的时候，我看着琼，琼也看着我，她脸上绽放着微笑，眼睛里则含着泪水。她对我说："这演出很棒，对吧！"解脱与喜悦交织在一起，还混杂着某种胜利的感觉。但万一要是……想到这里，我也朝她笑了笑，亲了亲她的脸颊，紧紧地挽住了她的手臂，然后就以最快的速度冲破涌动的人流，带她走出了剧场。

有的时候，琼看起来好像很高兴，顶多会因为她自己脑海中虚构出来的某些对话，朝着谢拉或者我发些脾气。是的，她有时候会听到某些声音，要么来自我们过去见过的人，要么来自某些她病态的大脑凭空制造出来的神秘人物。然后她就会在自己脑子里和这些声音对话。每次她生气时，都会用手打向谢拉或者我。但只消十到十五分钟，她就又会转怒为喜，朝我们微笑，甚至忘了她刚刚打过我们的事实。一直以来，琼看起来好像都认得我们是谁，也认得我们的孩子们。然而，在住院前大约半年时间，她却时不时会认错，甚至认不出我们。有时我们发现不了她其实没认出我们，因为她只是表现得有些困惑，或者只是有些不确定。毋庸置疑，家里所有人对这个问题都会觉得苦恼，但这种苦恼终究远不及她出现激越症状和攻击行为的时候。在关于痴呆症的海量文献之中，人们已经谈论了许多失去私人记忆（包括那些关于至亲之人的记忆）的悲剧性，我也觉得这种情况确实是糟糕透顶。但对我来说，琼朝着我发脾气，或是表现出沮丧的情绪，要比她失去记忆更加麻烦，也更加难以对付。天哪，我们的处境得有多糟呢？面对这两种同样糟糕的情况，我现在居然要在其中挑出一个更好的。尽管如此，还是有些日子算是过得比较顺利的。这些日子掩盖了琼已然很糟糕的病情，也延长了我的否认状态，我不想去面对转折点即将到来的现实。我还没有准备好。

那段时间，我好不容易得到了一个可以充分利用的学术假。我的中国朋友都劝我把琼带到上海去——我在那儿有一个合作研究项目已经搁置好长时间了，他们跟我说，上海会有许多朋友可以帮忙照顾她。而且，在上海能得到的照顾，可能对于琼和我来说，要比我们留在波士顿更好。当我在考虑这一选择的时候，荷兰的一些朋友也给我发来了邀请，他们给我安排了一个晚些时候去那里做杰出客座教授的机会。对于这两个机会，琼都感到很兴奋，但我却很担心，我们是否真的能成行。我能把她平平安安地带到那里，再顺顺利利地带回来吗？在罹患阿尔茨海默病的时候，生活在国外又会是什么样子呢？于是，我们征求了家人、朋友和医生的建议，最后决定出发，先飞到台北和香港，再飞往上海。短暂的台湾之行，将成为琼的一次告别，告别那些我们在 1969 年就认识了的朋友和同事；也将成为一次庆祝，庆祝我们所做的近四十年的中国研究。

在洛杉矶机场的商务舱休息室等待登机的时候，我去餐厅给我们要了两杯咖啡。但当我回来的时候，却发现眼前已是一团糟。我走开以后，琼很害怕，她不知道我上哪儿去了，也不知道她自己在哪里。所以她站了起来，却撞上了玻璃茶几的锋利边缘，在她小腿上割开了一道深深的口子，血溅得到处都是。服务生帮我清理了琼的伤口，并做了包扎。我们总算是赶上了航班，可是在接下来的一个月里，在台北，在上海，我们还需要不断地关注这个伤口的情况，需要去看医生，需要做小手术，还需要一天两次地清洗伤口、换药。我做了所有我需要做的事情，但实在感觉自己已经到极限了。好在有我们的中国朋友，他们轮流帮着我照顾琼，就像安妮、彼得和其他人所做的那样——我在剑桥时也快要到极限了，是他们带我走出了低谷。我们在上海的时候，那些朋友给我们提供的支持丰富极了，有效极了，而且温暖极了，充满了人性的光辉。而对于他们的支持，还能听懂一些中文的琼也满怀感激地接受了。所以，诚如我的中国同事预言的那样，在上海的那段时间成了我的某种喘息，比我们在家时要轻松多了。对我来说，这既反映出中国的朋友圈子对健康问题的殷切关照，也反映出我们的中国同事对于琼的爱。[1]

后来，我们去了阿姆斯特丹，当时我们家里所有人都一块儿过去了。在那里，我们住在一家魅力十足的酒店里，边上就是阿姆斯特丹的一条内河。每周三次，琼和我会坐着火车从阿姆斯特丹出发去莱顿讲课。但有一次下火车的时候，琼差点儿从火车和月台之间的缝隙掉下去，好在那时我已经养成了习惯，随时都会紧紧盯着琼，所以在她要掉下去的时候及时抓住了她。当时我非常震惊，可琼却似无事发生一样。然而，第

---

[1] 2007年10月，凯博文将上海作为他在中国大陆学术假旅行的第一站。其间，他在复旦大学同事们的帮助下，陪伴琼参观了上海博物馆，赴大剧院观赏歌舞，去苏州一日游，到不同的中医诊所为琼问诊和抓药。凯博文希望能唤起爱妻对这座城市的美好记忆。朋友们对琼提供的照护，也使得凯博文能在复旦大学、上海精神卫生中心和复旦大学上海医学院顺利完成了近十次公开讲演。

二天的情况还要更糟。早上，琼醒过来——那是第一次，她没有认出我。我知道，这种事情早晚都要发生，可当它真的发生的时候，我还是措手不及。琼觉得，她床上躺了一个陌生人。她被吓坏了，开始尖叫着打我。在一个多小时的时间里，我一直尽可能温柔而又坚定地向她解释，我就是她丈夫——阿瑟，但她不管怎样就是不信我。她同意与我们的儿子共进早餐，但就是不肯让我接近她。她觉得，我是谁冒名顶替的，所以不可信。后来，到了白天晚些时候，她的症状有所改善，对于这一不幸事件的发生，甚至笑了起来。可我的心却碎了。人们可以很轻巧地说，她丧失记忆并不会影响到我对她的爱；可当她突然把我当作陌生人，并对我满是惊恐和偏执的不信任时，就完全是另一回事了。我能够站在医学的角度去理解正在发生的事情，可是从存在的角度来看，这就好像是我们之间的纽带——那条在过去半个多世纪里已经被锻造得牢不可破的纽带，一瞬间就这么绷断了。

在我们回到剑桥以后，这种情况又发生了几次。有时候，她会再次变得非常偏执，觉得我是陌生人，取代了她丈夫，还想要杀死她。每一次毁灭性的症状发作，都暴露出她内心深处的恐惧。但是，在发作结束以后，她却不愿再去谈论它们，甚至会把这些事情忘得一干二净，只留我在孤独与眩晕中盘桓，好像我也正在跌入琼所处的那个深渊。作为一名精神科大夫，我能够识别出患者的妄想症状，也很了解替身综合征——在这种综合征中，患者会出现妄想，觉得他们身边的人都是冒充的——但我却很少会想到这些症状对于患者家属的影响。现在，我对于他们的感受深有体会。

琼的症状在持续恶化。她开始出现尿失禁，不得不穿上成人纸尿裤。

她还有三次出现了大便失禁，拉在了地板上。后来，我清理了这些烂摊子，也擦洗了地板，却一发不可收拾地大哭了起来，很确信自己很难再这样坚持下去了。琼一如往日，仍然在一边安慰我，给我加油打气。"你可以做到的！阿瑟，你可以做到的。"琼哀求道。于是我又这么去做了，做的还远不止这些，还有更多更多。

我的临床研究经验告诉我，不同的症状和行为问题，对于不同的照护者，可能有着完全不同的含义。可能对于有些照护者来说，大便失禁并没有其他问题来得那么苦恼。然而，琼向来都非常优雅，非常矜持，在私人问题上也非常注重隐私。而现在，她生了这种病，发生了这种事情，这对于我来说实在是有些难以接受了。当然，这也可能反映出我自己对于排便控制问题的不适应——毕竟，我是精神科大夫，不是消化科大夫。其他家庭照护者也与我分享过类似的经历。当他们的亲人出现自控能力和生活能力的减退时，他们也曾感到非常崩溃。对于许多照护者来说，这就像是一堵无法逾越的高墙，直到他们身患残疾的亲人——就像琼那样——坚持对他们说，他们可以做到，他们可以越过这堵墙。而让他们惊讶的是，他们真的做到了。然后，他们便会继续前进。这就是我想说的，照护的核心是某种道义互惠关系。即便是在情况最差的时候，被照顾的那个人，在这种关系中也会扮演非常积极的角色。而在我们这里，正是琼，给了我继续前进所必须具备的动力。

2010年夏天，我们经历了非常糟糕的几个星期。虽然琼已经开始服用好几种精神药物，她还是一刻不停地处在激越状态。每两天，她就会出现一次暴力行为：大声喊叫，拳打脚踢，极度兴奋。到了7月4日，我决定说，我们需要离开这里，琼也点头同意了。于是我开了三个半小时的车，来到了我们位于缅因州的度假小屋，我们自从去年秋天起还没造访过这里。我让琼坐在一张舒适的扶手椅上，然后就打开了话匣子，滔滔不绝地向她讲述我们面前的河流，向她讲述天空和土地的颜色，还有参天枞树和断裂岩石的美丽。最后，我架起了烤架。那天是美国独立日，我烤了热狗和汉堡包，烤了玉米和西红柿，还在厨房热了一锅烤豆子。在屋外露台上享用这些美食的时候，我们俯瞰着远处的达马里斯科塔河——它似乎很平静，其实是缅因湾的河口，裹挟着不可预测的海的力量。就像大海会在一瞬间掀起滔天巨浪，给宜人的夏日带来疾风骤雨一般，此时此刻，琼的情绪状态也在经历着迅速的变化，并朝着坏的方向发展。

在我发现她这种变化之前，她就已经在害怕、惊恐与困惑中颤抖了起来。她忘了她人在哪里，也忘了我为什么要把她带到这里来。她开始出现某些近乎谵妄的症状，而此时，我的第六感也告诉我，某些不好的事情即将发生，在琼彻底崩溃之前，我必须带她回家。于是，我收拾好行囊，关上了屋门。此时，我的胃绷得紧紧的，心脏也怦怦直跳。我一直在和琼说话，好让一切都看起来井然有序。然而，事情显然已经完全乱套了。我们上了车，琼开始来回拨弄她那边的车门把手，想要把车门打开。我担心，开车的时候她也会去这么开门，所以就一边用左手开车，一边用右手握住她的双手，搁在她大腿上，就这样开了三个半小时，直到深夜。当我们回到剑桥家中的时候，我已经筋疲力尽，束手无策了。

但回到家以后，琼就开始陷入疯狂。她剧烈地扭动着身体，砸烂了墙上的装裱画，又砸烂了好几只古董碟子。她变得极度偏执，高喊着我是陌生人，打算要伤害她。她躺在地板上，又是踢来踢去，又是大吼大叫。我做了所有能做的事情，但还是无济于事。我觉得相当无助，重重地坐到了地上，大脑一片空白，已经完全丧失了清醒思考或说话的能力。我甚至连眼泪都流不出来，只觉得自己很没用，想不出一点儿法子让情况有所好转。我的面前耸立着一堵无法翻越的高墙，我看不出自己该如何继续前进。我想不出任何办法，可以平息那些混乱，扫除那些绝望，只能任由它们吞没琼；我也想不出任何办法，可以减轻我们面对那种悲凄的挫败感，终日沮丧。

当我与其他神经退行性疾病患者的照护者分享这个故事时，他们总是回以一声悲伤的叹息，那是一种似曾相识，一种感同身受。关于照护者的那些心理崩溃和万念俱灰，我已经听到过太多相同的故事，只是在以不同的方式演绎罢了。这些讲述照护者极限的故事，分明是一则则警世恒言。这些绝望的故事，都以相同的方式收尾，那就是照护者强撑着破碎而又疲惫的身子，又从绝望的谷底爬了上来，重新投入到照护工作中。当我想起神经科医生——那些每天都会碰到许多认知功能减退的患者的专家——的时候，我想知道，他们中有些人对于患者照护需求的视若无睹、漠不关心、沉默寡言，是不是因为他们终究不愿去面对这种混杂了挫败与绝望的不安。

7月4日晚些时候，在琼躺在地板上睡着以后，我给我的一个同事去了个电话，想听听她的意见。她打算带上她的一个朋友一块儿过来，那个朋友是晚期痴呆患者精神科用药方面的专家。那天晚上在我家，他们和琼说了说话。琼当时已经醒了，虽然仍旧非常焦虑、害怕，但谢天谢地，她当时没有出现谵妄的症状。之后他们把我拉到了一边，跟我说，他们建议琼立即入院，去麦克莱恩医院的老年病房。他们说，在那里，琼的病情可以得到更好的评估，而且他们已经研发出了一套更为有效的抗精神病药物治疗方案，可以控制住她的激越和谵妄症状。

他们还告诉我，现在是时候好好找一家专门从事痴呆症照护的护理院来安置琼了。那天晚上，我一宿没睡，躺在床上挨着我太太，感到非常挫败。我回想起几个月前，安妮、彼得和我也曾看过几家这样的辅助生活机构和护理院，担心可能有一天，琼的病情会严重到单靠我自己应付不了的程度。可是，我们看过以后就震惊得转身离开了，因为在我们去看的那几家中，绝大多数机构的条件都差得叫人无法接受。我知道，我们总有一天要把琼送过去。可是，在经过了近十年的灾难之后，我的否认情绪已经越发强烈，我心里老是在想，我们可能还得有好几个月的时间，才需要去面对这个可怕的选择。可如今，这一时刻即将到来。

做这个决定为什么会这么难呢？为什么我们会拒绝接受要把琼送出去的事实呢？我记得，这种疑惑我此前也曾有过。有一次，我去波士顿一个绿树成荫的郊区，见一个非常不错的辅助生活项目的负责人。当时，那个负责人告诉我，在她看来，我把琼留在家里的时间太久了。她觉得，即使我那会儿想让琼进入她那个项目，琼的失能状况却已经严重到不再适合她们那种辅助生活服务了，琼需要的是护理院级别的照护。听了她的这番劝告，我很是恼火，她话里的意思好像是说，她作为专家有权断定居家照护的时间是否过长或者过短。但如今，我重新思考了一下才发现，其实很多年以来，对于那些备选方案，比如辅助生活服务，我根本不曾多加考虑。

我把居家照护看作自己唯一的选择，觉得只要自己还能坚持，就会在家里照顾琼。过去一年（或者准确地说是过去十八个月），对于我和琼来说，都像是地狱。回过头看，我会发现，其实我们差点儿就没能挺过那段心惊胆战的岁月。我不知道是否应该在更早的时间就想到辅助生活服务，但倘若我认定居家照护已经不再可能，认知照护服务想必是一个适合的选择。

我固执起来就像是一头犟驴，哪怕海枯石烂，我都要在家里照顾琼。我曾经如此许下过诺言，而琼也希望我能信守承诺。想法就是这么简单，但现实却远没有这么简单。经过近十年痴呆症的蹂躏，我眼前的这个人已经不再是我曾经许下诺言的那个人了。而我作为照护者也已经不再是过去那个我了。不管是在身体上，还是在心理上，我都已经筋疲力尽。而琼呢？好吧，这就是问题所在——我很难接受，我爱着的那个琼，我觉得亏欠许多的那个琼，已经不在了，已经再也不是曾经的那个琼了。

我无法接受这种逻辑，因为我自己的承诺原本就是不合理的，而且是绝对的不合理。尽管这种承诺的基石同样也是爱情，但它能够维持下来却是因为某种负罪感。我敢肯定，当时的我是断然不可能这么去想的，因为我还没能理解到这个层次，或者说，我不允许自己这样去想。那种内疚，深深地扎根在我的心里。三十六年来，如果不是琼的照顾，我怎么可能好端端活到今天。虽然我给她带去了相当沉重的负担，可她却从未放弃过我。而如今，我才照顾她仅仅十年，怎么可以放弃她？如果就这样把她放弃了，我还有什么脸面去面对镜中的自己？去面对我的孩子？去面对我的母亲和弟弟？

在我犹豫不决是否要把琼送到麦克莱恩医院之前很久，安妮和彼得就已经认识到，有些事情必须采取不同做法了。他们发现我的体力已经到了极限。他们知道，琼必须去护理院了，于是同我一起看了好几家这样的机构。可我为什么还是像头驴一样固执呢？在某个层面上，这是因为我已经习惯了这种照护工作，已经养成了某种惯性，所以才不愿意改变。到最后，我深知自己已经无法再这样坚持下去了，可我无论如何还是继续了下去。而在另一个层面上，我的固执也来自对于失败的非理性恐惧。我这辈子对任何事情都非常执着，这既是我的优势，也成了我的软肋。我从不放弃，也从不允许自己半路退出。我表现得好像自己只要硬着头皮继续前进，就永远不会被打败，不论我或其他人需要为此付出怎样的代价。

当然，早在认识琼之前，这种内疚感就已经与我如影随形了，可以一直追溯到我那个野蛮专横的童年时代。我想，在潜意识层面，这种心理甚至还可以追溯到我生命中父亲的缺位。他是因为我才离开的吗？是因为我不值得他去爱吗？这些念头当然都是非理性的，可潜意识本身就是非理性的。而照护，对于我而言，在其最深层的意义上，也就意味着救赎。照护拯救了我。我母亲不是曾经说过，照护让我变得更有人情味了吗？这句话背后的意思不就是说，在那之前，我的人情味太少了吗？于是，当我允许自己出于自我保全的目的放弃在家里照顾琼的时候，所有这些心理层面的剖析，都重重地压在了我身上。

当然，我们也可以换个角度来看这个问题。这回，我们站在琼的立场上，只把我当作一个次要人物。于是我们就可以看到，琼那时的病情已经相当严重，无论我和我的家人怎么想，护理院都已经是她唯一的选择了。居家照护已经到头，其他方案也都是不可持续的。我将继续作为一分子参与琼的照护工作，但我无法再扮演中心角色了。从这个时间点开始，我将既是一名参与者，也是一名观察者。这个悲凉的角色转换过程该如何描述，很多人都倍感纠结。但无论我们如何描述，它都是某种只能站在远处静静望着的照护，而在这里与那里之间，隔着机构，也隔着机构里的员工。所以，走了那么久，我们终于还是走到了这最后一站。

这段漫长而艰辛的旅程，我们来到了它的最后九个月。这九个月，既是阿尔茨海默病病程的结束，也是琼·克莱曼一生的结束。

第十章　照护实践的悖论

在琼的病症尚未发展到如此地步时，安妮和彼得就曾帮我去调研过专门从事痴呆症照护的护理院。我们探访了波士顿及其周边二十多个这样的照护服务项目，竟发觉这些项目在设施、员工和活动的质量上，差异悬殊。附近一家小型私立医院就恰巧有这样一个项目，可那里的景象却叫人看了瞠目结舌：在每个楼层的电梯边上，患者们就坐在轮椅上，排成一排，他们衣衫不整，蓬头垢面，使劲挥舞着手臂，向工作人员请求协助——可这所谓的协助俨然不知为何物。我们去看的其他几家机构也只是比这稍稍好一点儿，实在是让人沮丧。但我们也发现了几家让人倍感暖心、印象深刻的机构，它们未必有最现代化的设施，但那里的员工却非常敬业，非常体贴，项目也相当出色。

必须承认，在找寻护理院的过程中，我们比绝大多数家庭都更有优势。我们有这个财力，有这个时间，在医疗卫生体制内有许多人脉关系，也有相当的医学知识。因此，我们不仅可以在琼的安置地点问题上做出明智的决定，还可以给她在那里搞到一张床位。可其他那些没这么多资源的人们，当他们也处在相似境地的时候，又会面临怎样的困难啊！每每念及此，我心里就非常难过。照护工作已经给我们带来了那么多的焦虑和不快，而在这个过程中，找到一家合适的安置机构则是最叫人沮丧、最叫人头疼的一件事了。

有几家护理院，只一眼，我们就放弃了。那里的环境实在有些阴森，房间狭小，人员不足，有时甚至可以闻到一股弥漫在空气中的尿骚味儿。这些表面上的特征可以说明很多问题，但同时，它们也会掩盖掉某些关于机构质量的、更为重要的事实。我还记得有一次，彼得、安妮和我开车去了一家不怎么起眼的护理院。那天下着很大的雨，我们把车停在了它们那里被雨水浸透的停车场上。这家护理院看上去荒凉又森严，门厅的地毯和有花卉图案的墙纸已经老旧得褪了色。我们在一个明亮却小得可怜的日间活动室里等候，而后被请进了一间很小的办公室。但与我们此前造访过的其他护理院不同，在这家护理院里，我们看到住户们脸上挂着笑容，看到他们在唱歌、锻炼、玩游戏，看到他们身边围绕着一群活泼而敬业的工作人员。我们听到了欢声笑语，看到了四处走动的人们。有人播放了趣味盎然的背景音乐，有人精心布置了可爱的插花。即便是那些躺在床上的病人，也生活在敞亮、干净、通风的房间里，他们显然得到了护工很好的照顾。住户们似乎都受到了尊重，得到了友善的对待，当我们路过他们的房间时，很多人都热情地朝着我们微笑。

拥挤的日间活动室里，孱弱的老人们衣着得体地坐在轮椅上，边上是经过精心布置的午餐桌。在隔壁的一间小小的办公室里，我们遇到了这家机构的负责人，一位非常热情而又务实严肃的中年女士，她把她的整个职业生涯都贡献在了痴呆症的照护工作上。不像我们之前遇到的其他的"专业人士"，从这位女士的言谈中，我们就可以看出她对这份工作的热情，也可以很明显地看出她对于运营这样一个具有良好声誉的项目的志向。尽管客观条件很有限，但她和她的员工，对于这份要求很高的工作，还是充满了目标感与真挚的投入。他们向我们详细介绍了机构里的各种日常细节，而且很懂得换位思考。此外，那位负责人还向我们描述了他们机构的那种特殊氛围，又解释了原因——这种氛围，我们在日间活动室和门厅里，就已经直观地感受到了。但后来，我们才从其他人那里了解到，她自己的母亲也曾经罹患阿尔茨海默病，并在其终末期住进了这里。听到这些，我们很震惊。但那位负责人说，她之所以会在这个地方投入那么多精力，之所以会认为，在这个特殊的地方，必须把照护放在第一位，可能她母亲的事情就是最好的原因吧。她告诉我们，她的领导，更多是在道德层面，而不是在管理层面。痴呆症照护是她的热情所在，每个员工都知道这一点，而且也或多或少与她一样对这份工作充满了热情。确实，他们就是这么被选拔出来的，也是这么接受培训的。这位杰出的专业照护者，已经在这个封闭的空间中工作了十多年了，在她和同事们的努力下，这个地方已经变得那么可爱，那么温暖，那么充满人性的光芒。但最后，安妮、彼得和我还是认为，虽然我们都很喜欢这位负责人，也很赞赏她对这份工作的全情投入，但这里的空间还是太小了，项目经费上也很紧张，所以我们还是决定再继续找找，看看有没有更合适的护理院，好让琼在那里度过她最后的日子。结束那次拜访的时候，我们的心情还是相当激动，想必其他家庭在参观完以后也是这样。究竟是什么使得我们这次的感受那么不同于以往呢？甚至那些设备更豪华、环境更崭新的机构，跟这家比起来也相形见绌。在这位敬业的专业人士营造出来的机构氛围中，工作人员与住院老人之间的道义互惠关系，以及双方的"在场"明显是被摆在了最中心的位置。在那里，从负责人到护工，甚至是到我们遇见的那些厨师，所有员工都受到了这样一种精神的驱使，那就是：同情、善良和高质量的照护，以及对于痴呆症患者及其他失能者在真实社区中生活的一份清晰道德愿景。如果站在人类学的角度，我们可以把这种互动关系看作发生在人们之间的、充满暖意的礼物交换过程。

在找寻合适机构的过程中，我们见了好几位痴呆症照护项目的负责人。她们清一色全是女性，都和上面这位女士一样，对于照护工作有着相当高的热情。她们的工作条件甚至更加艰苦，场地和经费也更加有限，她们中有些人成功克服了这些挑战，有些则依旧是左支右绌。但她们都给我们留下了极深的印象，正如"查河新桥"——这是我们最终为琼选定的一家极好的认知照护机构——里的员工那样。当然，我们也遇到了一些不怎么样的负责人。这里面最糟糕的行为，莫过于在原来的两人间里，塞进了三倍多的痴呆症患者，仿佛罐头里的沙丁鱼。他说话的时候，会搓着双手，笑盈盈地期待着他所谓的商业成功。还有一些人在他们的照护工作上表现得很是机械，或者是会防御性地想要为他们的恶劣环境进行辩解。

真正敬业的护理院专业人士，似乎会把他们的工作分为两部分。他们既夹在了患者与家属之间，又夹在了患者与医疗专家之间，而他们则需要去调和几方的关系，同时提供那种既专业又有温度的服务。他们会去关注长期照护服务中的失能个体，同时也对其社会关系予以关注，这里包括患者与亲戚朋友的关系，与专家顾问的关系，与所有员工的关系，还有与其他病友的关系。这些关系使患者的家庭进入了专业人士的领域，也使专业人士与工作人员进入了家庭和朋友网络的领域。有趣的是，我们发现，在所有这些机构中，那些给人留下印象最深的负责人，他们的家庭往往都有老年人照护的经验，他们的父母和祖父母可能从事的也是相同的照护工作。他们解释说，在他们的家庭中，照护工作被当作一项道德使命，而不只是生意经。

这些敬业的专业人士，把他们的工作看成由家人、朋友所构成的社会网络的一部分。为了更好地了解他们所照顾的人，他们会去认识患者的家人。我的一个好朋友曾经给我讲过一个故事，是关于一位女士的，她后来从这种照护机构顺利"毕业"。她的家人说，在住进照护机构前，这位女士经常会一个人坐在公交车站，等待她的丈夫下班回家，就像她一直以来习惯的那样，可其实，她的丈夫早已离开人世。于是，照护机构的负责人意识到，也许对于这位女士来说，在公交车站等待她丈夫回家的记忆，有着格外不同寻常的含义。所以，他们就在机构的花园里，安了一把长椅，架了一个雨棚，这位女士就可以在那里安全地坐着等候了。另一位住户每天早晨都会在黎明破晓之前醒过来，非常烦躁不安。后来在家属会谈中，他的家人说，他曾经在火车站上班，每天早晨，他都要赶在上班高峰期之前，安排好火车的发车时间。然后，机构里的工作人员就知道该怎么安慰他了。他们会告诉他说，火车都已经准时发车了，他可以回去继续睡觉了。我在新闻媒体上还听到过许多其他例子，它们使我相信，如果老年照护机构能够把这种人文关怀作为其核心价值与使命，那么，在这些机构中营造出一种以家庭为中心的氛围，就不是天方夜谭。

这些护理院的负责人告诉我，在他们的机构之外，其实还有一个更大的网络。这个网络中有许许多多不同的项目和活动，它们增强了社会联结，也让我们这个世界变得更美好了。在这个网络中，他们自己的机构其实只占到了一小部分而已。同时，他们也担心这个网络可能会由于缺乏扶持和关注而慢慢缩水乃至消失。有些人感喟道，虽然大家下了很大功夫来发展医疗卫生机构，可是在这种种努力之中，那种对于人的、有质量的、体现人性之美的关怀与照护却正在消失。他们相信，这种关怀与照护才是他们的使命所在。有个人曾经这样跟我们说："当我们在谈论保险与管理问题的时候，我们却忘了去谈论该如何提供高标准的关怀与照护。"在这样一个充满了苦难的地方，会这样想的人实在是寥寥无几。在这个地方，太多人忽视了他们的批评，甚至予以攻讦，人们互相争执，却只是遍地的徒劳。

这些关于照护的问题，我们在与专科医生打交道的过程中碰到了，在医院里碰到了，在参访护理院的过程中也碰到了。这些问题揭示出我们在提供专业照护时面临的种种挑战，也揭示出我们在教育下一代医务工作者该如何提供照护时所面临的种种挑战。让人难过的是，我们家的遭遇远不是个例。我们有一个又一个例证可以去说明，为什么在医疗服务机构内部，为什么在更大的医疗卫生体系内部（这一体系将有护理需求的人与官僚机构、企业、政府以及他们所属的文化联系在了一起），照护与关怀的精神已经如此匮乏。

有这么一个例子，我仍旧记忆犹新。那是 20 世纪 80 年代晚期的冬日，新英格兰天色阴沉、寒风刺骨。我和我的一名医学生匆匆走在路上，赶往医院的室外停车场。在车门外头，我笨拙地在自己装满东西的大衣口袋里摸索车钥匙，他则趁机跺了两下脚，想让身子暖和一些。上了车，我们才总算是"解冻"了。我们正要去一位病人威尔逊太太的家里，她住在一个主要是由工人阶级所组成的社区。威尔逊太太七十九岁，是一位体型硕大的美籍爱尔兰裔，已经守寡多年。作为一名成人糖尿病患者，她的医生认为她血糖控制得很好。然而，糖尿病引发的周围血管及心脏并发症，让她感觉很不好受。经过仔细检查，她的医生却认为，她这些不适主诉的严重性，与她目前的并发症进展程度并不相符。他们找到我会诊，因为他们觉得，他们的检查结果与患者自己的主诉存在着很大的差异。检查结果显示，她的血糖处在正常范围，她的其他各项检查结果（包括心电图、胸片、下肢血管检查）也都没什么问题。但威尔逊太太还是说她的病情"很严重"，已经坚持不下去了。医生们纷纷觉得她是个"难搞的病人"。除此之外，她又三番五次错过门诊预约，这就让事情变得更加难办了。

后来，我给威尔逊太太打了个电话。她说她自己没法儿去医院，我就请求她允许我带上一名医学生去她家做一次家访，她欣然同意了。我回想起自己在念医学院时家访给我带来的决定性影响，这些家访使我第一次认识到了照护的真正意义。而我想，这次去威尔逊太太家，或许也会给我的学生带来相似的影响。在我做医学人类学研究时，我经常做家访。但在医院看病或是在医学院做老师时，我却很少有机会这样做了。

我们开车来到了这幢老旧残破的三层公寓楼的楼下。它外立面的油漆已经斑驳，这幢公寓楼似乎也在凛冽的寒风中瑟瑟发抖。我们能找到的距离最近的停车场也远在三个街区之外，停好车后就赶忙跑回了公寓楼。回到楼里，我们已经冻到麻木了，于是就在封闭的门廊里待了好几分钟，暖和好身子，然后才上楼去了威尔逊太太家，那是位于三楼的一间小小的公寓。来到她家，我们发现，威尔逊太太正裹着一件厚实的白色羊绒毛衣，手上戴着手套，坐在一把沉重的大扶手椅上，椅子底下放着一台小型电暖炉，可热量却几乎无法传到我们这里。我们依旧裹着大衣，顶着帽子。虽然我知道这不太礼貌，但我们需要这些东西来保持温度，来抵御那似乎正穿墙而入的寒意。

威尔逊太太解释说，公寓楼里的锅炉出了点问题。她估计这锅炉可能还是这幢公寓楼在一个多世纪前刚建成时候的那口。显然，锅炉的问题也影响到了公寓楼里的热水器。不过没关系，她家里好歹还是比室外要暖和一些。我们了解到，威尔逊太太出门的时候总觉得太冷，并不愿意步行六个街区去最近的食品店买东西，因此她的古董冰箱几乎总是空空如也。一周前，她曾经给一名食品杂货商打过电话，想让他送点食物过来。然而，她与这位食品杂货商只是点头之交，并不很熟。所以到最后，几袋子沉重的食物，也只是被放在了楼下的门廊里，她不得不上气不接下气地把食物扛上三楼。对于这种事情，她觉得自己再也没有力气和耐力做第二次了。

她已过世的丈夫，曾经是一名波士顿的警察，其家人都生活在爱尔兰，而威尔逊太太自己的家人则生活在美国中西部地区。她和丈夫膝下并无子女，她最要好的两个朋友也在几年前离开了人世。她是一年前才搬到现在这套公寓里来的。她以前那套公寓，位于几公里外的一个社区。随着那个社区不断士绅化（gentrifying），房租也在不断上涨，她仅凭自己那点儿有限的社保收入和丈夫留下来的一小笔退休金，实在是负担不起那里的房租了。但这次搬家，她哀叹真是大错特错。在这幢楼里，在这片街区，她谁也不认识。教堂和医院是她生活中非常重要的两个地方，可她再也没法儿过去了。我还记得她当时这样跟我们说："孤独啊，真是孤独。"

我学生和我在她那里待了有半个小时左右。我们离开时决定开车去最近的商店，给她买点面包、花生酱、汤、蔬菜、水果和她最喜欢的果酱。然后我学生把几袋子食物送上了楼，并且婉拒了她的钱。

回到医院以后，我让这位学生按照医学文书的格式，把这次家访的经过记录下来，夹在威尔逊太太的病历夹里。我告诉他，这份报告应该包含我们对于威尔逊太太所面临的社会问题做出的诊断，一个是社交隔离，一个是她难以忍受的恶劣生活条件。另外，针对她的这些社会问题，我们需要采取哪些紧急措施，有哪些具体建议，也应该在这份报告中得到体现，比如给她联系一名社工，给她安排"送餐到家"[1]服务，送她去医院，给她安排替代性住房（同时需要注意到她的功能限制），为她联系社区团体，送她去教堂，联系她的家人，与威尔逊太太及其家人一起商讨她的未来生活等。

我们在这份报告里写的东西，威尔逊太太的医疗团队几乎一无所知。没人知道她窘迫的财务状况，没人知道她与世隔绝的孤独现状，也没人知道她所面临的恶劣生活条件（尤其是那些她根本爬不动的楼梯）给她造成的不便和失能程度。没人想着要把她转介到社工那里，给她提供一些额外的社会援助。在她那些专业照护者中，也没人想过，在这种寒冬时节赶来医院，对于她来说究竟是怎样的感受。他们口口声声说，他们的客观指标与威尔逊太太的主观体验存在着很大的差异，可这种差异究竟是如何出现的？还不是因为他们对于威尔逊太太所面临的真实生活状

---

[1] "送餐到家"（Meals on Wheels）是许多西方国家都有的一种专门给居家老人等无法自己购买食物或做饭的人提供的服务，起源于"二战"时期的英国。

况一无所知。

这么多年过去了，医学界在这方面居然还是一点儿进步都没有。对此，我既感到愤怒，也感到沮丧与无奈。好久以前，我在医学院的时候就已经学到了许多道理，认识了关于照护的社会脉络与人性联结。可这么多年过去了，医学界对此好像还是漠然置之。我用尽了自己一生的时间，想要去弥合技术性实践的医学与科学性实践医学之间的鸿沟，缝补人们的真实生活（真实的社区、真实的家庭、真实的人的生活）之间的裂痕。可是呢？经过这么多年，我们看到医生还是没有学会多问病人几个简单却有意义的问题。这实在是太失败了——而且这种失败只是因为愚蠢和懒惰，这实在叫人失望。那一刹那，我感觉自己就像是个骗子。这些年来，我作为社会医学和人文医学的捍卫者，收获了不少荣誉与奖励。可如今，所有那些荣誉与奖励，却好像在背地里讥笑我。我在心底依旧相信，那么多的教育者、思考者、研究者与行动者已经前赴后继做出了那么多的努力，已经给照护实践带来了实质性的改变。可为什么像威尔逊太太这种案例还是会让医务工作者感到困惑呢？而这种案例又究竟有多少呢？

与我一样，我那名医学生对于这个病人的案例也感到非常愤慨。这也算是一次教学吧，我充满欣慰地看到，那些曾经涌上我心头的启示如今也涌上了这名学生的心头。但同时我也认识到，绝不仅仅只有那名学生需要上这门课，包括我在内的所有医务工作者都需要上这门课。我们所有人，都少了某种具有同理心的想象力。为了揭示出她那种危如累卵的生活状况，我们无法向她抛出一击即中的问题。没有人在她身边，她不得不自己照顾自己，可她在各个方面都受到了极大的限制。哪怕是专业人士，也没能给她带来希望。医疗专家对于她疾病的病理学了解很多，可对于她在症状和失能方面的自我体验，对于她所面临的特定生活条件如何塑造了她的这些体验，却一无所知。我们所看到的，分明是一位勇敢的女性，分明是她所表现出来的坚韧毅力。而医务工作者却错误地把她当作一名夸大症状的"慢性抱怨者"。

由于医务工作者只关注到了她的疾病，所以，不管是她的医生，还是医院管理层，都没有注意到她最需要的究竟是什么。而这种情况不只威尔逊太太一个人碰到，许许多多进入医疗系统的人也都碰到了——这些人往往没什么钱，没什么影响力，也不懂什么知识，也没有家人或朋友来充当其代理人或是"替他们说话的人"。这种情况是长期存在的，而且还在不断恶化。你可以把这种情况称作"同理心的缺失"或者"人文关怀的消逝"，但它所反映出来的一个根本问题是：对于医务工作者来说，究竟何种价值是最为重要的？而他们又愿意接受临床实践的何种精神？这是一个关乎人性的问题，但它仍有一个人性化的解决方案。

21世纪初，波士顿的一家私立医疗机构找到我，请我给它们整个地区的所有临床中心开发一套以案例为基础的教学课程。这套课程的目的，首先，是让每个中心的工作人员了解到医患之间的种族和文化差异是如何造成照护方面的问题；其次，则是提出预防或解决这些问题的办法。于是，我与一名美籍非裔的儿科医生–人类学家 [1] 合作，采访了一些患

---

[1] 在国外，有些医生同时攻读了人类学相关学位，在行医的同时从事人类学研究，他们被称作医生–人类学家（physician–anthropologist），中国医生比较熟悉的是医生–科学家（physician–scientist），就是同时从事临床与科研工作的医生，而医生–人类学家则是国际上另一类医学复合型人才，凯博文本人便是一名典型的医生–人类学家，而他在哈佛医学院创办的医学博士／人类学博士（MD/PhD）双学位项目则培养出了大量优秀的医生–人类学家（包括保罗·法默、金镛等），他们为美国的医学人类学、医学社会学、医学人文及社会医学等相关领域做出了卓越贡献。

者，他们都因为所谓的"文化差异"而在看病时碰到了一些问题。在我们采访的人当中，有一位来自海地的移民妈妈，她有一个五岁的儿子，感染了艾滋病病毒，但她好几次都错过了她儿子的门诊预约。为了进行评估工作，有一个令人惊讶的问题绕不开，那就是：为了制订出一套文化上适当的治疗方案，我们是否需要通过卫星电话去联系海地的伏都教医生？

我们后来了解到，这位海地妈妈，她自己也是艾滋病病毒阳性。她是一名护工，平日里工作相当繁重。她非常了解艾滋病及其治疗方法，也很清楚她该如何照顾好她的儿子。她希望能够为他提供最好的照护，而且大体上也做到了。但是，由于工作和经济上的限制，她没有办法每次都带着她儿子如约复诊。她需要在一家护理院值夜班，从晚上十一点开始，到第二天早上七点。一下班，她就会立马开车去她朋友家接寄宿的儿子回家，给他洗澡、穿衣服，做一道丰盛的早餐，然后，她会认认真真地看着她儿子吃完所有该吃的药。接着，她会开车把她儿子送到一家私立日托中心，她儿子会在那里待到下午五点。在这种行程下，她已经不剩什么时间来购物、打扫房子、洗衣服和准备饭菜了。她会睡五个小时左右的觉，醒来以后马不停蹄地赶去日托中心，接儿子回来，给他准备晚饭，陪他玩，哄他睡觉。然后，她再开车把她儿子送到朋友家里——在那里，他有一个自己的房间，还有一位悉心的照护者。结束这一切以后，她会回到自己家里，付账单，给她朋友、亲戚打电话，然后做其他维持生活不得不做的事情。到了十点半，不管她已经被这种非人的日程安排折磨得多困、多累、多头疼，她还是得一分不差地开车去上班。她只会在一种情况下错过儿子的门诊预约，那就是门诊只是为了做一些常规的随访检查。她觉得自己没有足够的时间和精力带她儿子去诊所。而且，诊所停车费也高得出奇，这就构成了她的另一重阻碍。

最开始的时候，诊所里的医生和护士在看到我们仅仅展现了这个病例中的社会问题却淡化了本来被认为很重要的文化因素时，感到很生气。但我们解释说，我们并不认为这位妈妈的海地文化背景与她目前的状况有任何干系。但他们对我们讲述的感人故事好像还有些狐疑，因为他们此前从来没在患者那里听到过这些故事。这家诊所里的医务人员好像都觉得自己高人一等，于是诉诸了某种异国的、并不相关的文化刻板印象。他们错误地指责了这位妈妈，说她依从性差。但实际上，这只是掩盖了他们的无知——他们几乎完全不知道，这位妈妈究竟生活在怎样严峻的社会现实之中。

看到这里，读者们可能会有一丝丝疑惑：怎么会这样呢？明明这位妈妈和她儿子已经去这家儿童艾滋病诊所看病那么多年了，为什么还是没人知道他们的生活状况呢？然而，在面对"专业照护应该是什么样子"这个问题的时候，我们却看到，在我们的医疗卫生系统中，对于疾病背后的人性故事的忽视，已经成为一种地方性的"流行病"。医务工作者在临床实践的智慧与情感的想象力上所表现出来的失败，其实是一种道德上的失明症。我称之为"道德上的问题"，因为对于医务人员和患者家人来说，两套完全不同的价值观在发挥着作用。在漫长的疾病旅程中，患者家人会生活在一个由希望、沮丧、疲惫和照护工作所编织成的日常世界里，他们会在最私密且最具体的层面上，分享患者所经历的一切状态与一切需求。而医务人员呢？相比之下，他们只会在某些非常短暂的、非常破碎的临床上的时刻，才会进入患者的那个世界。他们不会知道那个世界的脉络，也不会知晓那个世界的意义，除非他们愿意在这个世界中驻足，用足够多的时间问些问题并侧耳倾听。

在与阿尔茨海默病患者及其他神经退行性疾病患者的家属接触的过程中，我自己对于这个问题有了更深一层的认识。在琼的功能状况不断下滑的那十年里，我们在医院的候诊室和餐厅里，碰到了好多这样的患者和他们的家属。而我写的那些关于琼的经历和我的经历的文章，也引来了许多患者家属或是他们的朋友的回应，这些患者大多罹患神经系统疾病，而且存在严重的功能损害，他们的家人或朋友也在我和琼的经历中找到了共鸣。他们中几乎所有人，都曾经针对他们或是他们在照顾的患者所得到的专业照护问题，发表过相似的意见。他们经常说，他们所依靠的医务人员不仅叫人失望、没什么帮助，而且对于他们这些家庭照护者在照顾重性疾病患者过程中面临的真实挑战，知之甚少，而且漠不关心。

社工、社区组织和非政府组织，在某些程度上填补了这道照护鸿沟，但他们的资源和影响力都相对有限。许多医务人员对于患者家属的情况好像都没什么情感共鸣，也没什么兴趣。那些关心家属的需求并且愿意帮助他们解决困难的医生、护士以及其他专业的医疗卫生从业者实在是太"珍稀"、太不典型了。每次我从患者家属那里听到这种肺腑之言，都会产生一种防御心理，因为我感觉自己作为一名医生被冒犯了。但接着，我作为家庭照护者的那重身份认同感，又会油然而生。这时我就会发现自己非常同意这些家属说的话。他们说的这些话，闻之伤悲，却让人不得不承认确有道理。除此之外，还有一种感觉更叫我难过，那就是一种徘徊不散的徒劳感。我深深地感觉到，要想满足照护者对于理解、指导和支持的默默渴求，整个大医学界还有相当漫长的路要走。

当然，我们也看到了希望的曙光。过去这些年，我仍旧遇到了许多临床医生，他们想方设法地在医院里，在他们的诊室里，在管理委员会上，在与保险公司的电话中，在电脑终端上，还有医疗卫生官僚机构的走廊与办公室里，为他们的患者抗争和发声。他们始终在坚持，尽管面临着这样那样的阻碍，比如时间限制、工作量、死规矩、死政策、财务安排以及职业操守，毕竟不管怎样，他们都不得不在那种专业价值体系内工作——这种价值体系极大地限制了他们所能提供的照护。这些话不仅仅适用于医生，也适用于护士、理疗师、职业治疗师等其他类型的专业照护者。在传统意义上，他们在我们的医疗卫生系统中肩负着那些最需要亲自上手的照护工作。

我们大多数人都曾经感受过某种内在的分裂。这种内心冲突，可能发生在物质欲望与道德志趣之间，可能发生在记住与忘却之间，可能发生在矛盾与承诺之间，可能发生在职业理想与现实世界之间，或者是发生在其他的价值与实践之间。而在照护过程中，则经常有两种感觉在进行拉锯式的竞争。有时候，一方面，你会感觉照护是一种负担，这种感觉相对苦涩；而另一方面，你又会相信，这种负担不管多么沉重，最终都将有所报偿，这种感觉则更加让人振奋。照护者既可能会在不同时间感受到这两种情绪之间的竞争，也可能会在同一时间感受到二者。照护是繁重而又充实的。但是，照护者们已经承担了那么沉重的责任，我们不能再指望他们更加深入挖掘内在的自我，从而找到那些可以调和自己内心冲突的力量，甚至抵抗那些有时会将他们吞没的疲惫、恼怒或怨愤。他们需要得到医疗卫生系统的支持，而医疗卫生系统也需要看到照护与患者背景的重要性，并将其置于优先地位。只有这样，人们心底的那个充满照护精神的自我，才能生根发芽，茁壮成长。换句话说，虽然可能需要付出一些代价，但家庭照护这个世界，我们可以选择去认可它、鼓励它，办法则是让专业照护变得更有人情味，并确保专业人士能够珍视我们每个人作为个体正在努力追寻的东西。

阿黛尔·乔治来自美国南部，生性活泼，小巧玲珑，能说会道。她在读本科和医学院的时候，我都曾经教过她。毕业以后，她在波士顿的一家医院做住院医生。在那儿的第一年，她有次打电话给我，说想和我谈一谈，我能够从她的声音里听出她的紧张和忧虑。后来，我们总算是找到了一个双方都方便的时间。于是，她以一种很不像她一贯作风的犹豫腔调，跟我讲述了发生在她身上的一件事情。这件事情带给她的触动相当大，大到她甚至开始质疑自己毕业后所接受的医学训练的价值，甚至觉得自己的价值观已经开始动摇。她强调说，她从小学起就一直想要做一名医生，一名关心自己的病人并把病人的苦难体验看得比什么都重要的医生。我几乎不需要她的提醒，我完全相信，阿黛尔一定是那种会竭尽所能把患者的利益放在首位的医生。

她跟我讲的那件事情，发生在她做内科住院医生的第一年的某个闷热的夏夜。那天，她已经在病房里忙忙碌碌地干了一整天的活，但由于排班出错，她晚上还得继续待在医院值夜班，又要接急诊，又要处理许多棘手的临床问题。就这样，她一直杠到了凌晨两点钟。等她好不容易在值班室里睡熟了，没过半小时，一阵电话铃响又把她给叫醒了。可以想见，阿黛尔当时已经是心力交瘁，头脑混乱。电话那头护士说，有几个病人需要她立即去看一下。于是，她振作起精神，三步并作两步地去了名单上第一个病人的病房。那是一位中年女性，第二天早上要做大手术，可她的静脉通路这会儿却堵了，护士实在处理不了。于是阿黛尔亲自上阵，和同事一起给病人建立了一条新的静脉通路，然后就跑开去看名单上的下一位病人了。她想着，也许这样，她还能赶在高年资住院医生和主治医生早上过来查房前，眯一小会儿。

可是，当阿黛尔走到病房门口时，这位女病人却颤抖着告诉她，她对于即将到来的这场手术感到很害怕，很想同阿黛尔聊一聊。阿黛尔却几乎脱口而出："很抱歉！我现在没时间，没空和你聊天，我还得去看其他病人。"就这样，她跑出了病房，沿着走道向下一位病人跑去。可是，在跑出去几十米之后，她却停了下来，自问道："我怎么会说出那种话？我之所以想做医生，不就是想多听听病人的苦衷，多与他们说说话、聊聊天吗？我怎么可以就这么扭头走掉呢？"于是，她转身回到了那位病人的床边，为自己刚才的离开表示抱歉，又花了半小时的时间，坐在她床边，握着她的手，尽力回答她关于即将到来的那场手术的每一个焦虑的问题。

就这样，在她终于看完所有病人的时候，她已经没时间回去睡觉了。她给自己灌了几杯特浓咖啡，接着就去参加早查房了。查房结束以后，她总算下班了，回到了自己的公寓。可这时，阿黛尔整个人都崩溃了。面对这种残酷无情的临床现实，她痛苦地大哭起来。她一直期望自己能成为一名懂得关怀病人的医生，可她如今却不知道自己是否还能熬过这叫人身心俱疲的住院医师培训，且不辜负自己的期望？她受过的那些教育，她读过的那些书，都让她心里很明白现实究竟是什么样子。可她还是无法面对这样的事实——为了熬过这段培训，她不得不放弃她最珍重的关于医学的那些看法。"如果必须要牺牲掉这些东西，才能熬过这几年的住院医师培训，"她说，"那我最后结束培训的时候，是不是就要变成另外一种人了？那种在面对理想与现实的严重冲突时，只知道敷衍了事、把任务完成，而全然不考虑患者感受的医生？"我跟她谈了一个多小时，我跟她说，我们中的绝大多数人，可能在碰到她那种情况的时候，都会径直沿着走道跑向下一位病人，许多人甚至都不会回过头来再想想当时的情况。在她身上，有某些东西，使她看起来那么与众不同。而且，至少在当时那种情况下，那种不受她自己控制的情况下，那个她想要成为的自己也因此展露无遗。当然，对于我的这些答复，我们两个人都不是真的满意。我们一次又一次地认识到，那些力量，那些攒聚在一起，淹没或是消弭了临床上的人文精神的力量，确实非常强大。阿黛尔碰到的这个问题，自然是个例。但在个例的背后，却有着一个更大的问题。对于这个更大的问题，不论是阿黛尔还是我，都还没有一个很好的答案。

我碰到过许多医生和医学生，他们也都和我谈到了这个问题。其中，最让我感到不安的是一位医学生，她在上临床前的头两年，就已经展现出问诊方面的高超技巧。此外，她还就患者的社交史开展了一项小研究，研究的题目是"社会情境对于慢性病病程的影响"。

后来，她开始了临床轮转。在医学院，临床轮转的那几年（clinical years）有时也被称为"愤世嫉俗的那几年"（cynical years）。在她轮转的第一个科室的第一周，有个低年资住院医生叫她去问几位患者的病史，写好以后夹在他们的病历夹里。同时，其他几位患者那里的杂活（查看实验室报告、安排会诊、查看其他信息、填表格等）也都叫她去做了。第一位患者的社交史非常有趣，这让她在那位患者的病房里待了足足三刻钟。当她出来的时候，那个住院医生很生气，说她要是还在问病史这"一件"事情上就花那么多时间，绝对会影响到她的临床工作成绩。住院医生吼她，让她赶紧把其他患者的病史问完，越快越好，赶紧完成她的工作，不要再浪费时间了。

她想从临床团队里的其他人那里得到支持，可让人震惊的是，好像压根儿就没人认为她做的事情是正确的。她被上了无情的一课。于是，她跑到了下一位患者的房间，语速飞快，对于患者的回答也只是浮于表面地听一听，病史则是尽可能简单地写完。她知道，她自己正在学的这些东西，不是她应该学的。她也知道，她这样做，相当于没有把问病史这一过程当作建立融洽医患关系并成为一名有效疗愈者的方式。这位很有想法的年轻女医生说，有的时候，她就像护士那样被上级吩咐去给患者做各种各样的问卷，以评估他们的疼痛、悲伤、疲劳及其他症状的程度。在做完那些问卷以后，她会跟患者交流一会儿，想更好地理解他们为什么这样或那样作答。这么一来，她对于患者的主观状态和他们的不适程度，就有了一种非常真切的感受。可是，上级医生想从她那里得到的，就只是一个数字，一个可以作为某种"事实"被记录在病历夹里的分数。这个分数，我们不知道是否有人注意到过，或是认真地思考过。但它就在那里冷漠地存在着，只是为了满足某些程序上的要求。这也就不奇怪，为什么会有那么多的住院医生在培训期间竖起了一堵又一堵名为"愤世嫉俗"与"冷漠无情"的高墙，这都是为了能让他们自己免受那种沮丧情绪的侵蚀啊。在他们中间，抑郁与焦虑已经太过常见了。而在此之外，他们的志向与信念还在不断遭受着各种各样的冲击，不仅来自高负荷的临床工作，还来自医院里各种非人性的常规与要求。要想在医院里活下来，要想在任何你可以应付的外部生活中活下来，你都需要学会玩转体制，学会投机取巧，学会偷工减料，学会把尽可能少的时间抛掷在那些在情感和道德层面都令人疲惫的人际互动上。

关于专业照护的各种怨言，已经俯拾即是、数见不鲜了。这些怨言，不仅仅出自患者之口，也有许多出自医生之口。我在过去十来年的研究和临床工作中听到过许多这样的声音，它们非常鲜活地说明了这个问题。

有一位六十五岁的男士，罹患糖尿病，而且病情不断恶化，还出现了许多相关的肾脏、视力和代谢问题。他这样说道："我每次去看病，他们都赶我进去。但进了诊室，我却几乎没时间把自己正在经历的事情说个明白，也没人问我感受如何。然后，我就被赶出了诊室。我没有机会把我所有经历的事情都讲给医生听，甚至也没有机会问问医生接下来还会发生什么事情。我非常生气，也非常失望。这样看病，到底算是看了什么东西？"

"看看我接受的那些治疗，估计你会觉得，我的疾病只是疾病，跟我一点儿关系也没有。"一位三十九岁的患有慢性肠病的大学老师如是说，"没人问过我自己的想法，每次我想要提出自己的建议时，他们好像都只把它当作无稽之谈。这一点让我感到非常生气，我真的很想做些事情来向他们表明，我也是这整个过程中的一分子。有时我会故意漏掉一次门诊，或是不遵从医嘱，虽然这看起来好像非常愚蠢，也起不了什么作用。

我很痛苦，因为我希望他们能尊重我的意见、考虑我的想法。"

"他们真的让我很生气，他们从来不听我的想法。我很想揪住他们的脖子晃那么两下，然后跟他们说：'听着，别不把我当回事儿。'"一位六十四岁的患有慢性肝病的技术工人似乎已经准备好要放弃了，"你说说看，我还能什么着？有时候，他们真的是叫人火大，我甚至都不想再上他们这儿来了。我有时候会爽约，但对于我来说，这只会让情况变得更加糟糕。"

一位中年女性讲述了这样一个故事："我母亲九十三岁了，听力不太好，需要有人慢慢给她解释她的头晕到底是因为什么，这个头晕又为什么这么不好控制。可医生护士却好像连跟我谈话的时间都没有，我也就没法儿给她解释到底发生了什么事情。这实在叫人沮丧！他们有什么理由用'高质量'这种词来形容她所得到的照护？可在此之外，我们却没有其他选择。"

"我担心他们可能不会提供给我父亲他所需要的一切。"一位男士这么说道。他的父亲八十一岁，因为中风和心脏病住进了一家教学医院，"他们可能并不会太把我父亲放在眼里，他们可能会觉得，这不过又是一个八十多岁的老头罢了，是时候该走了。我读过那些文章，我知道医生们为了降低医疗成本，为了搞医疗配给制[1]，究竟在搞些什么名堂。如果你不去要求他们，你就不会得到应得的服务。所以，为了我爸爸，我向他们提出了要求。但我根本就不相信医院里的人。他们不管做什么事情，我都会盯着他们，然后有什么意见就心直口快地说出来。"

---

[1] 医疗配给制（rationing）是一种为了控制医疗费用，规定什么样的病人可以接受什么样的治疗的制度。

医务人员的感受同样是一片惨淡。一位在管理式医疗[1]机构工作的经验非常老到的家庭医生这么说："医疗领域已经发生了某些深刻却糟糕的变化，而且这些变化还在继续发生。医生的时间变得越来越少，而且越来越不再强调花时间去陪伴患者，与他们交谈，倾听他们的问题，给他们解释接下来要做的事情，回应他们的恐惧和需求。现在完全变成一套新的话语了——现在医学界谈的都是什么成本、效率和管理，完全不是我在接受培训时学习的那套临床实践话语。我感到很沮丧，也感到非常脱节。我开始觉得，这些东西都不太适合我，我需要远离它们。"

"我们都知道，医疗领域正在经历一场变革，"另一位在健康维护组织[2]工作的家庭医生这么解释说，"但你要相信——你也不得不相信——这些变革只是挽救了照护中那些非临床的部分。这太荒谬了，我们甚至连那些自欺欺人的谎言都说不出口。我在接受培训时候所相信的那些东西，那些构成了优质照护的核心的东西——与患者建立起亲密互信的关系、形成良好的沟通技巧、留出足够的时间与正在经历疾痛的患者倾谈他们的问题、对于困扰他们的问题予以关注——这些东西，我所在的机构好像再也不重视了。这些东西，其实不仅仅只是照护'软'的那一面。你需要做这些事情，是因为它们确实非常非常重要。如果抛开所有这些事情，那你究竟是个什么样的医生？你提供的又是什么样的照护？这确实是一个道德问题。那些手续烦琐的管理式医疗机构，现在已

---

[1] 管理式医疗（Managed Care）是一种把医疗服务提供与所需费用供给结合在一起的保险系统，是目前美国医疗保险的主流模式，其目的是为了控制医疗费用。

[2] "健康维护组织"（Health Maintenance Organization，简称HMO）是一种在收取固定预付费用后，为特定地区主动参保人群提供全面医疗服务的体系，是美国常见的医疗保险形式之一，属于管理式医疗的一种。参保者在缴纳保险费后，看病往往只需支付少量挂号费，基本不用承担其他费用，但也因此，保险机构会通过各种措施，控制患者的医疗费用。

经变得比患者本身更加重要了。'医患关系'不应该叫作'医患关系'，反倒应该叫作'医生、患者与管理式医疗机构的关系'，因为我们绝大部分的时间都花在了那些管理问题上。我想，在从医的道德层面上，这是某种相当危险的退步。"

最后，也许也是最让人担忧的，是美国某所顶尖医学院的一名老师所说过的话。"有时候，我觉得自己就像是个伪君子。我站在一教室的医学生面前，向他们讲授有关行医过程中的医患沟通与心理社会技能的知识，而且表现得好像他们在临床上确实有时间去做这些事情一样。但他们没有这个时间，而且他们今后也不会有！他们抽不出这个时间的，他们也不会从医院管理者那里得到必要的支持，来做这些他们知道应该要做也知道该怎么做的事情。现实就是这样，这就是今天的医学教育，真是一场教学危机，难道不是吗？而且对于医学教育者来说，这难道不也是一场道德危机吗？我们该如何是好呢？"

为了观点上的平衡，我们当然也得认识到，许多患者和医生对于医疗保健还是抱有更为积极的看法的。但时至今日，我在这里所分享的这些不满，不仅得到了许多患者和家属的海量文章支持，也得到了许多专业人士的故事的印证，这些专业人士对于医疗保健的态度，轻则极尽失望，重则愤世嫉俗。

我有一位非常亲密的朋友，也是医生，年纪与我相仿，但他仍旧工作在初级卫生保健领域。他曾讲述过他自己的感受和经历，与我的非常相近。"我会用这种方式来总结我作为医生的一生：这是一个很棒的领域，你有很多极好的机会来帮助他人，而且是以一种对于他们来说真正重要的、非常实用的方式帮助他们。同时，你还可以从中学到很多关于生活、关于日新月异的社会的道理。但是，从医疗保险到医院和专业上的各种规定，我们的医疗保健系统也做错了很多事情，而且经常事与愿违。这确实是个很大的问题！不仅对于我们这些服务提供者来说是个问题，对于许多患者来说也同样是大问题。我认为，医疗照护的质量已经大不如前了。而对于未来我也真的很担心！医学，本可以相当伟大，本可以真正帮助到他人。可我们现在面对的医疗保健系统却是一团乱麻，而且我们不知道将来究竟会如何。我现在快要退休了，心里却有些不是滋味。我想问的是：新一代医生会怎样？他们会经历什么？他们还会像你我那样无时无刻不为病人着想吗？还是说，医学会改天换地，变成另一副完全不同的模样——医生看不懂，他们的患者也看不懂？结局若当真如此，就实在太让人失望了。"

要想厘清目前医学照护所面临的种种挑战，可以思考一下我经多年研究发现的四大医学悖论。第一大悖论是，医学在传统意义上把照护置于其临床实践的核心，可经历了过去几十年的发展，照护在医生的实际工作中已经变得越来越边缘化。在照护问题上，医疗机构既没有投入足够的时间，也没有投入足够的经费，更没有给予足够的关注。而医生的实际工作，也不再是过去那种事无巨细、事必躬亲的作风，而是更多地借助高科技进行诊断和治疗。此外，临床实践开始更多地依赖电子信息，可后者却物化了患者，进一步拉开了他们与医生之间的距离。可另一方面，医生和医疗机构却仍旧口口声声在说，照护是医学实践的核心。

第二大悖论是，相比护士，相比其他医疗人员，特别是相比家庭成员，医生在本书所描述的那种照护中做出的贡献，其实是要明显少得多的；可医生对于这些不可或缺的工作伙伴，却经常不屑一顾。临床医生和卫生政策制定者需要认识到，医学为照护留出的空间正在不断缩窄；他们还需要认识到，其他那些践行着照护精神的领域也同样非常重要。如果多学科诊疗模式[1]和基于家庭的咨询与决策模式能够成为常态，那么所有的参与方都将明显获益。倘使这些实践模式要蓬勃发展，我们就必须给从业者足够的时间、许可和适当的鼓励，让他们能够给患者照护带去不同的视角和资源。

第三大悖论是关于医学教育的。做医学教育的人大抵都会承认，在讲授照护原则与实践方面，他们没有办法投入足够多的资源（包括经费、师资、时间以及课时）。同时，他们也会同意如下研究结论：相比毕业班的学生，医学院新生对于照护的实践及社会心理总是表现出更浓厚的兴趣，也确实更加擅长。这个结论很叫人失望，因为它意味着，我们的医学教育虽然给学生带去了许多科学和技术层面的知识，可它反倒削弱了学生的照护能力。这就引出了一个斯威夫特式的"小小的建议"[2]，考虑到这一悲哀的现实，我们为什么不干脆把医学教育中那些有关照护的内容统统删掉呢？我确实给医学教育者提出过这个想法，可他们却没人愿意这么去做。是的，他们甚至想都没想，就拒绝了我这个建议，就好像这个建议对于医学教育来说是某种亵渎一样。可在美国，却没有一家医学院校真的采取了措施，想要将照护放在其医学教育最为核心的位置。美好的医生形象以及对于疗愈和安慰的执着追求往往是多年前吸引人们

---

[1] 多学科诊疗模式（Multi-disciplinary Teams，简称MDT）是一种由不同学科的专业人士共同为患者提供诊疗服务的模式。

[2] 乔纳森·斯威夫特（Jonathan Swift）曾经写过一篇短文，叫作《一个小小的建议》（*A Modest Proposal*），这篇文章极具讽刺意味地批判了19世纪爱尔兰大饥荒期间对于穷苦人的同情心之匮乏。为了表达对英格兰殖民统治者没有采取足够措施救助爱尔兰人的愤慨之情，他建议：爱尔兰人应该吃了自己的孩子。——作者注

进入医学领域的原因，而面对如此明显的龃龉，他们仍在步履维艰地坚持着。

最后一大悖论是，我们搞医疗体制改革和医疗技术革命，在某种程度上，分明是为了减少诊断和治疗过程中的差错，消除通往更好结局的障碍，最终促进照护实践；可实际上，它们却相当矛盾地削弱了照护。比方说，绝大多数电子病历的设计虽然在不少方面都非常实用，可一直都没留下任何空间用来写护理记录或其他任何有关患者每日情绪状态和社会状态的内容。没留出地方写这些东西，在逻辑上是完全说不通的。另外，相比于倾听患者以及与患者交谈，医生在电脑屏幕上花去的时间要多得多。对于医生和患者来说，这件事情都是祸福相倚的。阿图·葛文德[1]既是一名外科医生，又是一位作家。他曾经担忧地说，技术的必然进步已经困住了我们当中的许多人……现在所有人好像都在弓着腰，坐于电脑前，把时间都抛掷在解决那些完成任务的限制因素上，可对于那些任务本身，却只会花更少的时间。而我们唯一能做的，似乎只是适应这种现实状况，否则就会被它给碾得粉碎。许多研究（其中也包括我自己做的一些研究）已经证实了我们的某种直觉，那就是：任何有损医患间人性互动的东西，都会降低照护的质量，甚至有可能会影响照护的结局。药理学方面的进步造就了"神奇药物"（miracle drugs）这么个概念，并且把患者转变成了产品的典型消费者，他们再也不是什么需要与人接触的孤独受难者，而更像是一个个"利润中心"。美国电视上那些极具诱惑力的广告，推销着所谓的神奇药物，而关于药物风险的警告则经

---

[1] 阿图·葛文德（Atul Gawande），美国著名外科医生、作家、公共卫生专家，哈佛大学公共卫生学院及医学院教授，代表作包括《最好的告别》《医生的修炼》《医生的精进》等。

常只是含糊地迅速带过。它们凸显出的是市场对于医疗保健行业的狂热，眼睛里只有"销量"和"利润"这两个词，而这些广告在其他许多国家都是被明令禁止的。医疗保健，已经成为某种交易，而不再是某种关系。你可以在精神科看到这种情况——一名理想的、典型的医生，已经不再是过去那种睿智的心理治疗师式的医生，而是那种拿着开药的平板电脑的医生。同样的事情，发生在几乎所有科室。

可以肯定的一点是，医生手上有大把机会可以践行所谓的照护精神。在做胸部听诊、腹部触诊或是搭脉的时候，医生可以给患者一个微笑，让患者安心，可以轻轻地触碰患者，以示鼓励，也可以说些表示在场与希望的话。在与患者讨论治疗方案和疾病预后的时候，医生可以将他们的视线从电脑屏幕上移开，认真地倾听患者所说的每一句话，可以花些时间把手术和用药跟患者解释清楚，对于患者和家属的担忧，也可以用方便理解的方式予以回应。在把患者交给社工、理疗师和其他人员之前，医生可以就病程中可能发生的事情，向患者的亲戚朋友交代清楚，让他们做好准备，让他们明白该如何为患者建立起一个提供实际支持的网络。医生可以营造出这样一种感觉，那就是患者的参与非常重要，而同样重要的还有家属的积极参与。医生应该用所有这些办法让患者及其家属参与到某种有用的、真诚的合作关系中来，让他们自己首先成为疗愈者。哪怕只是这些办法，就足以带来某些神奇的安慰剂效应，带来有益的生物学改变。

当我在专业会议和学术会议上提出这四大悖论的时候，有些人会心地笑了笑，有些人则只是无奈地长叹。可悲的是，这些观点也引发了某些人的自辩抗议，他们固守着某种关于医生的过时且浪漫的想象。他们觉得，医生就是英雄，虽然离不开抗争，但总能战胜各种艰难险阻。面对政治经济学、机构官僚主义以及变革性技术的负面影响，听众总是会为我敢于向这些东西宣战而鼓掌喝彩。他们的哀叹，我们已经耳熟能详了。"这都是不可避免的，"他们大声疾呼，"照护已经变得越来越少了，各种束缚则变得越来越多。我们这些工作中的专业人士在实践层面的价值观已经发生了扭曲，我们不再把对于患者的照护当作某种道德使命，放在我们工作的首位。相反，这个时代的医生，只是被当作服务业市场中某些大型企业的雇员，我们需要做的只是算计各种成本与收益，只是为了效率而效率，只是遵循各种标准化的、'放之四海皆准'的临床指南。但这些东西，根本就不关乎真正的质量，只是强加在医生头上的各种考核指标。这些考核指标，是由那些医疗卫生体系的管理者制定的。"这时，听众的情绪已经变得愈加愤慨，而我也能够理解他们的这种情绪，"这些考核指标，根本就是官僚主义的体现，根本就是工业企业模式对于临床经验的全盘漠视。这种工业企业模式关心的只有两个字，那就是'产量'，却完全忽视了身为一名医者的真正要义究竟是什么。"

但是，让人欣慰的是，这些会议大多不是以人们的哀叹——对于那些无法解决的问题的哀叹——而结束的，人们总是能给出一些成功地改善了照护也提高了照护在从业者培训及生活中的地位的地方性范例。换句话说，无论我去到哪里，总是会碰到一些医生和护士，他们致力于改善或促进他们的照护实践。他们会去带领别人，也会去激励别人。对于年轻的医师和护士来说，他们就是最好的榜样。在某些医学院校、医院和临床实践中，大家也开始做一些小而美的项目了。这些项目包括：基于学生的同理心和对于照护的兴趣（参考他们在家庭、学校以及社区中的表现）来遴选医学生；考察学生的问诊技巧；让学生对残疾患者的家庭进行家访，以帮助学生了解家庭照护的内容；建立针对家庭医生的支持小组，以帮助他们应对死亡、临终、倦怠等可能会给他们带来情绪困扰的问题；开展某些全院范围的员工培训，以帮助他们更好地满足患者和家属的要求；还有就是开发针对全体住培生的压力纾缓项目。此外，还有些项目是教会那些习惯斥责下级的员工如何正确地影响并激励他人，让他们认识到对于他人的欺凌、羞辱、贬低或是骚扰等行为的潜在危害（既包括对于机构整体风气的危害，也包括对于低年资医护人员工作表现的危害）——无论这些事情是无意而为，还是因为临床工作压力太大而导致的。而这些项目会融入某些专业认可的方式，传递出这样的信号：善良、指导、倾听与共情，才是身为疗愈者的关键所在。有的时候，我们所需要的只是某种文化——在这种文化中，医务工作者只要给患者或是他们心急如焚的家属带来些许改变，就会得到大家的认可。

还有一些新的项目，重点在于构建患者照护的协作模式，并强调患者教育以及家庭支持。癌症照护小组、安宁疗护团队以及许多不同的叙述医学项目和医学人文项目，都向我们证明了，高质量照护可以成为某种实践目标。然后，还有一些院方和科室领导，他们奉行"走动式管理"（management by walking about）的准则，会经常离开他们的办公室或护士站，在医院或科室里四处走走，与患者、家属以及各级员工进行攀谈，从而了解那里的工作人员与被照护者，了解他们的优势与弱点，也了解他们的关切与信念。这一准则有些医院是特别看重的，这样的医院往往有着清晰的使命与承诺（无论是宗教层面的还是世俗层面的），而且在机构的各级部门都得到了非常明确的体现。另外，这也要求领导们得在他们自己身上体现出这些价值观，并且要去捍卫这些价值观，捍卫它们在医院或护理院员工的品质中的首要地位，要去认可模范员工，要去尊重他们的同事和患者。

　　究竟是什么因素让医生们要这么努力地去推进这些小而美的项目？我相信，这是出于他们的临床经验。在临床上，他们面对的是一个个活生生的个体，这些个体陷入了困境，亟待他们的安慰与帮助，哪怕只是陪伴在他们左右，借助自己的权威去帮助他们，就能够实现照护，并且成就照护。如何在自己的工作中体现这些价值观，也许每位从业者和学生都会有不一样的方式。但希望就在那里，我们可以致力于复兴那种亲力亲为的照护模式（hands-on caregiving），并将其作为我们专业的核心目标。

第十一章　寒来暑往，秋收冬藏

　　我们就这样来到了这趟漫长而艰辛的旅程的最后九个月，琼的苦难终于要进入尾声了。

　　忆起这段最后的时光，我所能想到的是三个不同的篇章，第一篇章为"山雨欲来"，接着是"昏天黑地"，最后则是"云销雨霁"。在这个故事的第一幕里，我们来到了机构化医疗的门前，走入了这只巨兽的腹中。那天清晨，琼被送往了剑桥一家医院的急诊室，并最终由那里转运到了麦克莱恩医院。单单是办入院这件事，就花去了我们整整一天的时间，这还是在我有些人脉关系，而且琼的入院事宜已经提前安排妥当的情况下。漫漫长日，我们在急诊室里能做的只是等待，等待，再等待。在这个过程中，琼也从某种可以控制的精神状态，渐渐加重为焦虑，并不断恶化，最终演变成了完完全全的激动状态。面对那些看不到尽头的住院手续，琼彻底崩溃了。医院流程竟然已经僵化到如此难以想象的极端地步，再加上官僚主义的冷漠，这些简直在入院手续的繁文缛节里得到了灾难性的体现。时不时地，急诊室里会冒出一两个新鲜面孔，他们会允诺我们说，都已经在走流程了。这些人的出现，在一定程度上让整个过程流露出一点儿人性意味。然而一旦换了班，来了新员工，他们又会表现出完全一样的惊讶，甚至说出完全一样的话，摆出完全一样的手势，问我们怎么还在这里？可结果呢，还是什么进展都没有。我估摸着，他们大概是想缓和一下我们显而易见的焦虑吧，给我们开开体制的玩笑，说它就像"魔法师的学徒"[1]一样彻底发了疯，没人能够理解，也没人能够控制。

那天傍晚，我们总算是抵达了麦克莱恩医院的住院处。可一切又都要推倒重来，而且不是重来一次，而是四次。我们先是见了主治医生，接着见了住院医生，然后见了专培医生[2]，最后又见了医学生。每见一个人，我们就要把认知测试重做一遍。完全一样的问题，完全一样的问法，做了一遍又一遍。对于琼的认知水平来说，这些测试的结果不会有什么两样；可考虑到琼的情绪状态，这些测试的结果却可能一次比一次差。为了说得更明白一点，我可以举个例子。老年精神科的一名专培医生过来要琼记住三样东西——棕外套、蓝领带和红苹果，可这三样东西此前已经有人要琼记过了。所以琼就对着他说道，这个测试真的是"无聊透顶""叫人厌烦"，她不会再继续做下去了。听到这些，那名专培医生很是惊讶。他赶忙向琼道歉，显然是被她突然清晰的思路与义正词严的愤怒搞得有些不知所措。他说，她的愤怒完全没错，而且如果他也面临着与她相似的处境，恐怕也会希望自己能像她那样，做出如此果敢的回应。这种意料之外的小小交流，或许是整个评估过程中唯一真正体现人性的

---

[1] 西方谚语，源自歌德的德语诗歌《魔法师的学徒》(*Der Zauberlehrling*)，意思是开始了某个项目或过程，却失去了控制，无法收场。

[2] 在美国，医学生毕业后首先接受住院医师规范化培训，称为"住培生"或"住院医生"(resident)。结束住培以后，医生可以选择继续接受专科医师规范化培训，称为"专培医生"(fellow)。结束专培以后，就可以找到单位成为"主治医生"(attending)。

时刻了。

最后，我们在麦克莱恩医院的住院处折腾了三个小时，琼才终于住进了老年神经精神科病房，谢拉和我在那里陪着她。到了晚上十一点，护士要我们离开病房，可我脑子里却突然冒出一个疯狂的念头：带上琼一块儿逃离病房，虽然她的病情不允许，但还是要带她回家。我实在不愿把她独自留在精神科病房。最后，谢拉说服了我，让我放弃了这个危险的念头。同时，她也说服了护士，允许她继续待在琼的病房，直到琼安然入睡，这下我才安了心。我吻别了琼，开车回家。在半夜回到家之后不久，我给彼得和安妮打去了电话，跟他们讲述那可怕的一天里所发生的一切。当我讲到要把琼留在病房（虽然有谢拉陪着她）的时候，我的情绪彻底崩溃了，泪水止不住地往下流。我觉得自己非常失败，那么多年来，我都向琼许诺会永远在家里照顾她，可最后，我终究没能兑现这一诺言。无论彼得或安妮说什么，我都无法平静下来，也无法减轻我的负罪感——把琼留在医院的这个决定有临床上的必要，可是在情感和道德上，我却无法接受。第二天清晨，我做了一个梦，在梦里，我重温了我们生命中那些生动而难忘的片段，好像我能在一条长长的、弯向黑夜的弧线上，既看到美好的日子，又看到黑暗的日子。

琼在麦克莱恩医院待了一个星期。那段时间里，她接受了一套新的精神科用药方案，病情才终于稳定下来，可以被转移到"查河新桥"护理院的认知症长期照护区了。这是一家位于马萨诸塞州迪德姆市的护理院，在我们家约20公里开外的地方，是安妮、彼得和我先前就挑好的。这家公寓留给我们的印象很深，那里很新，陈设也很全，边上是秀美的山林，是数百亩连绵起伏的丘陵与牧场。最为重要的是，那里的负责人经验老到，而且兢兢业业，员工也都非常善解人意，温暖人心，展露出非常有共情心的照护技巧。我动用了自己领域内的所有人脉关系，才总算让琼住进了那里。她住在一间视野绝佳的单人房中，看起来更像是宾馆房间，而不是病房。房间紧挨着的就是公共厨房与日间活动室，房间里的光线也极为充足。那里的住户总可以听到生活中各种细碎的声响，又可以回到自己的房间，享受独属于自己的私密。

在那里的第一周，琼的行为失去了控制，她陷入了某种我从未见过的极度谵妄的状态，一个劲儿地拳打脚踢，尖声大叫。这个画面已经相当阴沉，可它仍旧只是三部曲的第一篇章而已。照护区的负责人安慰我说，她从前见识过这种疯狂的行为。面对琼房间里的混乱状态，她平静地解释说，这就好像是进入痴呆症晚期的患者突然意识到他们的结局将至——在通往死亡的道路上，他们已经抵达了最后一站。所以，他们要用尽生命中余下的一切力量，与之抗争。

面对琼的这种状态，我雇用了谢拉的一位朋友，由她们一起为琼提供二十四小时的照护，作为养老公寓护工的补充。没过多久，不知是因为新的药物，还是因为琼累了，她终于平静下来，变得顺从了许多。在接下来的几个月里，她以令人痛苦的速度渐渐失去了四肢功能，睡觉时间也开始变得越来越长。我每天都会开车从剑桥过去看她，同时努力维持着自己的教学工作，这可以让我不至于疯掉。我会坐在她身边，握着她的手，亲吻她的脸颊，并在她耳畔细细低语："我是阿瑟啊，你的阿瑟，我会在这里陪着你。"有时，她会认出我，然后莞尔一笑，甚至大声地念出我的名字。但更多时候，她似乎只是迷失在自己人生这段最后的旅程中。我徘徊在两种情绪状态之间，一种是心情沉重的对于事实的接受，一种是态度激烈的对于事实的否认。一切都发生得太快了。即便安妮、彼得和他们的家人经常来看我，我仍旧感到孤立无援，不知所措。住在照护区的还有另外几位终末期患者，他们的家人也曾告诉我，他们的感受与我一样。

在那几个月里，机构护工给琼提供了贴心且温柔的照顾，这点给我留下了极深的印象。这些护工绝大多数都来自海地，是不久前才移民过来的。在海地的时候，他们也许干的是护士、社工或社区卫生工作者这些工作。可到了波士顿，护工却成了他们唯一能找到且还算稳定的工作。虽然这份工作的薪酬很低，他们还是全身心地投入其中，尽心尽力地想要把这份活计给干好。在最后六个月中，他们自始至终都对琼很友好，很理解，也很关照。我回想起那个海地妈妈——她的孩子感染了HIV，我与她认识是因为想打听打听她是否上夜班。在她对琼的照顾中，我分明看到了那种像照顾儿子一样的细心呵护。护士一天会过来看琼好几次，检查她的生命体征，并给她吃药。

这家养老公寓隶属于波士顿的希伯来康复中心，那里有一位犹太人牧师会定期来见我们一家人。因为琼已经几乎不太说话了，所以我们会把琼的故事一一讲给她听，当然还包括许多我们自己的故事。她很热情而贴心，对我们很是支持。她对我们明确表示，照护区会尊重琼自己的想法，那就是：带着尊严离开人世，不要做任何医疗干预。照护小组的其他成员，包括社工、心理师、精神科医生、安宁疗护医师和护士，还有机构负责人，都在那里为了琼全心全意地付出，并且在琼刚刚入住的那段时期，也给我们一家提供了许多支持。

包括琼在内的许多患者在这里得到的照护，充满了深厚的人文关怀，这让我们家属一次又一次地为之触动。在认知症照护区，即便是那些已经意识不清的住户，也会被抱到轮椅上，然后推到充满阳光的日间活动室去。在那里，员工经常与他们进行积极互动。对于那些尚处在痴呆症早期、症状相对较轻的患者来说，他们可以在那里玩游戏、看电影、看电视、听音乐，还可以见到他们的家人。即便是那些失能程度最为严重的患者，也会被邀请加入那里的主要社交活动，从来不会被遗忘。他们会参与进来，好像他们一直"在场"，而当他们需要帮助的时候（比如要坐电梯去上厕所了），家人也会过来搭把手。像琼那样，所有患者都可以随时联系到接受过痴呆症照护专训的护士及照护团队里的其他成员。他们简直就是照护的最佳典范。此外，他们业务能力过硬，好像都能对患者所需要的照护程度以及他们所提供的照护质量进行独立评估，而且也一点儿都没影响他们流露出那么多的人情味。他们营造出来的氛围是温柔的，是热情的。他们特地为每位痴呆症患者（甚至是那些重度残疾的患者）和他们的家人都腾出足够的空间，让他们感到自然舒适。我相信，琼在那里得到了我们所能想象到的最好的照护。这与我们在过去十年里的经历形成了鲜明的对比。在过去十年的旅程中，琼在波士顿大大小小的医院里见过了许许多多的专科医生，可在他们那里，我却只看到了相当惨淡的照护。这证实了我的一个想法：只要机构领导层愿意全心全意地为患者提供人道且精细的长期照护服务，如此展示，也如此要求，那么机构总能想到办法完成任务。我们已经在好几家参访过的机构里都看到了这种愿景，在新桥护理院也有了切身的感受。

到了三部曲的第二篇章，就已经是完完全全的黑暗了。那是琼生命的最后两个星期。那时，琼已经无法进食了。我们作为她最亲密的家人，想要尊重她一再申明过的恳求——不要做任何挽留。此前，这个恳求已被正式写进了她的生前预嘱和医疗委托书里，而且对于我们来说，它已经成了某种神圣不可侵犯的誓言。不要进行静脉输液，不要进行辅助通气，不要使用抗生素，什么医疗干预都不要做，就让她静静地离去。琼的许多好朋友，都从西雅图、巴黎和纽约赶了过来，和我们——安妮、彼得，以及他们的另一半，我母亲、弟弟、弟媳，还有我们的四个孙子孙女——一起，守在琼的床边。我们回忆了许许多多过去的故事，翻看了琼各个人生阶段的照片。我们想要留住这些回忆，而对于这些回忆的守护也一直延续至今。如今她已经离开我们七年，在我写下这些句子的时候，我们仍旧会在自己心里默默守护着那些关于琼的回忆。

我们分工合作，有人负责润湿琼的嘴唇，在她嘴里放入小小的冰块，以缓解她口唇的干燥，有人在她的脸上、手臂上、腿上以及背部抹上润肤乳。我们会按摩她的肌肉，梳理她的头发。我们给她唱歌，然后亲吻她。我们给她播放了音乐，是她向来很喜欢的竖琴、大提琴和钢琴演奏，也很契合她生命的终章。在她看上去很痛苦的时候，我们给她上了吗啡滴注。后来，她的状况继续恶化，于是我们接受了安宁疗护医师的建议，给她加大了吗啡剂量，虽然这会进一步抑制她的呼吸。我们盼着，这场旅程的最后阶段能尽快结束，越快越好，这样她就能少受点罪了。我始终希望她没有受很多罪，可我永远也无法从她口中得知了。吗啡似乎让她不再那么痛苦，最后的几个小时也终于到了。琼看上去很平静，虽然她的呼吸减慢了，但并没有出现呼吸困难。那天深夜，我们开车回家，想要休息几个小时，夜班护士答应我们说会给我们打电话。后来，护士电话打来了，我们赶忙奔往琼的身边，可还是晚了一步。当我们赶到时，琼已经离开了。在那之前几天里，我们陆陆续续向琼做了道别。如今总算是释怀了，因为琼再也不用忍受疾病的折磨了。

黄色，是琼饱经风霜的脸上僵硬而又干枯的肤色。在她临终之时，我竟然联想到琼终究没能翻译完的《千字文》开篇的四个字——"天地玄黄"，好像她正要带上我一起回到宇宙洪荒。2011年3月6日，空气潮湿。清晨，当夜色还未散去的时候，琼离开了我们。屋外，冬雪正在迅速消融，融化的雪水流进了路面上的排水格栅，好像冬天也在一并流走，把位置腾给姗姗来迟的早春。琼的骨灰，被安葬在了奥本山公墓，距我们家只有两个街区之远。琼的墓碑上刻着：

美丽、智慧、善良

至关重要的是，爱

克莱曼

琼·安德烈娅 1939年9月4日至2011年3月6日

墓碑上留有空间，当我的骨灰要与她合葬的时候，足够写上我的名字。

墓碑是用南达科他州（她父亲曾在那里的一个农场定居）的花岗岩制成的，是一种可爱的灰粉色岩石。白桦和枫树勾勒着陵墓的轮廓。不远的地方有一株古老的美国红枫，高耸入云，树影斑驳。陵墓的近处还有一个小湖，清波荡漾，倒映着湖边的树木——这些树木，夏天苍翠欲滴，到了秋天，则会换上一身红的、棕的装束。陵墓不远处还有一条僻静的居民街，仿佛琼的陵墓仍旧是纷纷攘攘人世间的一部分。春天，墓园里的鲜花会争相盛放。但我想，冬天或许才是最适合来拜访的时节，那时的树木将会变得光秃秃，地面上覆盖一层皑皑冷雪，小湖则结着冰。那一天，我们在墓园里待到傍晚才归，最后的几缕阳光从西边的地平线上射过来，夜幕悄悄降临。一切都好像象征着那过去的可怕十年。

在拜访陵墓时，我们会按照中国传统，扫去琼墓碑上的落叶、残枝、尘土和枯花。对于我们来说，清扫墓碑这种神圣的行为本身就是在有意识地延续我们对琼的照护，是对不曾远去的逝者灵魂的抚慰与敬重。

琼的葬礼开始于奥本山公墓小教堂里的一场追悼会，也就是这三部曲的最后一个篇章。许许多多的朋友、家人、同事、学生和邻居都赶来参加了这场追悼会。这场不分教派的纪念活动，是由我们的一位好朋友组织并主持的，他是我们学校的同事，也是一名新教牧师。我们仍旧悲痛异常，淹没在亲人离世的本能情绪中，所以他主动提出要帮我们组织这场活动，以最能够缅怀琼并尊重我们想法的仪式，还要放上最能够纪念琼的生活的东西。我们共同挑选了仪式上要用到的鲜花和音乐，共同设计了纪念活动的形式和节奏，共同决定了悼词和要朗读的《圣经》选段，共同安排了骨灰的下葬仪式。这场追悼会，流淌着琼在塑造她的生活和我们的家庭时所注入的那种关爱，流淌着因她而激发出来的那种照护精神，也流淌着她所得到的那种照顾。每位讲话者都回忆了他们自己心中的琼，就好像是拿出了一匹织物，要绣入我们集体记忆的长长的锦缎之中。就像在中国葬礼上那样，教堂长椅的最前方，安放着琼的大幅遗像，上面系着黑丝带，面朝着参加追悼会的人。每一位上台讲话的人，都会在琼的遗像前深深地鞠上一躬。

追悼会结束后，我们准备将她的骨灰安葬到陵墓里。此时，天空中散射着柔和的光线。随着葬礼的进行，天空也越发明亮起来。我们说，按照中国葬礼的说法，琼的身份正向祖先转移，我们尊敬她，而她会保佑家人平安健康，心想事成，好运连连。换言之，她仍旧会继续存在于我们的生活中，扮演积极的角色，而我们也需要留住有关她的回忆。虽然身份已经发生了转变，但她肯定还会在那里，就像天空中的亮光，驱散我们生活中的黑暗。在我们灵魂"涂满了颜色的窗户与画满了故事的墙壁"[1] 上，我们会一次次地精心布置那些回忆中的片段、画面与亲密感受。这样，琼就可以继续影响我们，继续做我们精神上的榜样，告诉我们该如何过日子，该如何以各种方式来营造一个家。我们会分享彼此的回忆，并把这些回忆收藏进我们家庭的档案馆里，共同照管。通过这些方式，我们将继续照顾琼·克莱曼，而她也将继续照顾我们。

我们把她的骨灰分为了并不相等的四份。其中，差不多一半葬入了她的陵墓。至于剩下的，我们每人取走了一份。在我们位于缅因州海岸的房子附近，我把琼的一些骨灰撒在了林中的一块巨石上。琼曾经为了纪念她的父母，给这块巨石起了个名字，叫作"祖先的岩石"。我还把她的一些骨灰带到了中国，秘密地放在了长沙一处非常漂亮的地方。剩下的那些，我则留在了我们的书房里。知道她仍旧陪在我身边，这可以让我感觉好受些。彼得则带着他的那份，去到了他位于宾夕法尼亚州中部的自家农场。这片农场，夹在山林与田野之间，眺望着远处的高地与矮山。在那里，他找了一块岩石，作为纪念石，把琼的骨灰埋在了它下面。

---

[1] 短语来自《打灯笼的人》(*The Lantern-Bearers*)，作者是罗伯特·路易斯·史蒂文森，参见《穿越平原及其他回忆和短文》(*Across the Plains, with Other Memories and Essays*)，纽约：查尔斯·斯克里布纳父子出版社，1903 年。——作者注

中国的风水师傅想必会很赞同他的选择。至于安妮，她把她那份撒在了某座图书馆的壁炉里。对于安妮来说，书籍和壁炉代表了母亲的一切。她给纽约中央公园捐了一株菩提树，并在公园的文学小径上为她母亲做了一块纪念牌匾。另外，安妮还在法国普罗旺斯的一间旧农舍（是她和她的丈夫，还有我们最亲密的法国朋友共同拥有的）附近，栽种了一片带花的月桂树林。此外，琼的部分骨灰、她的哈佛校园卡以及她的一张相片被我们一起带到了巴黎的卢森堡公园（年轻时我们曾在那里野餐；后来，琼又带着我们的孩子们逛过这个公园），放在了一株巨大板栗树的铭牌后面。这株板栗树位于公园尽头的一个幽静角落里，旁边有两尊雕像，一尊是正在保护着家人的雄鹿，另一尊则是目光坚定的雄狮。保护和坚定，正是琼对于我们家的爱的两个特征。（毫不意外，这么多年过去，她的哈佛校园卡已经消失不见了。）

每年，我们都尽可能一家老小一起去给琼扫墓，要么是在她的忌辰，要么是在公共假日。除此之外，我们也经常独自或分批前往。打扫完墓碑以后，我们每个人都会向她讲述过去一年里所发生的事情。有时候，我的孙子孙女会给她演奏一段小提琴或吉他，再唱上几首歌。回想起琼的离世与生命的易逝，我们都会不禁潸然泪下。但就像其他许多家庭那样，回忆起那些有趣的往事，我们又最终破涕为笑，也因为能重聚到一起，而感到分外高兴。生活终究还得继续下去啊，为了纪念徜徉在时间之河里的人而改变与前行，也不失为一个好办法。通过终生的行动，通过把关系置于生命的中心，用生活的艺术从经历中提炼秩序、美好与善良，我们也由此变得更富有人性了。简单来讲，我们照顾着自己，照顾着彼此，也照顾着我们这个小小的世界。我想，琼也会为此感到骄傲的。

在社会的各个角落，有那么多的人都成了照护者。可能开始的时候，只是某个人在照顾着另一个人，但照护从不会无中生有。照护是一个过程，它需要在场、打开心扉、倾听、行动、坚韧，还需要珍惜人和记忆。慢慢地，照护就像涟漪那样扩散到了家人、朋友、同事和社区中。这些隐藏在人性深处的品质，实践起来苦乐参半，却又总是代代相传。它是一种无形的胶水，让社会团结在一起。照护对抗着那些分裂与破坏的力量，构成人类生存方式的核心要素，在这个世界上创造着美好。而经受过来自真实世界的挣扎、苦难与挫败后还能创造美好，或许就是我们赖以前行的唯一希望。生活充满了危险与未知，即便是那些最平和的人，也可能会因此变得茫然无措。为了挺过苦难，我们所有人都离不开照护，不只是离不开来自他人与给予他人的照护，也离不开给予我们自己的照护。

由此看来，照护能让我们成为拥有社会性的人，能让我们巩固并强化我们的集体存在。可为什么我们常常会忽视它呢？我们可以采取哪些合情合理的措施来巩固并改善它呢？当政治与经济的压力，当官僚作风的碾压，当技术的日常侵蚀似乎要将照护驱逐出医院和社区的时候，我们可以如何行动守住照护呢？

也许，我们首先应该认识到这种想法的肤浅与荒谬，那就是，照护会作为某种自然要素永远存在于人性的宇宙之中。如果没有足够的滋养，照护是会萎缩、衰弱的。

在美国，专家和权威们目前已经就医疗保健问题进行了所谓的全国性辩论，可是这些辩论却鲜少提及照护的实质或价值。我们一直在讨论医疗保健相关的资金、政治和体制问题，觉得它们可能会影响到医疗保险和医学治疗。可是，我们却从没有问过更深层次的问题，那就是医疗体系究竟该提供怎样的照护。对于质量的理解和对于结果的评估没能考虑人性经验中那些照护的维度。我们讨论了成本控制、服务削减、收益限制，同时还说要保证"可及性"，可究竟"可及"什么，却没有明说。我们还没有制定出任何有意义的指标用于评估照护及其质量。我们对女性在照护方面做出的巨大贡献视而不见，既没有给予认可，也没有给予合适的报酬。这就导致，越来越多的女性进入劳动力市场，而男性又无法取代她们的照护价值，家庭照护因而变得越来越少。此外，少数族裔、移民、宗教团体、慈善组织和公共服务机构在照护方面做出的贡献，也没有得到充分认可，更没有得到足够的公共资源来加以存续。由于薪酬太低，家庭护工的数量正在缩减。可他们却提供了我们这个社会赖以运作、我们每个人赖以生存的基础支持与服务。（甚至那些负责照管琼遗体的殡仪馆工作人员也是在我们哀恸时给予照护与关爱的专家。）这里的问题，就像有些人说的，并不在于我们没能成功量化这些体验，而在于这些体验根本就无法被量化，它们是基础的人性互动，是医疗保健的灵魂所在。

照护让我们明白了一个道理，那就是，人的境遇一定是出现在人与人之间的。正如意第绪古语所言："生活就是与人同在。"但是，也正因如此，照护与激进的自由主义观点形成了完全的对立，而激进自由主义在我们这个时代早已广为流行，影响深远了。但那种"人人为己"的社会心态（认为尊重个人权利与需要比关心更大的社会利益更重要）根本就是错误的，而且与社会的实际运作方式及我们每个人的生活方式也并不相符。这种心态创造出了某种极为贫乏的、危险的、扭曲的价值取向。而有关照护的观点则能够改变我们对于社会治理、经济关系及社会安全的思考方式。社会治理，如果透过照护的透镜去看它，就会发现它不仅仅意味着权力运用或社会控制，更意味着社会照护，意味着要去培养善于关爱的个体与社区。在场与专注，无私参与和互相支持，对于我们的治理方式将会起到相当重要的促进作用。

在照护与关爱的大环境中，经济发展必须跳出一味追求利润、生产力和经济增长的窠臼。帮助那些照护者，帮助那些在背后支撑着他们的关系和机构，也同样能够体现出经济层面的价值。建立在这种发展模式之上的机构，将会把照护放在与效率同等重要的位置上，也就可以摆脱对于各种考核指标的过度依赖，而正是后者导致了官僚主义对于人的需求的冷漠。由此，那些官僚也将能够把促进人的福祉作为某种道德上的优先事项。对于社会安全，我们也需要站在这个不同的视角上重新看待。如果我们的政府可以把对于照护精神的守护作为其主要职责，它也许就不必在监狱里关押那么多囚犯，不必在监控问题上投入那么多钱，也不必再那么痴迷于各种防护措施了——这最后一点，讽刺地体现在了美国政府对于公民持枪权和用枪权的拥护中。若家庭照护、社区照护以及专业照护濒临瓦解，社会将产生严重的社会安全问题。人们也就不会把如今的许多社会治安手段（从监狱到政府对于公众的监视，再到那种普遍的"你死我活"的生存主义逻辑）看作社会进步的正道，反而会认为正是它们构成了对紧密社会纽带的严重威胁。觉得这一愿景听上去太理想？太激进？完全无法实现？或许吧。但我想，我们为什么不朝着这一目标，先迈出第一步呢？即便是我们中那些政治态度最保守的人（也就是我们社会中那些喜欢给自力更生、邻里合作这种传统小镇价值观赋予浪漫化、理想化想象的人），也必须在实践层面认识到其背后的社会逻辑与政治智慧——这种环境下的社会珍惜对于他人（包括来自社会）的照护与关爱，并把它当作促进社会繁荣发展的核心行动。

对于照护无处不在这一事实，我们的社会仍旧选择了无视。我担心，这种无视是出于某种无意或蓄意的自我欺骗。照护存在于我们每天那么多的人际交往之中。在我们的学校、社区、宗教机构、青年项目、志愿者组织以及其他无数活动中，照护都是无处不在的。更不用说，还有那么多家人和朋友把自己贡献了出来，献给了对病残者的日常照护。也许，无视这种照护伦理也是有点儿用处的，这样就不用放弃社会个体的那种"精致利己"的理想化形象了。如果要认识到照护的重要性，就不得不打破许多政治上有用的虚构形象，比如自力更生的人、自给自足的先驱者、叛逆的创新家、超级英雄、不受政府束缚的自由行为体——实际上，所有这些叙事都离不开人类的相互依存。对于照护行为的忽视，只会给人们灌输盲目自信的想法，并鼓励英雄式的独立行动。

这样的否认，使我们进一步失去了琼身上的大智慧，那就是，照护能够在这个世界上创造美好，而给其他人创造美好，实际上也是在给自己创造美好。为人的境况提供支持，是实际存在的需求，因此这个想法并不新。它既不是在理想化，也不是在浪漫化，而是对于人性活动最清醒也最严肃的认识。读过这本书对于照护历程的描述，想必你可以看出，照护对于环境和社区是至关重要的，正如它对于我们每个人的身心也同样至关重要。

如果我们能够把"通过照护来创造美好"这句话写进我们的道德律令，那我们的世界究竟会变得怎样呢？也许，当这句话成为我们一切行动的起点时，整个世界都会有所改变。我们该如何把这句话写进我们的美学教育、情感教育和道德教育之中呢？在更实际的层面，我们该如何把它写进我们的政策和项目之中呢？我们能否想象，或许有一天，我们的社会和国家将得到确实的重组，那时，照护将得到推进，促进社区福祉的人类活动也将得到最大限度的提升？如果对所有利益攸关者的照护，以及对他们所处社区的照护可以达到与经济利润相当的地位，那商业世界又将会发生怎样的变化呢？外交谈判会如何开展呢？国内正义会有怎样的变化呢？人权、全球健康、环境保护、收入及食品安全这些问题又会发生怎样的变化呢？我知道，在当今美国这种反照护的政治风气中，这些夙愿很可能会被嫌弃，会被当成是天真而不切实际的想法。但我们为什么不能畅想一下未来呢？也许到那天，我们这个世界的风气会有所不同，会腾出一些空间让我们的道德观念发生改变，哪怕是很小很小的改变。换句话说，如果把照护当作社会生活的根基，如果把创造美好的照护行为看作生活的智慧，我们为什么不能行动起来，重新组织政策和计划，重新组织态度和行动，从而让我们的世界发生改变呢？据我所知，对于这些改变，我们在社会层面还没有任何历史学或人类学的先例，因此这看起来或许是较为激进甚至完全不可能的。然而，从广义上来讲，在我们讨论了那么多有关照护的问题之后，这一目标难道不是合乎逻辑的自然推论吗？我们难道不应该去发起有关照护的道德运动，从而让这些改变成为现实吗？如果现在还不行动，我们到底要拖延到什么时候，才愿意去捍卫这些价值呢？

安妮-玛丽·斯劳特[1]在儿童照护问题上，提出了许多令人信服的观

---

[1] 安妮-玛丽·斯劳特（Anne-Marie Slaughter），美国著名国际事务专家，普林斯顿大学政治学和国际事务荣休教授，曾担任美国国务院政策规划司司长、普林斯顿大学伍德罗·威尔逊公共与国际事务学院院长等职。

点。当谈及我们该采取什么措施来支持当今美国的照护工作时，她指出：

> 为了像支持竞争一样支持照护工作，我们需要在某种程度上整合下述政策：高质量且可负担的儿童照护及老年照护；给女性和男性提供的带薪家庭假和带薪病假；要求兼职工作或灵活工作的权利；与中小学教育投资相当的早期教育投资；给孕妇提供的综合性工作保障政策；给有偿照护者提供更高的工资及培训；允许老年人更长时间在家中生活的社区支持系统；可满足数字经济而非农业经济需求的中小学课程改革。[1]

她表示，上述这些政策，很多都已经得到了美国两党的共同支持。在这份政策清单中，她还额外加入了一条"照护的人权"（human right to care）——她认为，这是美国女性运动合乎逻辑的发展之一。对于她的这些政策建议，我统统表示支持。而且这些建议中最吸引人的地方，还是在于：她要求把照护权也列为一项基本人权，既包括得到专业照护的权利，也包括在家里照顾老弱病残者的权利，当然，还包括无偿照护者取得合理报酬的权利。她的这份政策清单，也可以作为本书想达到的目标。此外，我还想补充三条建议：一是进行医保改革，通过美国老年医疗保险计划和医疗补助计划或其他保险方案，为所有美国人提供全民长期照护保险；二是提升家庭护工的专业地位，并对其进行培训；三是采取激励措施，鼓励医疗机构为全体医务工作者提供员工关爱服务。

---

[1] 安妮－玛丽·斯劳特，《未竟的事业：女性、男性、工作、家庭》(*Unfinished Business: Women Men Work Family*)，纽约：兰登书屋，2005 年，第 231—247 页。——作者注

当我听到从前门那里传来的声音时,我正坐在澳大利亚悉尼一位好朋友的家里,为这本书的开篇绞尽脑汁地搜寻合适的句子。我望向门外,看到马路上有个年轻人,坐在电动轮椅上,重重地摔倒在地,好像身体是瘫痪的。烈日下,豆大的汗珠从他扭曲的脸上滴落下来。他身后停着一辆车,车门敞开着。在这位年轻人的轮椅两旁,站着一个老头儿和一个老太太。老太太手里拿着一只杯子,杯子里插着一根吸管,好让年轻人可以小口吮吸杯子里的水。老头儿则站在另一边,用一块叠得很仔细的毛巾擦拭着年轻人的脸,同时以一种勇敢而欢快的语调安慰着年轻人,而年轻人的脸上也由此露出了歪斜的笑容。然后,老太太使劲把轮椅推进了汽车的后门,两人费了好大力气,让他们的儿子(更可能是他们的孙子)坐好,给他系上了安全带。我可以看出,这件事情对于他和他们来说都太不容易。没几分钟,汽车倒出了停车场,离开了。

过去的我看到上面这件事情时,可能完全不会在意,完全看不出这件事情背后的意义。可那天,我在构思着这本书,这一情景却把我的注意力完全吸引了过去。从我自己的经验出发,我看得出,单单是上下车这么简单的事情,对于他们来说都已经相当困难。而从这件事情出发,我更可以想象得到,这个家庭究竟在过着怎样的照护生活。那种轻快而乐观的语调似曾相识。我知道,一边做着身体上的苦劳(比如,帮助妻子坐进浴缸,或是帮助身患残疾的孙子从轮椅上安全地转移到汽车座椅上),一边还要保持那种语调,究竟有多难。我知道,哪怕是这些看似简单的任务,也可能会占用一天里的大部分时间,又让人觉得像是取得了重大胜利一样。我知道那种带着亲人出门，可结果却不太顺利，进而担心亲人会失望的心情。我知道，即使在这样的短暂时刻，也有许多话值得说。我想，这对老夫妻或许同我一样，经历过这种世俗版本《圣经》里的宣告：我在这里。我准备好了。

所以，归根到底，照护的灵魂也就成了对灵魂的照护。我们只有依靠关系，只有通过关系，才能从事积极而直接的照护与关爱（如果你愿意的话，也可以叫作"照护工作中的那种关爱"），并最终实现自我重塑。从照护者和被照护者的灵魂深处唤醒他们的在场，可以在情感与意义之间建立起某种纽带。这种纽带的建立，需要汲取人的能量，而同时，它又会给人的目的与激情注入新的活力。将我们的积极情感与道德承诺集中在身体和认知的照护行为上，至少可以抵消照护的一部分真实负担。关系的质量和自我的品质可以在这个过程中得到提升，虽然有时也可能事与愿违，出现自我和亲密关系都受到伤害的情况。事实上，从来没有什么非此即彼，总是提升与削弱两种情况同时存在，只是会随着时间、病情和个人状况的变化而此消彼长罢了。

人总是得经历过好日子，也经历过坏日子，才能成熟起来。有时我们意识不到事物正在变化，但在我们自我的最深处，一种道德情感牵扯的"自我"就已经在孕育生长。我们可以称其为"灵魂"，当然，也可以给它冠以任何专业心理学或精神病学术语。在存在的层面上，我们是谁？我们对于自己究竟意味着什么？对于他人又意味着什么？我们代表了什么？我们究竟在做什么？——这就是"灵魂"这两个字的含义。照护是灵魂层面的工作，既包括照护者的灵魂，也包括被照护者的灵魂。当我谈到陶冶心性，当我谈到经营人情，我所暗指的就是这些东西。大部分时刻，这项工作都关乎另一个人，又可以反过来引出我们的精神，打磨我们的灵魂。若情况够好，它可以提高、完善我们的人格；若情况够坏，那么它也可以榨干、压垮我们精神。增强与削弱，就像阴与阳，同时存在于人类的照护体验之中，既相互对立，也相互补充。

对于我自己而言，我为了琼而形成的那种精神，至少是部分地取代了过去的那个我。我没有——实际上也不可能——成为琼，但经过艰苦而未竟的照护工作，琼的那种关爱精神至少有一部分化作了我的人格。在那种令人沮丧却又助人成长的工作中，我终究是找寻到了自己的灵魂。虽然这个我发现或重铸的灵魂是残缺的，是伤痕累累的，但在我看来，这似乎也证实了一个道理，那就是：照护不可能是完美的。无论我们有多么期待明确的、一劳永逸的胜利，我们都会陷落于脆弱的境况之中。这种脆弱的境况里满布着失败与残缺的破口，正如点缀着希望与成就的色彩——这就是生活的现实啊，它是多元而复杂的。

我的人类学家身份想让我强调，照护是人类在过去几千万年中，为了适应这个寒冷而中立的、充满了危险与机遇的自然世界而衍化出来的重要生存手段之一。同时，它也是我们在面对社会苦难与历史变迁的真实威胁时，延续并发展我们社会的方式。由此看来，关爱与照顾虽然孕育了爱与救赎，但也因为不完美而孕育了遗憾和残缺。从这种视角来看，照护在伦理上是中立的，它只不过是个人与社会层面的应对与调适过程罢了。

虽然基于这种社会科学的框架去解释人类进化的漫长历程，也有其道理在，但根据我的经验，要想解释照护这一道德与情感层面的纠缠体，上面这种框架并不是最有效的。民族志可以提供一种完全不同的观点。

照护，并不只是一种通过互帮互助来渡过辛苦生活的工具。为了过上有目标、有热情的生活，照护也是其必要条件之一。由此看来，关爱，还有它的产物——爱，是创造意义的一个先决条件。关爱，是道德与情感上最重要的东西。它是让人间值得的理由，是美与善的源泉，是美德的体现，是智慧与生活之间的桥梁。此外，面对这样一个世界，这样一个充满了歧义与矛盾的世界，关爱与照护是少数弥足珍贵的东西之一，需要我们真诚投入，直接行动。如果历史的弧线要弯向照护，那我们所有人必须亲自上阵。何不就从你我开始呢？

尾 声

　　琼逝世三年后，有一位来自其他大学的年轻博士后找到我，想咨询一个学术项目。我不太想应答，当时，我还有很多公务缠身，而且在与他简短通过电话后发现，我的专业领域和他的研究计划并不是特别吻合。所以，对话开始以后，我满脑子想的都是快点结束它。然而，他的声音却流露出了某种极大的苦闷，这种苦闷一下子消弭了我本来的不耐烦情绪。我有些同情他，并隐隐觉得，他好像在学术工作之外碰到了一些问题。我很难想象，换作年轻时的我，会去关心别人这种问题（至少是在临床工作之外），因为我的学术人格让我总是盯着手头的任务不放，无暇他顾。

　　即便我注意到了某些涌动的暗流，也不认为自己在那种日程表安排得满满当当的工作日时间里，会抽出一星半点儿的时间去关心他到底出了什么问题。我本来不觉得自己会有这个时间，因为我总是疯狂地做完一件事，就去做下一件事。我本来也不觉得自己会把这个素昧平生的博士后当作某个值得我去关心的人，就像是关心我的病人或是我生活中亲近的人那样。但当时，我还是发问了，而问题的答案也如急流般喷涌而出。事实上，这个年轻人正在照顾一位年长的残疾朋友。他肩上的担子是那么重，也从未计较过任何得失。在此过程中，他已经耗尽了心力，变得相当心烦意乱。他从前并没有想过自己需要在朋友度过疾病的急性期之后依旧承担如此多的责任。而如今，他感到自己像是被什么东西给困住了，那就是他不再想有的、似乎看不到尽头的责任。他彻底崩溃了，不知道该如何结束这一切。在对话的结尾，他掉转了故事的方向，开始说起他的家族史和他内心深处的情感挣扎。我们在一起待了很长时间，交谈，倾听，想要去解决这一困难的境遇。我知道，这种交流对他很是重要。当然，它在我心底也激起了某种共鸣。在我们交谈的时候，我感到时间变慢了，我的注意力增强了，我的"在场"也从我的内心深处被激发出来。

那种孤独感，让我回忆起我在照顾功能大大衰退的琼时偶尔会有的那种感觉。他在照护关系上的那种矛盾心态，尽管全然不是我在照顾琼时拥有的感受，但我依然能从自己的经历中理解到这种心态究竟是什么样的。他早前做出的承诺，还有如今感到的责任，都逼着他要去照顾好自己的朋友。这种心理上的强迫思维有极深的根源，远非当时的我所能厘清的，但我还是让他道尽了他想说的话。他为我听他说了这么多话而表示感谢，说这些交谈帮助他更好地认清了他目前所处的困境。我把他转介给了一位我很尊敬的专家同事，以帮助他进一步探索这种痛苦的关系，并解决由此产生的内心冲突。不过，他说的许多话都萦绕不散，在我记忆深处回荡——在那里，它们与我关于照护的回忆联系在了一起，让我至今念念不忘。

在这里，有一条关于照护的存在性原则，那就是：倘若你允许照护他人的工作左右你的行为与情绪，你便会在自己的内心深处发现某种温柔的怜悯，而你也需要为此付出行动。你会尽力而为，进入他（她）的生命中，听到他（她）的需求。你可能无法永远坚持下去，但这并不是问题所在——真正的问题在于：你是否有一些时刻能够对他人的需求做出回应，给予他们所需要的照顾？回忆就像河流，如果倾听的苦痛会勾起你内心深处的痛苦回忆，你是否还能继续忍受？照顾他人其实也是照顾自己。而值得注意的是，在这个过程中，你自己的灵魂也终将以某种你不曾想见的方式得到重塑。所以，那次交谈重新勾起了我从前经历过上百次的情感，也打乱了我那天的全部计划，可结束后我反倒觉得相当振奋，并没有太过沮丧。

这个圆圈总算是闭合了。其实，在那次会面中我所说的一切，我所做的一切，都是从琼那儿学来的：她的为人，她给予我的照顾，还有她带给我的照护者身份。我想，也许这就是存在于照护核心的那个苦乐参半的秘密。也许，这就是照护的意义。我们的存在也许全部指向"照护"二字。当然，照护也会给我们带来许多怀疑、许多焦虑。到最后，它可能并不会非常合我们心意地结束。它可能会很麻烦。我们也并不总是情愿去做这件事。有时候，它真的会让人感到很不愉快。有时候，它所需要的可能比它能给出的更多。它可能还会让我们陷入崩溃。然而，照护也是我们能做到的最重要的事情。它始自对于他人的照顾，但最终还是回到我们自己。通过照护他人，我们终究意识到自己其实也需要得到照护。那种存在于我们内心深处的需求，我们的不安，其实也相当矛盾。但是，因为承诺，因为我们将携手到达共同的、充满人性光芒的彼岸，这种需求与不安也就不再那么强烈，反而显得可以忍受了。这么一来，照护的灵魂也就终究转变成了对灵魂的照护。

我已经全神贯注于这本书的写作很久了。写这本书的过程，也将我对琼的挂念转换成了对我自己的珍重。在那些困难重重的日子里，我将琼的人格融进我为人处世的方式里，并融入了我自己的灵魂中。通过守护她留存在我身体里的那部分人格，我让琼一直活在了我心里。如今，我意识到，写完这样一部书稿，我终于结束了对琼的漫长的哀思——从某种意义上来说，我也终于放手让琼离开了。而在另一个同样不可思议的层面上，这本书的写作，也使得我能够舍弃旧我，而代之以这本书的作者的身份。这本书，让我不再只是一个守护回忆的人，而确确实实蜕变成一个全然不同的人了。

致　谢

　　这本书源自我作为家庭照护者的十年经验，却也是我用一生所写就的——它几乎汇集了我的个人生活、学术生涯及临床体验的全部内容。这本书是我既作为普通人，也作为医生的成长故事，又讲述了我的家庭与我的工作。千万个小时的对话、观察、照护、阅读、思辨，以及言谈时的字斟句酌，这一切的一切都经过提炼而凝结成了这本书。因此，想要给所有那些帮助过我的人——致谢，几乎是不可能完成的任务。需要感谢的，包括我曾经工作过的家庭、医院、诊所和护理院，还包括许多大学、会议或其他场合——在这些场合，我提出了自己有关照护的想法，参与了许多启迪人心的座谈。虽然道谢的任务难以完成，我在这里还是要感谢所有这些经历，它们对于这本书的写作是至关重要的。

　　如果没有琼，如果没有安妮、彼得、托马斯、凯利、我的孙子孙女，如果没有我已故的母亲玛西娅、我的弟弟史蒂夫、我的弟媳李、我的堂妹劳拉，还有我的搭档简，就不可能会有这本书的问世。还有我们的家庭护工——在这本书里，我给她取了个假名"谢拉"，她给琼和我提供了太多的帮助，我再怎么标榜这些帮助的价值都不为过。对于她的所有帮助，我都怀着深深的感激。

我写的一版又一版的草稿，经由彼得·金纳早期进行的细致整理工作而条理清晰起来。这本书的后期编校工作，则极大得益于一位优秀编辑，他就是大卫·索贝尔。大卫从这些真实的经历中了解到照护的意义，并将其付诸编辑实践。除了彼得和大卫之外，我还要感谢另外两位编辑，那就是安妮和简。我的版权代理人吉尔·肯尼林则将我灵魂中遗留下的那些美好重新萃取了出来。在过去那些年里，他始终守住我写作的热情之火，不使之熄灭。对于我来说，他简直就是最理想的读者。企鹅出版社的凯瑟琳·考特始终认为，展现真实要比空口白话更重要。而维多利亚·萨凡则用心地负责了整本书的制作。对于那些有用的建议，我都尝试着照办了；如果还有其他地方没做好的话，那一定是我自己的错谬。

　　哈佛大学一整代的研究生科研助理，给我提供了最实际的支持。许多哈佛大学的本科生和医学生，也以他们的批判性思考帮助我完善了在教学过程中引入的粗浅想法。在我锤炼这些想法的过程中，他们以良好的幽默感经受住了我这些粗浅想法的狂轰滥炸。我的博士生和博士后们也教会我这样一个道理：我与学生之间需要互相关照的道义互惠过程，而关照的内容与范畴则始终是一个开放性的命题。

　　我要特别感谢琳达·托马斯，她是一位相当出色的助手，下了很大功夫，将我字迹潦草的、难以辨识的手写稿（这仍旧是我思考和写作的唯一方式）录入电脑。她在各种问题和各种手稿上都给我提出了深中肯綮、谦虚谨慎的建议。在我萎靡不振的时候，她还会鼓励我不要放弃。在她之前，玛丽莲·古德里奇也做了同样的工作，而且做得同样优雅且高效。克莱尔·德·福尔克朗则帮助我把手稿的最终材料整合到了一起。

　　对于那些我曾经共事过的数不胜数的患者、家属及医务人员，我同样怀着深深的感激之情。在过去的半个世纪里，我有幸与他们一起共事，在美国、中国、日本、菲律宾、英国、肯尼亚、坦桑尼亚、南非以及许许多多地方。我在照护这个问题上掌握及表达的所有智慧，都归功于他们。

已故的迈克尔·克赖顿是哈佛大学医学人类学项目的长期赞助人，他资助的一笔基金也在很大程度上支持了我这本书的写作。他曾给过我一个建议，也是他唯一的一个建议，他说："在医学上，永远不要按常理出牌。"这句话我一直铭记于心。在《照护》这本书中，我引用了许多过去几十年来我所做的研究，这些研究得到了不同来源的资助，包括美国国立卫生研究院、美国国家科学基金会、洛克菲勒基金会、麦克阿瑟基金会、卡内基基金会、美国弗里曼基金会、社会科学研究委员会、古根海姆基金会等。对于他们的支持，我深表感谢。

我作为哈佛大学的一名成员，已逾四十年了。文理学院的人类学系以及哈佛医学院的全球健康与社会医学系，已经成了我的家。对这两个院系的同事，我充满感激之情。而对这所大学，我也深怀感恩之意。在琼与我共事的最后一年，哈佛大学给她提供了许多照护服务，使她得以继续留在我们的办公室里，让我能够更好地看护她、帮助她，同时完成自己的教学任务。哈佛对于我一生的研究兴趣给予了很多支持，为我提供了出类拔萃的合作者与学生。哈佛还给了我许多时间、空间和资源，使我得以创立医学人类学——这实在是一笔特别的馈赠，而这笔馈赠的内核，就是一所大学对于我的关照。而这本书，说白了，只不过是我们这个项目所取得的最新成就之一罢了。

最后，我想向读者坦白，其实《照护》这本书还没有写完，我仍旧可以把它继续写下去，永远不结束。事实上，我甚至还有些害怕看到它就这么结束了，我不敢去想象，要是它结束了，接下来究竟会发生什么。照护这个主题是生机勃勃的，它不断抵抗着我想把它写成文字——恰当且有力的文字——的企图。它就像生活，并不完整，亦无终点。然而，我在这本书的字里行间所付出的努力，也许将有助于推动一场有关照护的道德变革。会有人接过火炬吧，会有人更充分地去实现照护的意义吧，为了我们每一个人。

凯博文
记于马萨诸塞州剑桥市
缅因州南布里斯托尔市
以及澳大利亚新南威尔士州罗泽尔市

译后记

翻译这本书的过程，我其实自己心里是带着很深的焦虑的，倒不是因为翻译过程本身，而是因为我深深地预感到凯博文在这本书里所进行的照护批判，也即将成为我自己的现实。

去年，我从国内医学院毕业，抱着对于当今中国医疗体制一些深层次问题的疑虑以及一份想要解答并解决这些问题的信念，到哈佛大学继续攻读公共卫生学位。如今一年过去，我从哈佛大学公共卫生学院毕业，又即将回到临床，开始自己长达三年的住院医师规范化培训。但对于这即将到来的三年住培，我却充满了心理学上的所谓"期待性焦虑"。

在《照护》这本书里，凯博文讲述了几个他自己学生的故事，其中有个年轻住院医生的故事，我印象很深刻，因为它几乎就是每位住院医生都会体验到的，不分国家和地区。故事主人公名叫阿黛尔，是一位刚从医学院毕业的、性格开朗活泼的住院医生。她从小就想学医，想要解除病人之苦厄，想要从更深的层面上去抚慰人们受伤的灵魂，去倾听，去感受，去理解，去陪伴，去安慰。那天，阿黛尔在病房里忙碌了整整一天，值夜班时因为太累而对患者采取了比较冷漠的态度，结果她非常懊恼，夜休回到家以后就彻底崩溃，并痛哭起来。

阿黛尔为什么会崩溃呢？

其实，作为医生，我们都曾有过初心。每位医生都想给予自己的患者无微不至的照护，都想要有足够的时间，能在门诊或者病房里，倾听每位患者及其家属的诉说，都想要不只是去看"病"，而是去看"人"，不只是去治"病"，也去疗愈患者的心灵。作为医生，谁不想和自己的病人多说几句？可是面对门外挤满的、焦虑等待看诊的、似乎没有尽头的病人，时间成了我们最大的敌人。作为医生，谁会想让病人做那么多检查？可是，在当今越发保守的医疗风气下，与其因给病人省钱而少开检查导致漏诊、误诊的医疗纠纷，不如让病人把检查都做全了。医疗行业的保守化，只能说是医生群体在面对医患关系日益紧张而自身权益得不到保障的情况下出现的自然而然的"代偿反应"，可这种保守化，又无疑会反过来对医患关系造成进一步的负面影响。于是，恶性循环的齿轮便开始滚动起来。

2020年的冬天，是刻骨铭心、谁也不会忘记的一个冬天，因为新冠肺炎疫情的出现，因为熙攘人群的消失，更因为早前的几起恶性伤医、杀医事件——对此，中国的医务工作者们更不会忘记。对于许多不在医疗圈子的朋友来说，大家看到的可能只是这次抗疫过程中医务工作者们的辛勤付出与无私奉献，却未必会意识到，这次的付出与奉献，是中国许多医务工作者在经历了此前接连数起恶性伤医、杀医事件，对于中国医生权益得不到合理保障这一问题已经充满了难以释怀的愤怒、无奈、沮丧与悲哀的情况下，仍旧义无反顾所做出的选择。

为什么还会做出这样的选择？为什么在对医疗管理体制已经那么失望的情况下，国家需要，人民需要，那么多医生还是擦干了失去战友的眼泪，义无反顾放弃了自身的安危，成为逆行者，奔往了抗疫前线？因为许多医生心里还没有忘记两个字——"初心"。因为许多医生还没有忘记他们曾经发过的誓言：

> 健康所系，性命相托。当我步入神圣医学学府的时刻，谨庄严宣誓：我志愿献身医学，热爱祖国，忠于人民，恪守医德，尊师守纪，刻苦钻研，孜孜不倦，精益求精，全面发展。我决心竭尽全力除人类之病痛，助健康之完美，维护医术的圣洁和荣誉，救死扶伤，不辞艰辛，执着追求，为祖国医药卫生事业的发展和人类身心健康奋斗终生。

哪怕现实虐我千百遍，我只待医学如初恋。现实，确实虐尽了无数满怀理想与热情的医务工作者，结果轻则是沮丧、愤怒、无奈、绝望、抑郁，中则是掉入虚无主义与犬儒主义的陷阱里，要么得过且过，要么愤世嫉俗，重则是干脆放弃了这个事业，离职走人——其实这些都是所谓的"职业倦怠"的临床表现。

去年的一条大新闻，就是世界卫生组织将"职业倦怠"写进了最新版的《国际疾病分类第十一次修订本（ICD-11）》中。虽然世卫组织明确指出，"职业倦怠"不算是一种"疾病"，而只是一种"职业现象"，虽然世卫组织将其写进《国际疾病分类》的目的也只是为了能够更好地去研究这一现象，但我们仍旧需要警惕将这一现象过分医疗化的危险，也就是将这一社会、政治、历史问题窄化为某种临床医学问题，只关注到它的临床医学面向（即症状学与治疗学），却忽视了这一现象背后更深层次的系统性与结构性成因。

而在读过《照护》这本书后，读者们想必就会明白我这里所说的"系统性与结构性成因"究竟指的是什么。

其中之一就是医疗系统的机构化问题。现如今，无论是世界上哪个国家，大型医疗机构都已经垄断了健康照护行业，这里不仅包括大型医院（正如中国的大三甲医院），还包括在美国医疗体系内部极具影响力（与破坏力）的医疗保险公司与大型制药企业（big pharma）。我们总在强调"大"，而从不强调"小"，就好像"大"总是好的，而"小"总是说不出口。而这些机构的出现，让医生不再是自给自足、自力更生的行医者（注意这里的"行"字），能够在自由的诊疗场景中提供私密的照护服务，而成了医疗服务业市场中受雇于或者说束缚于某些大型医疗机构的雇员，失去了其自主性与流动性，换言之成了"劳工"，每天需要应付各种文书、各种指标、各种考核、各种命令，而唯独不再有很多时间，去陪伴患者，去倾听患者，因为这些陪伴与倾听的时间，不算是医生绩效考核的内容，对医生晋升没有帮助，对各种奖励也没有帮助，反倒会影响医生绩效，因为你在每个病人身上花的时间越多，就意味着你能看的病人总数越少，而我们的医疗体系关心的是后者，不是前者。

请去看看各家医院的宣传方式。试问，有哪家医院会这么对外宣传？——"在我们医院，每位门诊病人平均看诊时间高达一小时，您可以尽情地向门诊医生倾诉衷肠，他（她）会解答您任何医疗或生活上的问题。"我们看到的还不是"我们医院每年门诊量高达……"这样的话？好像门诊量高是相当值得褒奖的，可又要得到谁的褒奖呢？显然不是患者的，因为门诊量越高，留给每位患者的看诊时间就越少，患者显然是不乐意的。也显然不是医生的，因为门诊量越高，医生的工作负担也就越重，同时与患者的沟通时间也就越少，对于医患关系也是不利的。

所以，究竟是什么因素导致医院把门诊量——类似还有手术人数、住院人数等——作为绩效指标的呢？

这种情况下，医生成了流水线上的"劳工"，而患者也就成了流水线上等待加工或修理的"机器"；医生成了应付各种指标的"苦力"，而患者也就成了那些指标里的一个"数字"。我们经常把医生与患者合称为"医患"——确实，在很多时候，医患双方都是受害者。那么，谁又该为此负责呢？

当然，这个问题是复杂的。医院管理者或政策制定者自然是难辞其咎，但医院管理者可能要问，如果不这么做，如何养活医院？政策制定者可能要问，如果不这么做，如何提高整体的医疗效率？但同时，我们也应该意识到，罪也并不全在他们，也存在许多无奈，因为他们也是生活在这个时代里的。在他们的行为背后，也存在着更宏大的政治、经济与历史力量，包括强调全盘量化的"数字主义"，过分强调自由市场而反对政府干预的"新自由主义"，一味追求高尖技术却忽视技术危害的"技术主义"，等等。所有这些因素，都在起着推波助澜的作用，都给我们当今时代的医疗照护行业带来了颠覆性甚至是毁灭性的影响，进而造成了凯博文在《照护》一书里一再讨论的"照护的失败"。当然，我们需要警惕，不能把所有问题都上升到宏观的政治、经济和历史层面，因为这样可能会丧失行动的力量。思考解决问题的方法时，还是要有系统性的全局思考，认识到影响力与可行性的辩证关系。但回过头来，如果这个世界上真的存在所谓的"真理"，那至少有一条真理就是：我们照护（不管是医疗照护还是其他形式的照护）的对象终究永远是——人，而提供照护的也终究永远是——人。

说到人，那么就有很多东西是无法被量化的，而那些无法被量化的东西，也就成了作为艺术的那部分医学的重要内容（我们经常说，医学既是科学，也是艺术）。这里面就包括凯博文在照护方面所提出的一个重要概念，那就是"在场"，也就是"我在这里"的那种状态。

"我在这里"——这四个字虽然简单，但其实意味深远。在中文里，我们经常说："你人虽然在这里，可魂却没带过来，你的魂不在这里。"当然，这并不能完全解释"我在这里"这四个字的意义，但至少可以给你某种感觉，那就是，"在这里"绝不仅仅意味着物理上的"在这里"，而是精神或情感上的"在这里"，是灵魂层面的"在这里"。

在凯博文看来，体现"在这里"或"在场"的照护才是真正意义上的照护。照护意味着你进入了他（她）的内心，意味着你会在这里陪在他（她）左右，意味着你会去倾听他（她）的心声，会想要去理解他（她），去关心他（她），去爱他（她）。正如凯博文所讲的，照护可能在不经意间发生，可能在某些非常卑微的、非常琐碎的时刻发生。比如，大夏天，他（她）汗流浃背地跑来见你，当你看到他（她）额头上的汗水时，轻轻地用自己的衣袖为他（她）抹去了汗水——这是照护；比如，他（她）为你精心准备了一份便当，而你为他（她）在出差前熨好了衣服——这是照护；比如，你看到网上农民伯伯种的土豆卖不出去，于是就买回了几袋，虽然可能暂时不需要——这是照护；比如，等公交的时候突然下起了雨，你拿出了雨伞，可站在你身边的那个人却没带伞，于是你就让他（她）先和自己撑一把——这是照护；比如，你是医生，冬天你要给病患听诊，先用手把听诊器的体件焐热——这是照护；比如，你在病人手术前给病人及家属耐心解释他们的问题——这是照护；比如，他（她）与你讲述他（她）的伤痛，你看着他（她）的眼睛，认真倾听，感同身受——这是照护。

所以，照护就发生在这些非常卑微、非常琐碎的时刻。而且，在此意义上，照护早已超出了医疗照护的范畴，不再只是一个医学问题，而是一个道德问题，一个关于人的存在的问题，一个关于生活的问题，一个关于人性的问题，一个关于人与人之间的深层次关系的问题，一个关于爱的终极问题。

是的，说白了，照护就是关于人的问题，就是关于你有没有把他（她）当作人，就是关于我们有没有被当作人——还是说，我们所有人都已经被物化了。

照护发生在医疗场合，但绝不只是发生在医疗场合，它也发生在家里，发生在朋友间，发生在单位里，发生在虚拟世界里，发生在社区里，发生在社会上，发生在各种各样的场合，既发生在熟人之间，也发生在陌生人之间。

如果人与人之间能够更多一些照护，那么或许我们就可以少一些网络霸凌，少一些争执，少一些基于性别的、基于肤色的、基于性取向的、基于身材的、基于地位的、基于职业的歧视，因为当我们真的懂得照护时，我们也就懂得了每个人都是值得被尊重的人，也就懂得了每个人都活得不容易，也就懂得了我们每个人都是平凡而又伟大的，也就懂得了这个世界上并不存在"我们"与"他（她）们"的对立，而只有求同存异。

然而，悲哀的是，正如医疗场合的照护正在受到上述各种因素的威胁那样，这个时代的医生与患者都被物化了，其他各种场合的照护，也在受到种种威胁。这段时间，我们已经看到了太多分裂与对立，看到了太多傲慢与偏见，甚至付出了血的代价。

"还可不可以好好做朋友？"这句大家常说的话，或许也可以读出更多、更深的意味了。

当然，还是有许多人在努力地试图弥合分裂，试图在医疗场合和其他场合呼唤人文精神的回归，试图反抗并纠正系统性错误，凯博文本人以及这本书的写作就是最好的例子。这些在系统层面，在政策层面，在文化层面，在这些更上游的地方试图注入（或者试图召唤）照护之魂的人，自然是伟大的。而卑微如我们，或许在生活中学习并理解照护的意义，在实践中体现照护之魂，也就足够了。倘使我们每个人都能在自己的"地方世界"发起一场关于照护的"局部反抗"，只消关爱身边的人，多理解、多体谅、多感受，那么这无数场小小的"局部反抗"或许也终究将汇成一股伟大的、不可阻挡的力量。

而那一天，或许凯博文所谓的"照护的革命"，也终将实现。

而那一天，当这场革命实现的那一天，我们或许也终究将会——并终究可以——再次成为：一个人。

姚灏

2020 年初夏

参考书目及推荐阅读

Abel，Emily K. *The Inevitable Hour：A History of Caring for Dying Patients in America.* Baltimore：Johns Hopkins University Press，2016.

Abraham，Laurie Kaye. *Mama Might Be Better Off Dead：The Failure of Health Care in Urban America.* Chicago：University of Chicago Press，1994.

Alterra，Aaron [E. S. Goldman]. *The Caregiver：A Life with Alzheimer's.* Hanover，NH：Steerforth Press，1999.

Bayley，John. *Elegy for Iris.* New York：Picador，1999.

Bellini，Lisa M.，and Judy A. Shea. "Mood Change and Empathy Decline Persist During Three Years of Internal Medicine Training." *Academic Medicine* 80，no. 2（2005）：164–167.

Biehl，João. *Vita：Life in a Zone of Social Abandonment.* Berkeley：University of California Press，2005.

Boris，Eileen，and Jennifer Klein. *Caring for America：Home Health Workers in the Shadow of the Welfare State.* Oxford：Oxford University Press，2012.

Buch，Elana D. "Anthropology of Aging and Care." *Annual Review of Anthropology* 44（2015）：277–293.

Cassidy，Sheila. *Sharing the Darkness：The Spirituality of Caring.* New York：Orbis Books，1992.

Coakley, Sarah, and Kay Kaufman Shemelay, eds. *Pain and Its Transformations*: *The Interface of Biology and Culture*. Cambridge: Harvard University Press, 2008.

Culture, Medicine, and Psychiatry: An International Journal of Cross-Cultural Health Research. New York: Springer US.

Das, Veena. *Affliction: Health, Disease, Poverty*. New York: Fordham University Press, 2015.

Didion, Joan. *The Year of Magical Thinking*. New York: Alfred A. Knopf, 2005.

Fadiman, Anne. *The Spirit Catches You and You Fall Down: A Hmong Child, Her American Doctors, and the Collision of Two Cultures*. New York: Farrar, Straus and Giroux, 2012.

Farmer, Paul, Arthur Kleinman, Jim Kim, and Matthew Basilico, eds. *Reimagining Global Health: An Introduction*. Berkeley: University of California Press, 2013.

Foner, Nancy. *The Caregiving Dilemma: Work in an American Nursing Home*. Berkeley: University of California Press, 1994.

Foucault, Michel. *Discipline and Punishment. The Birth of the Prison*. Translated by Alan Sheridan. London: Allen Lang, 1977.

Frankl, Viktor. *Man's Search for Meaning*. Boston: Beacon Press, 2006 [1946].

Fuchs, Elinor. *Making an Exit: A Mother-Daughter Drama with Alzheimer's, Machine Tools, and Laughter.* New York: Metropolitan Books, 2005.

Garcia, Angela. *The Pastoral Clinic: Addiction and Dispossession along the Rio Grande*. Berkeley: University of California Press, 2010.

Gawande, Atul. *Being Mortal: Medicine and What Matters in the End*. New York: Picador, 2015.

Geertz, Clifford. *Local Knowledge*. New York: Basic Books, 1987.

———. "The Upgrade: Why Doctors Hate Their Computers." *New Yorker* 94, no. 36 (2018): 62.

Glenn, Evelyn Nakano. *Forced to Care: Coercion and Caregiving in America.* Cambridge: Harvard University Press, 2012.

Good, Byron. *Medicine, Rationality, and Experience: An Anthropological Perspective.* Cambridge: Cambridge University Press, 1994.

Good, Mary-Jo DelVecchio. *American Medicine: The Quest for Competence.* Berkeley: University of California Press, 1995.

Grant, Karen R., Carol Amaratunga, Pat Armstrong, Madeline Boscoe, Ann Pederson, and Kay Wilson, eds. *Caring For/Caring About: Women, Home Care, and Unpaid Caregiving.* Toronto: University of Toronto Press, 2004.

Groopman, Jerome E. *The Measure of Our Days: A Spiritual Exploration of Illness.* New York: Penguin, 1998.

Gross, Jane. *A Bittersweet Season: Caring for Our Aging Parents—and Ourselves.* New York: Alfred A. Knopf, 2011.

Hampton, J. R, M. J. Harrison, J. R. Mitchell, J. S. Prichard, and C. Seymour. "Relative Contributions of History-Taking, Physical Examination, and Laboratory Investigation to Diagnosis and Management of Medical Outpatients." *British Medical Journal* 2 (1975): 486.

Heaney, Seamus, *Opened Ground: Poems, 1966–1996.* London: Faber and Faber, 1998.

Hojat, Mohammadreza, Salvatore Mangione, Thomas J. Nasca, Susan Rattner, James B. Erdmann, Joseph S. Gonnella, and Mike Magee. "An Empirical Study of Decline in Empathy in Medical School." *Medical Education* 38, no. 9 (2004): 934–941.

Institute of Medicine Committee on Pain, Disability, and Chronic Illness Behavior. Marian Osterweis, Arthur Kleinman, and David Mechanic, eds. *Pain and Disability: Clinical, Behavioral, and Public Policy Perspectives.* Washington, DC: National Academies Press, 1987.

Jackson, Stanley W. "Presidential Address: The Wounded Healer." *Bulletin of the History of Medicine* 75, no. 1 (2001) : 1–36.

Jamison, Kay Redfield. *An Unquiet Mind: A Memoir of Moods and Madness.* New York: Vintage Books, 1996.

Kalanithi, Paul. *When Breath Becomes Air.* New York: Random House, 2016.

Kaptchuk, Ted. "The Placebo Effect in Alternative Medicine: Can the Performance of a Healing Ritual Have Clinical Significance?" *Annals of Internal Medicine* 136, no. 11 (2002) : 817–825.

Kaptchuk, Ted J., and Franklin G. Miller. "Placebo Effects in Medicine." *New England Journal of Medicine* 373, no. 1 (2015) : 8–9.

Kaufman, Sharon R. *And a Time to Die: How American Hospitals Shape the End of Life.* New York: Scribner, 2005.

Kleinman, Arthur. *Patients and Healers in the Context of Culture: An Exploration of the Borderland between Anthropology, Medicine, and Psychiatry.* Berkeley: University of California Press, 1980.

———. *Social Origins of Distress and Disease: Depression, Neurasthenia, and Pain in Modern China.* New Haven: Yale University Press, 1986.

———. *The Illness Narratives.* New York: Basic Books, 1988.

Kleinman, Arthur, and Joan Kleinman. "How Bodies Remember: Social Memory and Bodily Experience of Criticism, Resistance, and Delegitimation following China's

Cultural Revolution." *New Literary History* 25, no. 3 (1994): 707–723.

———. "The Appeal of Experience; The Dismay of Images: Cultural Appropriations of Suffering in Our Times." *Daedalus* 125, no. 1 (1996): 1–23.

Kleinman, Arthur. *What Really Matters: Living a Moral Life amidst Uncertainty and Danger.* Oxford: Oxford University Press, 2007.

———. "Catastrophe and Caregiving: The Failure of Medicine as an Art." *Lancet* 371, no. 9606 (2008): 22–23.

———. "Caregiving: The Odyssey of Becoming More Human." *Lancet* 373, no. 9660 (2009): 292–293.

Kleinman, Arthur, Yunxiang Yan, Jing Jun, Sing Lee, Everett Zhang, Pan Tianshu, Wu Fei, and Jinhua Guo. *Deep China: The Moral Life of the Person.* Berkeley: University of California Press, 2011.

Kleinman, Arthur. "Caregiving as Moral Experience." *Lancet* 380, no. 9853 (2012): 1550–1551.

———. "From Illness as Culture to Caregiving as Moral Experi-ence." *New England Journal of Medicine* 368 (2013): 1376–1377.

———. "Caring for Memories." *Lancet* 387, no. 10038 (2016): 2596–2597.

———. "Presence." *Lancet* 389, no. 10088 (2017): 2466–2467.

Kuhn, Thomas. *The Structure of Scientific Revolutions.* Chicago: University of Chicago Press, 1970 [1962].

Lasch, Christopher. *Haven in a Heartless World: The Family Besieged.* New York: W. W. Norton, 1995.

Levitsky, Sandra R. *Caring for Our Own: Why There Is No Political Demand for New American Social Welfare Rights.* New York: Oxford University Press, 2014.

Lewis-Fernández, Roberto, and Naelys Díaz. "The Cultural Formulation: A Method for Assessing Cultural Factors Affecting the Clinical Encounter." *Psychiatric Quarterly* 73, no. 4 (2002): 271–295.

Mattingly, Cheryl. *Healing Dramas and Clinical Plots: The Narrative Structure of Experience.* Cambridge, UK; New York, NY, USA: Cambridge University Press, 1998.

Mda, Zakes. *Ways of Dying.* New York: Picador, 2002.

Mechanic, David, Donna D. McAlpine, and Marsha Rosenthal. "Are Patients' Office Visits with Physicians Getting Shorter?" *New England Journal of Medicine* 344 (2001): 198–204.

Merton, Robert K. "The Unanticipated Consequences of Purposive Social Action." *American Sociological Review* 1, no. 6(1936): 894–904.

Miles, Ann. *Living with Lupus: Women and Chronic Illness in Ecuador.* Austin: University of Texas Press, 2013.

Mol, Annemarie. *The Logic of Care: Health and the Problem of Patient Choice.* New York: Routledge, 2008.

Morris, David B. *The Culture of Pain.* Berkeley: University of Cali-fornia Press, 1993.

Mukherjee, Siddhartha. *The Emperor of All Maladies: A Biography of Cancer.* New York: Simon & Schuster, 2010.

Mulley, Albert G., Chris Trimble, and Glyn Elwyn. "Stop the Silent Misdiagnosis: Patients' Preferences Matter." *British Medical Journal* 345(2012): e6572.

National Academies of Sciences, Engineering, and Medicine. Richard Schulz and Jill Eden, eds. *Families Caring for an Aging America.* Washington, DC: National Academies Press, 2016.

Nelson, Sioban, and Suzanne Gordon, eds. *The Complexities of Care: Nursing*

Reconsidered. Ithaca, NY: ILR Press/Cornell University Press, 2006.

Nightingale, Florence. *Notes on Nursing: What It Is, and What It Is Not.* New York: Appleton, 1860.

Ofri, Danielle. *What Patients Say, What Doctors Hear.* Boston: Beacon Press, 2017.

O' Reilly, Dermot, Michael Rosato, and Aideen Maguire. "Caregiving Reduces Mortality Risk for Most Caregivers: A Census-Based Record Linkage Study." *International Journal of Epidemiology* 44, no. 6 (2015) : 1959– 1969.

Osterman, Paul. *Who Will Care for Us? Long-Term Care and the Long-Term Workforce.* New York: Russell Sage Foundation, 2017.

Patel, Vikram, Harry Minas, Alex Cohen, and Martin J. Prince, eds. *Global Mental Health: Principles and Practice.* Oxford: Oxford University Press, 2013.

Peckins, Christopher S., Leila R. Khorashadi, and Edward Wolpow. "A Case of Reduplicative Paramnesia for Home." *Cognitive and Behavioral Neurology* 29, no. 3 (2016): 150–157.

Poo, Aijen, and Ariane Conrad. *The Age of Dignity: Preparing for the Elder Boom in a Changing America.* New York: New Press, 2015.

Puett, Michael, and Christine Gross-Loh. *The Path: What Chinese Philosophers Can Teach Us About the Good Life.* New York: Simon & Schuster, 2017. First published 2016.

Richardson, Robert D. *William James: In the Maelstrom of American Modernism.* Boston: Houghton Mifflin Harcourt, 2006.

Sankar, Andrea. *Dying at Home: A Family Guide for Caregiving.* Baltimore: Johns Hopkins University Press, 1991.

Sherr Klein, Bonnie. *Slow Dance: A Story of Stroke, Love and Disability.* Toronto: Vintage Canada, 1997.

Simmons, Philip. *Learning to Fall: The Blessings of an Imperfect Life.* New York: Bantam Books, 2003.

Slaughter, Anne-Marie. *Unfinished Business: Women Men Work Family.* New York: Random House, 2015.

Solomon, Andrew. *The Noonday Demon: An Atlas of Depression.* Scribner, 2014.

Stevenson, Lisa. *Life Beside Itself: Imagining Care in the Canadian Arctic.* Berkeley: University of California Press, 2014.

Swift, Jonathan. *A Modest Proposal for Preventing the Children of Poor People from being a Burthen to their Parents or Country, and for Making them Beneficial to the Publick.* Dublin: S. Harding, London: J. Roberts, 1729.

Taylor, Janelle S. "On Recognition, Caring, and Dementia." *Medical Anthropology Quarterly* 22, no. 4 (2008): 313–335.

Tronto, Joan. *Moral Boundaries: A Political Argument for an Ethic of Care.* New York: Routledge, 1993.

———. *Caring Democracy: Markets, Equality, and Justice.* New York: New York University Press, 2013.

Tu, Weiming and Mary Evelyn Tucker, eds. *Confucian Spirituality.* Crossroad, 2003.

Verghese, Abraham. *My Own Country: A Doctor's Story.* New York: Vintage Books, 1995.

Witchel, Alex. *All Gone: A Memoir of My Mother's Dementia.* New York: Riverhead Books, 2012.

Wood, Diana F. "Bullying and Harassment in Medical Schools: Still Rife and Must Be Tackled." *British Medical Journal* 333, no. 7570 (2006): 664–665.